Walter Pieringer
Franz Ebner (Hrsg.)

Zur Philosophie der Medizin

SpringerMedizin

SpringerWienNewYork

Univ.-Prof. Dr. Walter Pieringer
Universitäts-Klinik für Medizinische Psychologie und Psychotherapie, Graz

Univ.-Prof. Dr. Franz Ebner
Universitäts-Klinik für Radiologie, Graz

Gedruckt mit Unterstützung des Bundesministeriums für
Wissenschaft und Verkehr in Wien

Das Werk ist urheberrechtlich geschützt.
Die dadurch begründeten Rechte, insbesondere die der Übersetzung, des Nachdruckes, der Entnahme von Abbildungen, der Funksendung, der Wiedergabe auf photomechanischem oder ähnlichem Wege und der Speicherung in Datenverarbeitungsanlagen, bleiben, auch bei nur auszugsweiser Verwertung, vorbehalten.

© 2000 Springer-Verlag/Wien
Printed in Austria

Satz: Composition & Design Services, Minsk
Druck: Manz Crossmedia GmbH & Co KG, Stolberggasse 26, 1051 Wien
Grafisches Konzept: Ecke Bonk

Gedruckt auf säurefreiem, chlorfrei gebleichtem Papier – TCF

SPIN 10758956

Die deutsche Bibliothek – CIP-Einheitsaufnahme
Ein Titelsatz für diese Publikation ist bei
Der Deutschen Bibliothek erhältlich

ISBN 3-211-83446-X Springer-Verlag Wien New York

Vorwort

Die westliche Medizin verfügt zur Zeit über keine allgemein verbindliche Philosophie und Theorie. Eine solche Situation gab es in der Geschichte der Medizin mehrmals. Mit Schlagworten wie „Schulmedizin", „Naturwissenschaftliche Medizin", „Psychosomatische Medizin", „Evidence-Based Medicine", „Ganzheitsmedizin", oder „Alternativmedizin" wird heute in der öffentlichen Diskussion um politische Anerkennung unterschiedlicher philosophischer Konzepte gerungen. An der Universität, dem Ort der primären Ausbildung, herrscht diesbezüglich noch Zurückhaltung. Wurde doch das „Philosophikum" im Universitätsstudium der Medizin vor hundert Jahren durch das „Physikum" ersetzt. Die moderne Wissenschaftstheorie, die sich mit den Methoden, Strukturen und Auswirkungen von Wissenschaft beschäftigt, fordert nun auch von der Medizin, sich mit dem Sinn und den Zielen ihrer Methoden und Aussagen zu befassen.

Ist es an der Zeit, das Physikum, oder wie in Österreich und der Schweiz die „Vorklinik", durch ein „Philosophikum" wieder zu ergänzen? Jedenfalls bemühen sich Studienkommissionen, Ärztekammern und Gesundheitsministerien dieser Länder angesichts der bunten und zwiespältigen Szene der gegenwärtigen Medizin um eine Wiederbelebung philosophischer Grundfragen. Welches der vielen modernen „Heilverfahren" hat kraft seiner „Wahrhaftigkeit" Anspruch auf politische Unterstützung und Anerkennung durch die Universität?

Philosophie – griechisch: *philia*; Liebe, bzw. *philos*; Freund, und *sophia*; Wahrhaftigkeit, Einsicht, Weisheit – hat zwei wesentliche Bedeutungen: Einerseits ist mit dem Begriff „Philosophie" die Theorie eines Gegenstandsbereiches, in unserem Fall der Medizin gemeint, andererseits bezeichnet „Philosophie" auch die Lebensweise und die Grundhaltung des nach Wahrheit Strebenden.

Im selben Sinne wird in der Philosophie klassisch zwischen theoretischer und praktischer Philosophie unterschieden. Während die Theoretische Philosophie als Hauptkapitel Logik, Semantik, Wissenschafts- und Erkenntnistheorie ausweist, sind die typischen Themen der Praktischen Philosophie Werttheorie, Ethik, Ästhetik und Weltanschauungskritik.

Philosophie der Medizin fragt sowohl nach den Theorien, Erkenntniswegen und Methoden der Heilkunde, als auch nach der Bedeutung von Ethik, Ästhetik und Weltanschauung innerhalb der Medizin und innerhalb der konkreten Arzt/Patientenbeziehung.

Gegenwärtig spaltet ein „Weltanschauungsstreit" die Medizin zumindest in zwei Lager:

Die sogenannte „Naturwissenschaftliche Medizin", vor allem auf der Physik als Grundlagenwissenschaft aufbauend, leitet erfolgreich mit ihrem „Defekt/Reparaturmodell" den klinischen Alltag und Notfall. Mit ihrer Negativsetzung von Krankheit und Tod erzeugt sie aber, unbewußt, immer mehr Angst vor Krankheit und Tod und erzwingt dadurch einen Kulturpessimismus und eine exponentiale Kostenspirale.

Demgegenüber verfolgt die sogenannte „Humanwissenschaftliche Medizin", die Krankheit als „Werdenshemmung" beschreibt, die Vision der Selbstheilung über persönliche Einsicht und Selbsterkenntnis. Modelle der Alternativmedizin, charismatische Jugendreligionen und moderne Heilsbewegungen erweisen sich als mächtige und populäre Fürsprecher dieser Haltung.

Beide Positionen werden heute leidenschaftlich vertreten und grenzen sich gegenseitig, häufig entwertend, tragisch ab. Viele Patienten wandern zur Zeit zwischen diesen beiden Welten hin und her, finden manchmal ihren Weg dazwischen, sind aber auch oft von beiden Seiten persönlich enttäuscht.

Auch die Gesundheitspolitik selbst ist im selben Dilemma. Eine kritische Integration beider Ansätze ist ihr Wunsch.

Dazu bedarf es einer Philosophie der Medizin, welche diese beiden „Weltanschauungen" nach ihren Theorien und Methoden hinterfragt und wissenschaftliche Leitlinien für eine „ganzheitliche Medizin" aufzuzeigen vermag.

Die politischen Gesetzgeber haben, soweit sie können, schon reagiert, indem sie im neuen Österreichischen Studiengesetz die naturwissenschaftlichen und die humanwissenschaftlichen Methoden als wissenschaftliche Grundlagen der Medizin anführen. Wie deren gegenseitige Abstimmung aber konkret erfolgen soll, ist noch nicht hinlänglich geklärt.

In diesem Sammelband, welcher das Ergebnis einer Tagung in Graz „Zur Philosophie der Medizin" darstellt, werden zentrale Ansichten zusammengefügt. Namhafte Vertreter verschiedener Disziplinen waren eingeladen, ihre Theorien und Methodologien einer modernen, ganzheitlichen Medizin vorzustellen und kritisch zu diskutieren.

Von den historischen Konzepten der Medizin, die uns heute noch bestimmen, ausgehend, werden die vielen aktuellen Theorien und Methoden in Richtung ihrer möglichen und nötigen Integration reflektiert. Die vielfältige Bedeutung menschlicher Krankheit wird auch aus philosophischer und sozialwissenschaftlicher Sicht untersucht, um das ganzheitliche Konzept einer bio-psycho-sozialen Medizin wissenschaftlich zu begründen.

Die Heidelberger Tradition der Medizinischen Anthropologie mit ihrem Ansatz einer Theoretischen Pathologie wird mehrmals als Leitlinie gesehen. Auf diesem Konzept einer Theoretischen Pathologie aufbauend, eröffnet sich eine Zusammenschau der zentralen Krankheitstheorien und eine Krankheitsordnung, welche naturwissenschaftliche und humanwissenschaftliche Befunde zu integrieren vermag.

Die Themen Ökonomie, Ethik und Ästhetik werden dort wieder zu Verantwortungsbereichen der Medizin.

Dieses so modern erscheinende ganzheitliche Krankheitsverständnis haben aber damals, als das „Philosophikum" in der Medizin abgeschafft wurde, sowohl der Begründer der Zellularpathologie Rudolf Virchov (1821–1902), als auch der provozierende Philosoph Friedrich Nietzsche (1844–1900) ebenfalls klar gefordert.

R. Virchov hat Medizin noch konkret auch als Kulturpolitik und Sozialwissenschaft verstanden: „Epidemien gleichen großen Warnungstafeln, an denen der Staatsmann von großem Stil lesen kann, daß in dem Entwicklungsgange seines Volkes eine Störung eingetreten ist, welche selbst eine sorglose Politik nicht länger übersehen kann. Politik ist Medizin im Großen."

Friedrich Nietzsche skizziert 1886 ebenfalls ein ganzheitliches Krankheitsverständnis, indem er die dynamische Beziehung von menschlichem Streben, „Philosophieren", Kultur und Krankheit, feststellt. Krankheit wird als Mißverständnis des Leibes bezeichnet, welches den Menschen zum Streben nach Selbsterkenntnis und ethischer Selbstverantwortung dränge:

„Jede Philosophie, welche den Frieden höher stellt als den Krieg, jede Ethik mit einer negativen Fassung des Begriffes Glück, jede Metaphysik und Physik, welche ein Finale kennt, einen Endzustand irgendwelcher Art, jedes vorwiegend ästhetische oder religiöse Verlangen nach einem Jenseits, Außerhalb, Oberhalb, erlaubt zu fragen, ob nicht die Krankheit das gewesen ist, was den Philosophen inspiriert hat.

Ich erwarte immer noch, daß ein philosophischer Arzt im ausnahmsweisen Sinne des Wortes – ein solcher, der dem Problem der Gesamt-Gesundheit von Volk, Zeit, Rasse, Menschheit nachzugehen hat – einmal den Mut haben wird, meinen Verdacht auf die Spitze zu bringen, und den Satz zu wagen: „Bei allem Philosophieren handelt es sich bisher gar nicht um ‚Wahrheit', sondern um etwas anderes, sagen wir um Gesundheit, Zukunft, Wachstum, Macht, Leben". (F. Nietzsche, Die fröhliche Wissenschaft 1886).

Die moderne Gesundheitspolitik kommt wieder zu ganz ähnlichen Ansichten und empfiehlt diese auch der Versorgemedizin. Gesundheit organisiere sich dort, wo persönliche Sinnfindung, Gemeinschaftssinn und ökonomische Verantwortung sich treffen (Antonovsky 1989).

Wir verfügen zur Zeit über keine einheitliche und verbindliche Theorie und Methodologie der Medizin. In diesem Band kann und soll auch keine Philosophie einer ganzheitlichen Medizin aufgezeigt werden, wohl aber kritische Ansätze dazu.

Die einzelnen Beiträge in diesem Sammelband zeigen die jeweilige „Philosophie" des Autors – wofür wir herzlich danken –, sie werden aber durch vorangehende Kommentare auf einander abgestimmt und in Diskussion gestellt. Sie mögen dazu dienen, Leitlinien für die zeitgemäße Integration von naturwissenschaftlichen humanwissenschaftlichen Methoden in der Medizin zu begründen.

Wir wünschen dieser Schrift, die sich vor allem an Medizinstudenten, Ärzte und Gesundheitspolitiker wendet, daß sie beiträgt, persönliche Orientierung zwischen den vielen medizinischen Theorien zu finden, und daß sie zu einer kritischen Stellungnahme, im Bekenntnis zu einer bio-psycho-sozialen Medizin, ermutigt. Die persönliche Haltung des Arztes ist Ergebnis seiner engagierten Auseinandersetzung mit allen relevanten Theorien. Die Haltung definiert den Arzt. Der Arzt selbst ist die beste Arznei (Hippokrates).

Die grammatisch weiblichen oder männlichen Ausdrucksformen von Berufsbezeichnungen meinen hier und im gesamten Buch immer beide Geschlechter, auch wo dies nicht explizit angeführt wird.

Graz, im Dezember 1999
Walter Pieringer,
Franz Ebner

Inhaltsverzeichnis

Vorwort V
Walter Pieringer, Franz Ebner

Thesen und Fragen zur Philosophie der Medizin 1
Franz Ebner

Axiome der Medizin 15
Axel W. Bauer

Wissenschaft und Wissenschaftlichkeit in der Humanmedizin 35
Peter Hahn

Theorien und Methoden der Humanmedizin 55
Walter Pieringer

Grundzüge einer Theoretischen Pathologie 89
Walter Pieringer, Christian Fazekas

Zur Philosophie der Humanmedizin. Unterschiedlichkeit des Sachbezuges und der diagnostischen Verfahren in den Wissenschaften vom Menschen 113
Karl Acham

Die Welt als Maschine, der Markt als Maß
(Der Wissenschaftsbegriff der sogenannten
„Angewandten Forschung") 135
Bernhard Pelzl

Methoden und Bereiche der Naturwissenschaft und der
Humanwissenschaft 153
Reinhard Kamitz

Über das dialogische Prinzip in der Medizin – Der Mensch
als Objekt und Subjekt 163
Giuseppe Galli

Die evolutionäre Erkenntnistheorie und der biopsychosoziale
Krankheitsbegriff in der Medizin 173
W. Josef Egger

Medizinkritik: Der Streit um den kranken Menschen 191
Gerhard Danzer

Die Medizin im Spannungsfeld von Pragmatismus, Ideologie
und Wissenschaft 205
Wolfgang Wesiack

Mitarbeiterverzeichnis 217
Sachverzeichnis 219

Thesen und Fragen zur Philosophie der Medizin

Franz Ebner

Der Vorsitzende der Studienkommission Medizin der Universität Graz, Univ. Prof. Dr. **Franz Ebner**, hat sich jahrelang mit den Zielen, Inhalten und wissenschaftlichen Grundlagen einer zeitgemäßen Medizin befaßt und Bedingungen einer notwendigen Studienreform untersucht. Neben dem allgemeinen Prinzip, daß ein Medizinstudium einer kontinuierlichen Reform bedarf, zeichnen sich gegenwärtig einige wesentliche Forderungen konkret ab. Diese sind wissenschaftlicher und gesellschaftspolitischer Natur. Die Gefahr, in Folge der tragischen Spaltung in der Medizin Körper ohne Seelen oder Seelen ohne Körper zu behandeln, besteht aktuell.

Im folgenden Beitrag werden, den Puls der Zeit tastend, die anstehenden kritischen Fragen aufgegriffen, nach ihren wissenschaftstheoretischen Grundlagen reflektiert und als Leitlinien einer Reform der Medizin diskutiert.

Kritische Sicht der Medizin

Die Gesamtheilkunde ist als kulturelles Phänomen vom Zeitgeist geprägt. Ihre gesellschaftliche und wissenschaftliche Anerkennung erfordert eine kontinuierliche Kritik und die Prüfung zumindest folgender Fragen:

- Was sind die gegenwärtig leitenden Theorien der Medizin?
- Was sind die Grundpositionen ihres Wissenschaftsbegriffes?
- Was ist ihr Menschenbild?
- Welche Bedeutung kommt dem Wissenschaftsbegriff eines Faches zu, und welche Implikationen ergeben sich aus den getroffenen Dispositionen?

Diese Fragen beschäftigen nicht nur die Wissenschaft, sondern werden auch von der Öffentlichkeit gestellt, zum Teil in polemischer Kritik.

Einige typische Beispiele öffentlicher Kritik mögen dies illustrieren: Die Süddeutsche Zeitung hat im Herbst 1997 in der Beilage „Hochschule und Beruf" unter dem Titel „Sechs Studiengänge, die garantiert lebensuntüchtig machen" folgendes geschrieben:

> Für den ersten Patienten eines Medizinstudenten kommt jede Hilfe zu spät. Vier Semester lang duften sämtliche Patienten nach Formaldehyd. Erst dann rauscht der Nachwuchsdoktor mit wehendem Kittel durch die Klinikgänge und kann aus zweiter Reihe einen Blick auf einen Kranken inmitten einer Studententraube erhaschen. Solche Großgruppen sind nur ein Teil der Misere: Käme die deutsche Medizinerausbildung zur Behandlung in die Klinik, müßte sie schleunigst auf die Intensivstation. Wie sehr das in über 40 Einzelfächer parzellierte Studium an Praxisferne und wuchernder Theorie krankt, ist längst diagnostiziert. Die Studenten büffeln immerfort Detailwissen für Multiple-choice-Tests. Ethische Fragen und Eigenverantwortlichkeit bleiben auf der Strecke. An den Kliniken ist die Lehre Nebensache, denn Patientenversorgung und Forschung haben Vorfahrt.
>
> Die Ärzte von morgen murren vergeblich über die „enzyklopädische Wissensvermittlung". Bei einer Umfrage des Bundesbildungsministeriums verwiesen sie ihr Fach auf den letzten Rang unter 25 Studiengängen. Wer im Minutentakt an Patienten vorbeigeschleust wurde, weiß kaum, wie man ihnen die Angst vor Operationen nimmt. Dafür hat jeder Medicus im Gewebe lebendiger Frösche gewühlt oder das Rückenmark von Ratten präpariert. Das senkt nicht nur die Moralschwelle, sondern ist als gezielte Vorbereitung auf einen Job als Formel-1-Rennarzt von Vorteil. Wer diese Position nicht anstrebt, kann als Schocker auf langweiligen Partys zu Ruhm kommen.

Psychologie Heute, November 92:

> Die Medizin wandelt sich von der Heilkunst zum industriell und mit immer höheren Technik- und Rohstoffverbrauch erzeugten Gesundheitsprodukt. Diese Industrialisierung der Medizin drängt die Ärzte allmählich an den Rand des Geschehens. Sie müssen ihren Pakt mit der Hochtechnologie mit dem Verlust an Einfluß bezahlen. Ausgerechnet die technische Hochrüstung der Medizin könnte so den Durchbruch der „weichen Medizin" einschließlich der gesprächszentrierten Verfahren befördern: wo ein immer geringerer Grenznutzen in Diagnostik und Therapie mit immer höherem und damit auch immer umstrittenerem technischem und finanziellem Aufwand bezahlt werden muß, ist wieder der Arzt im eigentlichen Sinne gefragt.

Neue Zürcher Zeitung, 3.9.1997:

> In der Ausbildung der Mediziner hat die langjährige Medizinalentwicklung zu einer Verzettelung und Anhäufung der Lehrinhalte geführt. Jeder Dozierende will sein Wissen optimal weitervermitteln, oft ohne wesentliche Abstriche am Bisherigen, oft ohne klare Trennung zwischen Grundwissen und Spezialwissen und ohne direkten Bezug zur tatsächlichen Praxismedizin. Die hohe Gewichtung der eidgenössischen Medizinalprüfung führt zu einer enormen Anhäufung an Pflichtstoff unter Vernachlässigung des ärztlichen Denkstils. Beim Studierenden verursacht der Prüfungsdruck Unbehagen und zwanghaftes Lernverhalten. Kurz gesagt: Sowohl der Professionalismus der Professoren als auch die Ausbildung leiden unter diesen Gegebenheiten.

Ärztetag (1997 in Wien):

> Wie reformbedürftig das Studium wirklich ist, zeigte sich überdeutlich in einer Umfrage, die unter Ärzten im Hinblick auf den Österreichischen Ärztetag durchgeführt wurde. 86 % halten das Medizinstudium für veränderungsbedürftig, je jünger die ÄrztInnen sind, desto kritischer die Einstellung – vermutlich, weil bei ihnen das Studium noch in frischerer Erinnerung ist. Betrachtet man die Gruppe der Turnusärzte und der unter 30-jährigen, so sind es gar 98 %, die Verbesserungen für dringend nötig halten. Insgesamt wünschen sich 90 % mehr Praxisorientierung, 53 % eine Straffung der Lehrinhalte, 54 % eine Erweiterung und Ergänzung des Fächerkanons, 29 % mehr Praktikumsplätze und 62 % mehr Patientenkontakte während des Studiums.

Hauptkritikpunkte am derzeitigen Medizin-Curriculum

Von seiten der Absolventen: überwiegend theoriebezogene, wenig praxis- und patientenorientierte Ausbildung (Erhebung der Ärztekammer). Von seiten der Studierenden: stark tradiertes Lehrsystem, aufbauend auf Frontalunterricht und Aufgliederung in einzelne Fachdisziplinen, mit wenigen Ansätzen zur Integration von grundlagenwissenschaftlichen und klinischen Fächern bzw. der klinischen Fächer untereinander. Wissensüberfrachtung: Das Wissen in den medizinischen Wissenschaften verdoppelt sich etwa alle 7 bis 8 Jahre (Knowledge doubling time) und 50 % des Spezialwissens sind nach 10 Jahren obsolet. Das Ausbildungssystem ist nahezu ausschließlich klinikorientiert (hospital based). Das Curriculum weist keine Gliederung in Kernfächer und optionale Wahl- oder Pflichtwahlfächer auf (Ausbildung nach einem starren Standardprogramm). Formen des aktiven Lernens (Student centered learning) sind im derzeitigen System kaum enthalten. Das Ausbildungsziel ist meist nicht explizit formuliert und nimmt wenig Bezug auf die realitätsnahe, obligatorische, postpromotionelle Ausbildung und lebenslange Weiterbildung.

Geschichtlicher Rückblick

Wenn wir in die Geschichte der Medizinerausbildung 200 Jahre zurückgehen, so erfahren wir aus dem damaligen Studienplan, übertitelt *„Zu einer gleichmäßigen auf allen Universitäten der österreichischen Monarchie zu beobachtenden Studienordnung in bezug auf Arzneikunde, Wundarzneikunst und Pharmazie"*, daß zwei Kategorien von Curricula bestanden haben.

Erstens das Curriculum *„Für Arzneikunde und höhere Wundarzneikunst"*, zu dem ausschließlich Absolventen eines dreijährigen philosophischen Vorstudiums zugelassen wurden, und das in seinem Fächerkanon die theoretische Philosophie, reine Elementarmathematik, lateinische Philologie, Moralphilosophie, Physik und Theologie zum Inhalt hatte. Dem dreijährigen Philosophikum standen fünf Jahre Universitätsausbildung in Medizin gegenüber: drei Jahre Theorie und zwei Jahre spezielle Therapie und Klinik. Wenn wir das Curriculum aus heutiger Sicht betrachten, wirkt es auffallend modern in seiner Konzeption eines patientenorientierten praktischen Unterrichtes und einer Integration der Grundlagenwissenschaften mit den klinischen Fächern.

Die Ausbildung umfaßte fünf Fächer: Anatomie, Chemie, Botanik und spezielle Naturgeschichte, Chirurgie sowie Physiologie vereinigt mit der höheren Anatomie und Geburtshilfe. Das dritte Jahre umfaßte Pathologie und die Materia Medica, was wohl der Pharmakotherapie entsprochen hat. Unterrichtssprache war Latein.

Das vierte und fünfte Jahr waren der speziellen Therapie der akuten und chronischen Krankheiten sowie dem medizinischen und chirurgisch-praktischen Unterricht am Krankenbett vorbehalten; auch hier wieder ein sehr modern anmutender Ansatz.

Zweitens bestand ein Curriculum für Zivil- und Landwundärzte, das nur zwei Jahre dauerte und nicht an der Universität, sondern an einem Lyzeum abgehalten wurde, einer Art Fachhochschule. Als Zeichen der geringeren Bewertung wurde der Unterricht in der jeweiligen Landessprache abgehalten.

Bei der Gründung der Medizinischen Fakultät an der Alma mater Graecensis (1863) umfaßte das Curriculum 11 Prüfungsfächer. Diese Zahl erweiterte sich in den folgenden 30 Jahren auf 23 Rigorosenprüfungen. Die Medizinische Fakultät wies um 1895 neun theoretische Institute und neun Kliniken auf, die übrigen Fächer wurden durch Privatdozenturen versorgt. Das Philosophikum war inzwischen durch das Physikum ersetzt worden, sodaß die Medizinergeneration seit mehr als 100 Jahren tatsächlich eine streng naturwissenschaftlich ausgerichtete akademische Lehre erhalten hat und noch immer erhält.

Der Mangel an einer Philosophie der Medizin erweist sich als Hauptkritikpunkt des Rückblicks.

Diskussion wissenschaftlicher Grundlagen der Medizin

Zum Anspruch, Medizin auf einer wissenschaftlich fundierten Basis zu betreiben, gehört zwingend zumindest ein Überblickswissen zu den erkenntnistheoretischen Grundlagen. Zu diesen Grundlagen zählen unzweifelhaft die theoretischen Fundamente der Erfahrungswissenschaften und die Erkenntnistheorie. Sie sind für die wissenschaftstheoretische Orientierung einer zeitgerechten und die engen Grenzen der biotechnischen Medizin überschreitenden Heilkunde unverzichtbar.

Wissenschaftstheorie bezeichnet nach Irrgang (1993) üblicherweise sowohl die Lehre von der wissenschaftlichen Erkenntnis, ihrem Zustandekommen und ihrer Entwicklung als auch die Theorie der internen Bedingungen der Wissenschaftsentwicklung. Die Wissenschaftstheorie ist wie die Erkenntnistheorie eine Metadisziplin. Ihr wichtigstes Anliegen ist die Rekonstruktion jener Prozesse, die zu wissenschaftlicher Erkenntnis führen. Insoweit versucht die Wissenschaftstheorie allgemeine Modelle dieser Prozesse zu finden.

Erkenntnistheorie meint jene philosophische Disziplin, die sich mit dem Phänomen der menschlichen Erkenntnis befaßt. Im Zentrum erkenntnistheoretischer Untersuchungen stehen die Voraussetzungen und Grenzen menschlichen Erkennens und die Beziehung zwischen Subjekt und Objekt.

Das bio-psycho-soziale Krankheitsmodell

Als Grundlage für eine interdisziplinäre Zusammenarbeit in Forschung und Praxis wird auf ein bio-psycho-soziales Verständnis von Gesundheit und Krankheit zurückgegriffen:

Jedes Verhalten steht danach in einem Netz oder Gefüge von Einflußgrößen, welche sich wechselseitig beeinflussen. Dieser komplexen Sicht wird naturgemäß am ehesten eine systembezogene Betrachtungsweise gerecht, wie sie als bio-psycho-soziales Modell von Engel (1976) vertreten wird. In diesem Verständnis läßt sich z.B. auch die Therapie als Problemlösen in komplexen Systemen verstehen.

Nach diesem bio-psycho-sozialen Modellverständnis von Krankheit läßt sich nicht weiter von psychosomatischen und nicht-psychosomatischen Krankheiten sprechen. Vielmehr ist an jedem krankhaften Prozeß prinzipiell auch jede Einflußebene für das jeweilige Gesamtergebnis ins Kalkül zu ziehen. Einfache Kausalmodelle für die Erklärung von Krankheiten haben damit ausgedient, die Sicht ist freigelegt für das komplexe Zusammenwirken unterschiedlicher Bedingungs- und Einflußfaktoren. Dazu müssen allerdings die Methoden und Ergebnisse der jeweils angrenzenden Disziplinen für eine zielführende multidimensionale Problemlösestrategie notwendigerweise integriert werden.

Im Kern der Überlegungen des bio-psycho-sozialen Modells steht, daß die Natur auf einem Kontinuum von komplexeren, größeren Einheiten über den weniger komplexen, kleineren Einheiten hierarchisch geordnet ist. Das bio-psycho-soziale Modell beschreibt also die Natur als eine hierarchische Ordnung von Systemen. Jedes Niveau in dieser Hierarchie repräsentiert ein organisiertes dynamisches System (oder eine „Ganzheit"), und jedes System weist Qualitäten und Beziehungen auf, die für dieses Organisationsniveau typisch sind. Nichts existiert isoliert, jedes System ist durch die Konfiguration von Systemen, von dem es wiederum ein Teil ist, beeinflußt. Alle Ebenen der Organisation sind verbunden, sodaß eine Änderung auf einer Ebene auch eine Änderung in anderen Ebenen bewirkt.

Die Person – ihr Erleben und Verhalten – wird als ein Ganzes gesehen, sie ist aus Subsystemen zusammengesetzt und gleichzeitig dem Nervensystem und anderen Organsystemen übergeordnet. Bezüglich geistiger Phänomene einerseits und körperlicher Phänomene andererseits sagt diese Theorie, daß mentale Phänomene relativ zum Nervensystem emergent sind, d.h. sie sind bestimmt durch und erzeugt von physiologischen und physikochemischen Ereignissen, sind aber charakterisiert durch emergente Eigenschaften, die unterscheidbar von und nicht reduzierbar auf die Neurophysiologie sind. Damit ergibt sich die Möglichkeit, die vorgetäuschte Dichotomie zwischen biologischer (bzw. organischer) Wirklichkeit einerseits und psychologischer (bzw. funktioneller) Wirklichkeit auf der anderen Seite zu überwinden.

Eine Dichotomie, die – wie Uexküll und Wesiack (1988) ausführen – primär auf Kategorienfehler im linguistischen bzw. konzeptuellen Rahmen zurückzuführen ist. Jedes Ereignis oder jeder Prozeß, der an der Ätiologie, der Pathogenese, der symptomatischen Manifestation und der Behandlung von Störungen beteiligt ist, ist folgerichtig nicht entweder biologisch oder psychologisch, sondern sowohl biologisch als auch psychologisch.

Rahmenbedingungen einer modernen Medizin

Die Vielfalt ärztlicher Tätigkeiten wird zunehmen. Diese Vielfalt kann nicht mit einer Ausdehnung des Fächerkanons einhergehen.

Das Studium muß eine andere Fächergewichtung erhalten, bei der der Erwerb von Kompetenzen medizinischer, psychologischer, sozialer und ökonomischer Art für die primarärztliche Versorgung stärker im Vordergrund steht. Das Studium muß stärkere Differenzierungsmöglichkeiten nach Neigung und Wahl zulassen, die praktisch zur Wahl einer Fachrichtung und der Abwehr anderer Fachrichtungen führen. Die jetzige Methodik unverbundener Fächeradditionen kann nicht mehr aufrechterhalten werden. Sie ist zugunsten integrativer Ansätze aufzugeben. Die stärkere Betreuung der Einübung von Fertigkeiten und der Vermittlung von Einstellungen und Haltungen macht neue oder andere Formen der Kommunikation notwendig.

Erwartungen an ein modernes Curriculum

1. Die Empfehlung eines obligatorischen Pflegepraktikums zur berufsbezogenen Positionierung der Studenten vor der endgültigen Berufsentscheidung
2. Die Einbeziehung der Lehre vom praxisbezogenen Handeln
   2.1. Das Gespräch mit den Patienten und ihren Angehörigen
   2.2. Psychosomatik, Psychotherapie
   2.3. Medizinische Ethik
   2.4. Patientenorientierte ärztliche Interaktion
   2.5. Patientenbetreuung im öffentlichen Gesundheitswesen
3. Stärkere Einbeziehung und Regelung der praktischen Ausbildung im Rahmen des Studiums mit Meister-Schüler-Charakter
4. Stärkere persönliche Einbindung der Studierenden in den Lehr- und Lernprozeß
5. Mehr verstandenes Wissen als gemerktes Wissen

Spezielle Lehr- und Lerninhalte

Neben diesen grundsätzlichen Empfehlungen ergibt sich aus dem Blickwinkel des in der Praxis tätigen Arztes die Notwendigkeit der Einbeziehung weiterer obligatorischer Lehrinhalte: 1. Grundlagen der Gesundheitsvorsorge und Vorsorgemedizin, 2. Palliativmedizin, 3. Rehabilitation (und physikalische Medizin), 4. Philosophie für Mediziner, 5. Unterricht für Allgemeinmedizin, 6. Lehrziele für Unterrichtende wie Lernende, 7. Neudefinition der universitären (akademischen) Freiheit, 8. Formulierung von klaren Ausbildungszielen, 9. Verstärkung von Wahlelementen, 10. keine Verlängerung der Studiendauer, 11. Einführung eines Propädeutikums, 12. Neugestaltung des Prüfungswesens.

Allgemeine Ziele eines Medizinstudiums

Die Ausbildungsziele für die Universitätsabsolventen der Studienrichtung Medizin werden heute üblicherweise in Anlehnung an die Empfehlungen der Britischen Ärztegesellschaft in „Tomorrow's

Doctors" (1993) definiert und umfassen im wesentlichen vier Bereiche:

- Wissen und Kenntnisse
- Fertigkeiten
- ethisch-ärztliche Grundhaltungen und Einstellungen
- kommunikative Fähigkeiten

Medizin als Naturwissenschaft

Die naturwissenschaftlichen Grundlagen der modernen Medizin sind so evident, daß darüber keine Worte zu verlieren sind: Evidence based medicine.

Evidenz-basierte Medizin ist der bewußte, ausdrückliche und urteilsbefähigte Einsatz der besten gegenwärtigen Wirksamkeits-Evidenz bei Entscheidungen zur Behandlung individueller Patienten. Die Praxis evidenz-basierter Medizin bedeutet, daß individuelle klinische Fertigkeit mit der besten auf Grund systematischer Forschung verfügbaren externen klinischen Evidenz zusammengeführt wird.

Der Grundtenor der von Gesellschaft und Medien geübten Kritik an der „Schulmedizin" ist der Vorwurf eines zu eng gefaßten, ausschließlich naturwissenschaftlich geprägten Begriffes der Medizin und der Heilkunde.

Das Dilemma entsteht daraus, daß die moderne Gesellschaft nach eigenen Kriterien bewertet: Quotendenken, Kundenzufriedenheit, Sehnsucht nach alternativen Heilslehren, Flucht in Irrationalismus und Esoterik, Verlust des Vertrauens in die wissenschaftliche Medizin usw.

Die Vorwürfe an die Universitäten scheinen nicht ganz unbegründet, insoferne als der Fächerkanon naturwissenschaftlicher Subdisziplinen beständig erweitert wurde, aber Inhalte der Humanwissenschaften nur zögerlich in das Curriculum reintegriert wurden.

Medizin als Erfahrungs- und Handlungswissenschaft

Ein Zitat des flämischen Arztes und Naturforschers Johann Baptist von Helmont (1577–1644) über Paracelsus, den Überwinder der mittelalterlichen Schulmedizin, möge diese Bedeutung belegen: „Paracelsus war ein Mann von hohen Gaben im Lichte der Natur: er wußte jedoch vieles bloß aus Erfahrung gewisser geheimer Mittel und ihrer Praxis, die er von allerlei Leuten aufgetrieben und erlernt hatte, als daß er selbst den rechten Grund immer erkannt hätte. Von seiner Gelehrsamkeit, Weisheit und seinen Kunstgaben, wovon alle dessen Schriften voll sind, will ich nicht erst viele Worte machen, wäre auch viel zu gering dazu. Auch ist derselbe fürwahr nicht zu tadeln, daß er statt der unnützen Physik, die in den Schulen insgemein gelehrt wird, die magnetische Kraft bekanntgemacht und die wirkliche Scheidekunst aufgebracht hat."

Medizin als Humanwissenschaft

Die Humanwissenschaften sind im nunmehr gültigen Universitäts-Studiengesetz explizit angesprochen. Es ist dies ein wesentlicher Fortschritt gegenüber dem Status quo ante. Aus meiner persönlichen Studienzeit an der Wiener Alma Mata Rudolfina ist mir in Erinnerung geblieben, daß zu Beginn der 70er Jahre der Tiefenpsychologe Hans Strotzka wiederholt in der Vorlesung Klage darüber geführt hat, daß die psychotherapeutischen Richtungen innerhalb der Medizinerausbildung zu kurz kämen, was längerfristig dazu führen müsse, daß diese sich von der Medizin separieren, was ja auch tatsächlich eingetreten ist.

Das Übergewicht der streng naturwissenschaftlichen Medizin kommt nicht nur im Fächerkanon zum Ausdruck, sondern auch etwa in den im „Science Citation Index" gelisteten biomedizinischen Journalen, wo neben 75 naturwissenschaftlich orientierten Fachgebieten sich lediglich vier auf humanwissenschaftliche und 9 auf informationstechnologische Wissenschaften beziehen.

Die Fragen dazu sind: ist dies ein Abbild der realen Welt, oder ist die Dominanz der *biomedical sciences* Ausdruck des Wissenschaftsparadigmas der letzten 100 Jahre?

Alternative und komplementäre Medizin

Dies vorhin Gesagte kann nun weitergedacht werden auf eine Reihe von Methoden der Komplementär- und Alternativmedizin, für die das Kriterium Evidence based medicine nicht oder noch nicht angewandt werden kann. Wie sollen wir mit diesen Randgebieten umgehen, sollte es Aufgabe der Universitäten sein, sie zum Gegenstand der Forschung zu machen, sollten diese Methoden mit Forschungsaufträgen aktiv betraut werden oder sollten sie zuerst außerhalb der Universitäten ihre wissenschaftlichen Resultate erarbeiten? Sollen wir sie, dürfen wir sie in den Fächerkanon der Pflicht- oder Wahlfächer aufnehmen? Wie verhält es sich mit der Lehre, die ja dem Gesetzesauftrag entsprechend wissenschaftlich begründet sein muß?

Medizin und Ethik

Die geschichtliche Entwicklung der Ethik und ihre wissenschaftstheoretischen Grundlagen in das Konzept einer zukunftsorientierten Medizintheorie aufzunehmen, ist unverzichtbar. Ich möchte nur einen Punkt herausgreifen, die Thanatologie: Zitat aus der österreichischen Tageszeitung „Der Standard" vom 12.5.1998 über „Naturpraktiker und Neoschamanen":

„Neben der Schulmedizin ist in den letzten Jahren explosionsartig ein inoffizieller Gesundheitsmarkt gewachsen. Der Trend geht derzeit stark in Richtung Esoterik. Daß sich Kranke frustriert von Ärzten abwenden, glaubt Alois Stacher, Präsident der Akademie für Gesundheitsmedizin zu verstehen: „Patienten sind oft zu Recht nicht mit der Zuwendung der Ärzte zufrieden."

Betriebsunfall Tod: Kulturanthropologe Andreas Obrecht, der die Geistheiler-Szene in Österreich erforscht, hat noch eine weitere Erklärung: In der herkömmlichen Medizin werde der Tod sozusagen als Betriebsunfall ausgeklammert. Schwerkranken werde mit Hilfe einer gigantischen technischen Apparatur suggeriert: „Du darfst nicht sterben". Die Geistheiler hingegen sagen: „Du kannst gehen, und wir begleiten dich – sogar bis über den Tod hinaus." In der Szene seien sogenannte Neoschamanen genauso anzutreffen wie Priester, die eine magische Tradition beschwören. Gerade Sterbenskranke, chronisch Kranke oder Allergiker hoffen auf alternative Heilmethoden.

Weltbild

Daß die Medizin nicht nur im Materialismus begründet sein kann, wird allgemein bejaht, ob sie auch einen Körper/Seele-Dualismus zu überwinden hat, wird breit diskutiert.

Der österreichisch/britische Philosoph Sir Karl Popper erklärt in seiner Abhandlung „Der Materialismus überwindet sich selbst" dies wie folgt:

„Ich habe in diesem Abschnitt von physischen und von psychischen Zuständen gesprochen. Ich glaube allerdings, daß die Probleme, mit denen wir es zu tun haben, beträchtlich klarer gemacht werden können, wenn wir eine Dreiteilung einführen. Da gibt es zunächst die physische Welt – das Universum physischer Gegenstände –, auf die ich zu Beginn dieses Abschnitts hinwies; ich möchte sie ‚Welt 1' nennen. Zweitens gibt es die Welt psychischer Zustände, einschließlich der Bewußtseinszustände, der psychischen Dispositionen und unbewußten Zustände; diese will ich ‚Welt 2' nennen. Doch es gibt noch eine dritte Welt, die Welt der Inhalte des Denkens und der Erzeugnisse des menschlichen Geistes; diese will ich ‚Welt 3' nennen."

Eine wissenschaftlich fundierte Medizin hätte demnach in ihren Theorien und Methoden alle drei Weltbilder zu beachten.

Schluß

Die Grundlage der universitären Medizinerausbildung ist begründet auf natur- und humanwissenschaftlichen Erkenntnissen, fachlicher Kompetenz, ethischen Grundhaltungen und der Fähigkeit zu einer empathischen zwischenmenschlichen Kommunikation. Der Zweck der Medizin ist das Heilen kranker Menschen. Die spannende Integration naturwissenschaftlicher und humanwissenschaftlicher Ansätze in der Medizin hat jede Zeit neu zu wagen und zu verwirklichen.

Abschließen möchte ich mit einem wieder ganz modernen Zitat des Begründers und Klassikers der antiken Medizin, des griechischen Arztes Hippokrates (460 – 370 v. Chr.): „Die Heilkunst hat drei Elemente: die Krankheit, den Kranken und den Arzt. Der Arzt ist Diener der Kunst. Die Krankheit bewältigen muß der Kranke mit Hilfe des Arztes."

Literatur

Engel G L (1976) Psychisches Verhalten in Gesundheit und Krankheit. Bern: Huber

Irrgang B (1993) Lehrbuch der Evolutionären Erkenntnistheorie. München: Reinhardt

Uexküll Th, Wesiack W (1988) Theorie der Humanmedizin. München Wien: Urban & Schwarzenberg

Walter Pieringer, Franz Ebner (Hg.)

„Zur Philosophie der Medizin"

2000, Springer-Verlag Wien

Axiome der Medizin

Axel W. Bauer

Axel W. Bauer, Dr. med. und Professor für Geschichte der Medizin an der Ruprecht-Karls-Universität Heidelberg, stellt in diesem Beitrag vier primäre philosophische Konzepte der Medizin vor. Karl Rothschuh folgend erkennt er, daß bestimmte Denkstile des systematischen Erkenntnisgewinnes zu grundlegenden Konzepten der Medizin führten. A. W. Bauer betitelte diesen Beitrag auch: „Axiome des systematischen Erkenntnisgewinnes in der Medizin. Reflexionen über die Legitimität eines methodologischen Pluralismus."

Diese vier axiomatischen Konzepte der Medizin lösten historisch einander ab, oder bestehen auch, wie heute, gleichzeitig nebeneinander.

Die Beschreibung dieser Grundkonzepte der Medizin durch A. Bauer kann und soll helfen, die hinter diesen „Traditionen" herrschenden Denkstile und unbewußten ideologischen Ansätze zu erkennen.

Die Herausgeber sehen diese vier Axiome der Medizin als Entsprechungen zu den vier primären Erkenntnismethoden, wie sie Hahn und Pieringer vorstellen. Demnach erweist sich das erste Axiom als Ergebnis eines rein phänomenologischen Erkenntnisgewinnes, das zweite Axiom als Ergebnis einer rein dialektischen Betrachtung, und die Axiome drei und vier werden, wie von Bauer angeführt, als Facetten einer empirisch-analytischen und einer hermeneutischen Erkenntnishaltung betrachtbar.

Dieser Beitrag verweist aber darüber hinaus auf die Notwendigkeit der Integration aller primären Erkenntnismethoden in der Medizin, im Sinne eines Methoden- bzw. Gestaltkreises.

1. Medizintheorie zwischen Naturalismus und Konstruktivismus

„Ich habe mich auf die Erläuterung der Hauptlinien der Entwicklung konzentriert. Wichtige Namen wurden darum vor allem als Symbole für Gruppen von Männern, die alle in derselben Richtung arbeiteten, behandelt. Einige Namen wurden weggelassen, obwohl sie ebenso wichtig sind wie viele der erwähnten; doch repräsentieren sie weniger klar die Hauptströmungen des medizinischen Fortschritts" (1). Mit dieser Vorbemerkung eröffnete der damals in Madison/Wisconsin lehrende Medizinhistoriker Erwin H. Ackerknecht (1906–1988) im Jahre 1955 seine Monographie *A Short History of Medicine*, die 1959 erstmals in deutscher Sprache erschien und seither als gängiges Lehrbuch für Medizinstudenten Verwendung findet. Nicht nur für Ackerknecht war es damals vollkommen unstrittig, daß es einen objektiv beschreibbaren medizinischen Fortschritt gebe, der vor allem im Verlauf des 20. Jahrhunderts – wenigstens in den Industrienationen Europas und der USA – zu früher ungeahnten diagnostischen und therapeutischen Möglichkeiten geführt habe. Als Beleg für die Annahme eines solchen naturalistischen Automatismus diente jenes lineare Konzept der Medizingeschichte, das die „Hauptströmungen des medizinischen Fortschritts" eklektizistisch aneinanderreihte, um so das von der Gegenwartsperspektive gewünschte Resultat zu erhalten. Historische Ereignisse, Prozesse und Strukturen, die nicht in das intendierte Szenario paßten, wurden auf diese Weise entweder retuschiert oder als „Umwege", „Abwege" oder „Irrwege" charakterisiert. Als Fixpunkt dieser positivistischen Geschichtsschreibung diente das Leitbild der naturwissenschaftlichen Medizin, die als das seit der Mitte des 19. Jahrhunderts alleingültige Forschungsparadigma beschrieben wurde.

Eine entgegengesetzte Interpretation des medizinischen Fortschritts zeigt sich neuerdings in den Werken einiger jüngerer Medizinhistoriker, die als Anhänger „postmoderner", sozialkonstruktivistischer oder gar antirealistischer Philosophie die Pluralität und prinzipielle Gleichwertigkeit unterschiedlicher Forschungsparadigmata propagieren. Die Frage nach der Wissenschaftlichkeit der Medizin reduziert sich für diese Kollegen auf Kategorien wie *Stil*, *Verantwortung* und *Moral*, sie wird also von einem *epistemischen* zu einem *ethischen* Problem uminterpretiert. Diese sogenannte „pragmatische Wende in der Medizintheorie" habe auch Konsequenzen für das ärztliche Handeln: Es gelte, „den angemessenen Stil – oder die angemessenen Stile – für bestimmte Anforderungen ausfindig zu machen und zu kultivieren" (45). Kontingente historische Gründe werden jeweils als maßgebend dafür angesehen, daß sich ein bestimmtes medizinisches Konzept durchsetzen kann (27). Jedenfalls ist eine zunehmende Distanzierung der Wissenschaftsgeschichte von der Wissenschaft festzustellen: Die Wissenschaft erscheint so manchem sich für „modern" haltenden Wissenschaftshistoriker als eine gesellschaftliche Unternehmung, in der ausschließlich zeit- und interessengebundene Weltdeutungen und Handlungskompetenzen produziert würden (19).

2. Die vier impliziten Axiome des Erkenntnisgewinns und das epistemische Dilemma in der Medizin

Mein Beitrag wird sich weder die unreflektierte Fortschrittsperspektive der 1950er noch die ausschließlich und oberflächlich auf „soziale Konstrukte" fixierte, nicht zwischen *natürlichen* und *institutionellen* Tatsachen (28) differenzierende, durch die systematische Ausblendung von biologischen Sachverhalten der Gefahr von Kategorienfehlern geradezu systematisch ausgesetzte „postmoderne" Sprachphilosophie der 1980er und frühen 1990er Jahre zu eigen machen. Es soll stattdessen versucht werden, Schritt für Schritt ein Dilemma aufzuzeigen, das bei der Begründung jedes systematischen Erkenntnisgewinns in der Medizin regelmäßig auftaucht: Unterschiedliche Verfahren des Wissenserwerbs beruhen auf (zumindest partiell) miteinander nicht kompatiblen impliziten Axiomen (23), die ihrerseits jedoch nicht falsifizierbar sind.

Die Medizin als eine *exemplarische Handlungswissenschaft* konstituiert sich seit ihren historischen Anfängen vor allem durch ihren Zweck, das *Heilen kranker Menschen*. Sowohl das Verbum *Heilen* als auch das Adjektiv *krank* seien in unserem Kontext mit der genügenden semantischen Unschärfe verstanden, damit sowohl sämtliche Abstufungen der ärztlichen Therapie (Heilung, Linderung, Behandlung) als auch alle denkbaren Arten von bio-psycho-sozialen Gesundheitsstörungen mit eingeschlossen werden können. Um sein ärztliches Handeln vor sich selbst und vor dem Kranken rechtfertigen zu können, benötigt der Arzt einen theoretischen Erklärungsansatz für das von ihm wahrgenommene bzw. beschriebene Krankheitsbild, einen Schlüssel für den pathogenetischen Weg von der *Krankheitsursache* (Kausalismus) oder den wesentlichen *Krankheitsbedingungen* (Konditionalismus) zur manifesten Krankheit. Karl Eduard Rothschuh

(1908–1984) hat solche Vorstellungen über Ursachen, Entstehung und Behandlung von Gesundheitsstörungen als *Konzepte der Medizin* bezeichnet und zwölf Gruppen von historisch realisierten Konzepten dargestellt (24).

Betrachtet man diese zwölf Konzeptgruppen (Iatrodaemonologie, Iatrotheologie, Iatroastrologie, Iatromagie, Empirische Medizin, Humoralpathologie, Iatrophysik, Iatrochemie, Iatrodynamismus, Iatromorphologie, Naturphilosophie in der Medizin, Iatrotechnik) genauer, so lassen sie sich heuristisch auf vier Grundgedanken reduzieren, die ich im folgenden als implizite *Axiome des systematischen Erkenntnisgewinns in der Medizin* bezeichnen werde. Mit dem Terminus *Axiome* soll ausgedrückt werden, daß es hier um kardinal voneinander verschiedene Denkstile (10) geht, deren Voraussetzungen nicht mehr weiter empirisch prüfbar (verifizierbar oder falsifizierbar) sind, sondern die letztlich auf einem *dogmatischen Abbruch* im Sinne des *Münchhausen-Trilemmas* (Hans Albert) beruhen (2, 43). Diese vier Axiome werde ich nun nacheinander vorstellen und jeweils mit konkreten Beispielen belegen.

2.1 Das Axiom der Existenz von übernatürlichen Personen oder Kräften

Die historisch gesehen vermutlich älteste Vorstellung postuliert die Existenz übernatürlicher Personen oder Kräfte, welche die unbelebte und die belebte Welt einschließlich des Menschen steuern. Verstorbene Ahnen, Dämonen, Götter oder wundersame Zauberkräfte sind für Gesundheit und Krankheit einzelner Individuen ebenso verantwortlich wie für das Wohlergehen des ganzen Staates. Kriege und Hungersnöte infolge einer Mißernte oder einer Unwetterkatastrophe haben die gleiche „Ursache" wie die Gichterkrankung des Königs oder die Unterschenkelfraktur eines Bürgers: In jedem Fall liegt der betreffenden Störung ein Willkürakt supranaturaler Kräfte oder Personen zugrunde.

Daraus ergeben sich zwei gegenläufige Konsequenzen: Zum einen sind die spontanen Aktionen der schicksalhaften Mächte zwar äußerst schwer voraussagbar, zum anderen jedoch bietet sich für bereits eingetretene Ereignisse stets eine plausible Deutung an. Das Axiom der Existenz übernatürlicher Personen oder Kräfte besitzt also einen extrem niedrigen prognostischen Wert, es verfügt aber über eine umfassende retrospektive Erklärungskraft. Der Nachteil der geringen prospektiv-prognostischen Relevanz wird durch den Vorteil einer hohen retrospektiv-explikatorischen Potenz wettgemacht. Die übernatürlichen Instanzen können als symbolische Chiffren interpretiert werden, die einen dogmatischen Abbruch der Kausalkette verbergen. Die Gestalt des mit Hilfe dieses impliziten Axioms gewonnenen Wissens bleibt über lange Zeit hinweg statisch, da die Ursachenforschung immer zu demselben Resultat führt, nämlich zu der weiter nicht erklärungsbedürftigen und nicht erklärungsfähigen Einwirkung autonomer (oft theïstischer) Mächte, die an keine berechenbaren Regeln gebunden sind.

In der Geschichte der Medizin lassen sich viele Beispiele für derartige Heilsysteme nachweisen, so etwa der die Macht des Zentralherrschers stabilisierende Ahnenkult in der altchinesischen Shang-Dynastie zwischen dem 18. und 12. Jahrhundert vor Christus (34) oder der Glaube an Heilgötter im altägyptischen Imhotep- und im griechischen Asklepios-Kult (16). Auch die verschiedenen Ausprägungen der christliche Iatrotheologie in Mittelalter und Neuzeit, die den Krankheitsursprung entweder in der Erbsünde oder in kollektiven bzw. individuellen Verfehlungen der Zeitgenossen sahen, basierten auf dem gleichen impliziten Axiom wie etwa die animistisch-dämonistischen Überzeugungen mancher Naturvölker (25). Selbst der „mündige" Patient am Ende des 20. Jahrhunderts ist in der Lage, zumindest zeitweise auf der Grundlage des Axioms der Existenz von übernatürlichen Personen oder Kräften zu denken: Nicht wenige Krebsbetroffene leiden heute unter der Überzeugung, ihre Erkrankung sei die Bestrafung (31, 32) für eine falsche Lebensweise, so etwa im Falle eines Bronchialkarzinoms (Rauchen), oder bei AIDS (Sexualität). Der Medizinpsychologe Rolf Verres hat solche Vorstellungen im Rahmen der *subjektiven Krankheitstheorien* von Laien dokumentiert (36, 37, 38).

Das Axiom der Existenz von übernatürlichen Personen oder Kräften ist also keineswegs ein Gedankensystem, das als antiquiert einfach ad acta gelegt werden dürfte; es wirkt vielmehr in unterschiedlicher Gestalt bis in die Gegenwart fort und kann jederzeit erneut an Bedeutung gewinnen – nicht zuletzt im Bereich der „Alternativen Medizin". Im Jahr des 900. Geburtstages der Heiligen Hildegard von Bingen (1098–1179) erinnerte man sich hieran nicht ohne Grund. Da (implizite) Axiome nicht falsifizierbar sind, sondern aus kollektiver oder individueller, emotional motivierter Affinität heraus angenommen werden, lassen sie sich nicht ohne den zähen Widerstand ihrer Anhänger „ausrangieren".

2.2 Das Axiom der semiotischen Korrespondenz von Phänomenen

Nach diesem zweiten Axiom bestehen Ähnlichkeiten der Phänomene auf allen Ebenen und Stufen des Kosmos, die den Menschen zu *Analogieschlüssen* berechtigen. Solche Ähnlichkeiten können an verschiedenen iconischen Zeichen erkannt werden, zum Beispiel an der Form, an der Farbe, an der Art der Bewegung, am Verhalten, am zeitlichen Verlauf oder an beliebigen anderen Merkmalen. Diese Idee repräsentiert vermutlich das in seinem Facettenreichtum umfangreichste und zugleich das im historischen Verlauf am häufigsten variierte implizite Axiom des systematischen Erkenntnisgewinns in der Medizin. Wichtige Beispiele sind etwa die altchinesische *Yin-Yang-Lehre* sowie die *Fünf-Wandlungsphasen-Lehre*, die antike und mittelalterliche *Humoralpathologie*, die im Mittelalter entwickelte *Uroskopie* oder *Harnschau*, die pharmakologische Zuordnung von Arzneisubstanzen nach der *Signaturenlehre*, die *Romantische Naturforschung* in Deutschland zu Beginn des 19. Jahrhunderts, die *Homöopathie* und nahezu alle sonstigen „alternativen" Heilverfahren (30).

Im Unterschied zum Axiom der Existenz von übernatürlichen Personen oder Kräften beruht das Axiom der semiotischen Korrespondenz von Phänomenen nicht auf dem Glauben an pure Willkürakte supranaturaler Mächte, vielmehr postuliert es die Existenz bestimmter Regelmäßigkeiten bzw. kosmologischer Gesetze, die vom Kundigen an äußerlich sichtbaren Eigenschaften oder an Funktionsmerkmalen gleichsam „abgelesen" werden können. Dabei stellt der medizinische Forscher zum Beispiel eine assoziative Beziehung (7) zwischen einer vermuteten Krankheitsursache, einer Behandlungsmaßnahme, einem Arzneimittel, einer Krankheit, einem Organ und/oder einer psychischen (Dys-)Funktion her. Da sich iconische und symbolische Assoziationen grundsätzlich in beliebiger Weise generieren („entdecken") lassen, können vermeintliche Regeln oder Gesetzmäßigkeiten zumindest a posteriori zwischen je zwei oder mehreren Phänomenen konstruiert werden. Hierzu einige Beispiele:

Nach der *Yin-Yang-Lehre* der Traditionellen Chinesischen Medizin (TCM), die sich ab dem 4. Jahrhundert v. Chr. konsolidierte, ist der Kosmos in bipolarer Weise gegliedert.

Tabelle 1 zeigt die komplementäre Zuordnung einiger wichtiger Begriffspaare:

Tabelle 1: Die Yin-Yang-Lehre

YIN	YANG
Schattenseite	Sonnenseite
dunkel	hell
innen	außen
kalt	warm
passiv	aktiv
weiblich	männlich
Niere	Harnblase
Leber	Gallenblase
Herz	Dünndarm
Milz	Magen
Lunge	Dickdarm

Noch komplexer ist das System der mit der *Yin-Yang-Lehre* später verzahnten *Fünf-Wandlungsphasen-Lehre*, die der Philosoph Tsou Yen um 300 v. Chr. konzipierte (35). Hier sind es nicht bipolar opponierte Gegensätze, sondern fünf miteinander verschränkte Entwicklungsphasen, die gemäß *Tabelle 2* zueinander in vielschichtige assoziative Beziehungsreihen treten können.

Da die fünf Elemente bzw. ihre Analoga in 16 verschiedenen Beziehungszyklen (von mathematisch 24 möglichen) angeordnet werden können, ergibt sich eine nahezu unbegrenzte Variabilität der retrospektiven Erklärung. So „fördert" oder „erzeugt" („>") Wasser > Holz, Holz > Feuer, Feuer > Erde, Erde > Metall und Metall > Wasser. In der gleichen Weise „fördert" die Tätigkeit der Niere die Gesundheit der Leber, die Leber bessert die Funktion des Herzens, das Herz steigert die Leistung der Milz, die Milz wirkt günstig auf die Lunge, und die Lunge wiederum hilft der Niere. Ein anderer Beziehungszyklus beruht auf der „Hemmung" oder „Überwindung" („-"): Wasser überwindet – Feuer, Feuer überwindet – Metall, Metall über-

Tabelle 2: Die Fünf-Wandlungsphasen-Lehre

WASSER	HOLZ	FEUER	ERDE	METALL
Merkur	Jupiter	Mars	Saturn	Venus
Winter	Frühling	Sommer	Hochsommer	Herbst
Nord	Ost	Süd	Mitte	West
Kälte	Wind	Wärme	Nässe	Trockenheit
Niere[1]	Leber[1]	Herz[1]	Milz[1]	Lunge[1]
Harnblase[2]	Gallenblase[2]	Dünndarm[2]	Magen[2]	Dickdarm[2]
Ohren	Augen	Zunge	Mund	Nase
salzig	sauer	bitter	süß	scharf
schwarz	blau	rot	gelb	weiß
Knochen	Muskel	Blut	Fleisch	Haut
Angst	Ärger	Freude	Nachdenken	Schwermut
Stöhnen	Schreien	Reden	Singen	Weinen

[1] Yin-Organe [2] Yang-Organe

windet – Holz, Holz überwindet – Erde, und Erde überwindet – Wasser. Analog schwächt eine übermäßig arbeitende Niere das Herz, das hyperaktive Herz hemmt die Tätigkeit der Lunge, die dominante Lunge mindert die Leistungsfähigkeit der Leber, die zu große Leber schadet der Milz, und die geschwollene Milz behindert die Niere.

Es läßt sich leicht erkennen, daß auf diese Weise jeder krankhafte Zustand *retrospektiv* einer entsprechungssystematischen Erklärung und Behandlung zugänglich gemacht werden kann. Insoweit das System empirische Anteile mit einschließt, hält es mitunter sogar einem *prospektiven* Test stand; so kann nach dem Verständnis der modernen westlichen Medizin etwa eine Linksherzinsuffizienz wirklich zu einer Lungenstauung oder gar zu einem Lungenödem führen. Entscheidend bleibt aber der Umstand, daß das auf einer naturphilosophischen Grundlage basierende Axiom der semiotischen Korrespondenz von Phänomenen selbst grundsätzlich nicht falsifizierbar ist. Wer von seiner Gültigkeit fest überzeugt ist, wird diese Überzeugung also keinesfalls aufgeben.

Diese hartnäckige Überzeugung teilen insbesondere die Anhänger des zur Zeit der Romantischen Naturforschung um 1800 in Deutschland von Samuel Hahnemann (1755-1843) aufgestellten Heilprinzips der *Homöopathie*. Die Vorstellung, daß gerade solche Arzneisubstanzen, die in ihrer Wirkung auf den gesunden Organismus ähnliche oder gleiche Symptome wie eine bestimmte Krankheit hervorrufen, in minimaler Konzentration auch zur Behandlung dieser Krankheit geeignet seien, entspricht dem Axiom der semiotischen Korrespondenz von Phänomenen (15). Die Korrektheit des Verfahrens der symbolisch-ikonischen Verkettung von analogen Beziehungen stellt für den nach diesem Axiom arbeitenden Forscher eine unumstößliche Glaubenswahrheit dar, die zu tief in seiner Gefühlswelt verankert ist, als daß sie durch empirische Testverfahren widerlegt werden könnte. Da diese – meist von der naturwissenschaftlichen Medizin vorgeschlagenen – Testverfahren mit seinem Axiom unvereinbar sind, wird ein solcher Forscher sie in der Regel denn auch als inakzeptabel zurückweisen (33). Die von der Hochschulmedizin verwendeten Testverfahren – darunter die kontrollierte, randomisierte Doppelblindstudie – bewegen sich nämlich auf der Grundlage des nun folgenden dritten Axioms.

2.3 Das Axiom des kausalgesetzlichen, mechanisch-deterministischen Ablaufs von Prozessen in der Natur

Natürliche Prozesse verlaufen gemäß diesem Axiom nach dem Prinzip von Ursache und Wirkung in einer regelhaften Weise, die mit Hilfe von *Naturgesetzen* algorithmisch formuliert werden kann. Die Ursache-Wirkungs-Beziehungen können im einfachsten Fall monokausal sein, sie können aber auch einen sehr komplexen Zusammenhang haben, also Rückkopplungsschleifen und praktisch nicht berechenbare Ereignisse im Rahmen des Deterministischen Chaos beinhalten. Sämtliche Prozesse müssen aber zumindest prinzipiell empirisch zugänglich sein und im wissenschaftlichen Experiment überprüft, also bestätigt oder entkräftet werden können. Zusätzliche Annahmen, insbesondere vitalistische und teleologische Spekulationen, sind nach dem Prinzip des axiomatischen Minimalismus unzulässig. Durch kontinuierliche Anwendung der aus dem dritten Axiom abgeleiteten Forschungsmethode kommt es im Lauf der Zeit zur dynamischen Vermehrung und Optimierung eines – immer nur vorläufig sicheren – Wissens.

Es handelt sich also, auf eine vereinfachte Formel gebracht, um das implizite Axiom der „westlichen" Naturwissenschaft, der sich in der Frühen Neuzeit zunächst Physik und Astronomie (16.–18. Jahrhundert), später die Chemie (18.–19. Jahrhundert) und schließlich seit der zweiten Hälfte des 19. Jahrhunderts auch die Medizin und die Biowissenschaften angeschlossen haben. Noch zu Beginn der 1840er Jahre (4) sah es nach der Schilderung des jungen Pathologen Rudolf Virchow (1821–1902) etwa an der Medizinischen Fakultät der Berliner Universität so aus: „Ueberall sprach man von Physiologie, aber, o Himmel, was waren das für widerstreitende Physiologien! Wenn ein Student drei verschiedene Collegia hinter einander besuchte, so konnte es ihm passieren, dass er drei verschiedene Arten von Physiologie hörte, von denen jede auf andere Thatsachen sich zu stützen vermochte. So erinnere ich mich, dass ich an demselben Tage drei verschiedene Theorien der Entzündung hörte, von denen jede auch nicht die entfernteste Aehnlichkeit mit der anderen hatte, und von denen doch keine einzige dem Standpunkte der Physiologie entsprach, keine einzige die Thatsachen kannte und berücksichtigte, welche die Beobachtung positiv festgestellt hatte" (41).

Das Axiom des kausalgesetzlichen, mechanisch-deterministischen Ablaufs von Prozessen in der Natur ließ aber auch in der Medizin die Entwicklung eines neuen methodischen Vorgehens zu, das Virchow im Jahre 1849 so charakterisierte: „Die naturwissenschaftliche Methode ... befähigt uns zunächst zur naturwissenschaftlichen Fragestellung. Jedermann, der eine solche Frage stellen kann, ist Naturforscher. Die naturwissenschaftliche Frage ist die logische Hypothese, welche von einem bekannten Gesetz durch Analogie und Induction weiterschreitet; die Antwort darauf giebt das Experiment, welches in der Frage selbst vorgeschrieben liegt. Jene Hypothese ist also das Facit einer Rechnung mit Thatsachen, und sie setzt daher eine umfassende Kenntniss der Thatsachen voraus; das Experiment ist das logisch nothwendige und vollkommen bewusste Handeln zu einem bestimmten Zweck. ... Die Naturforschung setzt also Kenntniss der Thatsachen, logisches Denken und Material voraus; diese drei, in methodischer Verknüpfung, erzeugen die Naturwissenschaft" (39).

Damit beschrieb Virchow jene hypothetisch-deduktive Methode, die bis heute die Grundlage der wissenschaftlichen Arbeitsweise der in Europa und den USA entwickelten „westlichen" Medizin geblieben ist (3). Auf das äußerst komplexe wissenschaftsphilosophische Problem der Bestätigung von Hypothesen kann an dieser Stelle nicht detailliert eingegangen werden; es sei hier auf die Darstellung bei

Lambert/Brittan (18) verwiesen. Das mit Hilfe des dritten Axioms gewonnene Wissen bleibt in jedem Falle stets vorläufig, es kann und muß vom Forscher ständig in Frage gestellt und spätestens im Falle der Nichtbewährung oder gar Falsifizierung (21) korrigiert bzw. aufgegeben werden.

Wenn man von einer *Entwicklung* der „westlichen" Medizin spricht, so sind damit jedoch offenkundig in selektiv-rekonstruktiver Weise nur jene historischen Ereignisse und Prozesse gemeint, die dem Axiom des kausalgesetzlichen, mechanisch-deterministischen Ablaufs von Prozessen in der Natur genügen oder zu genügen scheinen. Dabei werden Systeme, die wie die Humoralpathologie oder wie die deutsche Medizin im Zeitalter der Romantik um 1800 vom Axiom der semiotischen Korrespondenz von Phänomenen ausgingen, entweder als „Vorläufer" (Humoralpathologie) oder als „Irrwege" (Medizin der deutschen Romantik) der scheinbaren „Hauptlinie" subsumiert. Hier liegt jedoch eine Verwechslung der *innerwissenschaftlichen Weiterentwicklung* des kausalgesetzlich-mechanistischen Paradigmas im Sinne einer allmählichen Optimierung mit dem *historischen Wandel* vor, der in bestimmten Epochen (zum Beispiel am Ende des 20. Jahrhunderts) und/oder Regionen (zum Beispiel in den „westlichen" Industrienationen) mit der faktischen Dominanz dieses Paradigmas verbunden sein kann. Eine solche historische Entwicklung ist allerdings kontingent, und sie könnte – im Gegensatz zur innerwissenschaftlichen Optimierung – jederzeit stagnieren oder abbrechen.

Für Permanenz und Kontinuität von historischen Prozessen in der Zukunft gibt es keine Gewähr. Die naturwissenschaftliche Methode in der Medizin hat demnach keine sichere Überlebensgarantie, ihre Weiterexistenz innerhalb der *Scientific Community* muß vielmehr ständig neu erkämpft werden. Bereits 1898 beklagte Rudolf Virchow den aus seiner Sicht unbefriedigenden Zustand der wissenschaftlichen Medizin: „Wir kommen (…) auf den primitiven Zustand zurück, aus welchem die wissenschaftliche Medicin hervorgegangen ist: die Einzelbeobachtung dominirt, und die Regel ergibt sich aus der Summirung dieser Einzelbeobachtungen" (5, 40).

Deutlich optimistischer, allerdings wegen der von ihm nicht realisierten Differenz zwischen prognostizierbarer innerwissenschaftlicher Optimierung und unkalkulierbarer historischer Entwicklung auch naiver, äußerte sich zur selben Zeit der Arzt und Materialistische Philosoph Ludwig Büchner (1824–1899), wobei er – wohl unabsichtlich – den axiomatischen Charakter seines Fortschritts-"Glaubens" enthüllte: „Trotz allem (...) hat der Fortschrittsgläubige keinen Grund (...) zu verzweifeln. Nur darf er nicht vergessen, daß der Fortschritt (...) eine zickzackförmige Linie beschreibt, wobei große Fortschritte mit großen Rückschritten abwechseln, (...) aber das ganze den Umrissen eines sanft ansteigenden Berges gleicht (...) Mag es die würdige Aufgabe des nun folgenden Jahrhunderts sein, die (...) so dringend notwendige Versöhnung zwischen Wissen und Glauben, (...) zwischen Kopf und Herz, zwischen Ideal und Wirklichkeit herbeizuführen" (8).

2.4 Das Axiom der Möglichkeit des intersubjektiven Verstehens von menschlichen Lebensäußerungen durch hermeneutische Interpretation verbaler und nonverbaler Zeichen

Das vierte der hier zu besprechenden Axiome stammt nicht aus der Sphäre der Biowissenschaften, es hat seinen Ursprung vielmehr in der Antiken Philosophie und Rhetorik. In der Medizin der Neuzeit kommt es vorwiegend in der Psychoanalyse, der Psychosomatischen Medizin, der Psychotherapie und der Psychiatrie zur Anwendung. Für den Theologen und Philosophen Friedrich Schleiermacher (1768–1834) war die *Hermeneutik* jene Technik des Verstehens, welche auf die Bedingungen reflektiert, unter denen das Verständnis von Lebensäußerungen möglich ist. Zum einen stellt nach Schleiermacher jeder geschriebene (oder gesprochene) Text eine individuelle Leistung dar, zum anderen aber gehört er einem allgemeinen Sprachsystem an; daraus ergeben sich zwei Weisen der Auslegung: Die *objektive* Methode versteht einen Text aus der Gesamtheit der Sprache, die *subjektive* hingegen aus der Individualität des Autors, welche dieser kreativ in den Prozeß der Textproduktion einbringt. Auf dem Vergleich von Aussagen in ihrem sprachlichen und historischen Zusammenhang beruht so das *komparative* Verfahren der Sinnerschließung, während andererseits das *divinatorische* Verfahren auf dem intuitiven „Einleben" in den Text basiert.

In Fortführung der Gedanken Schleiermachers stellte der Philosoph Wilhelm Dilthey (1833–1911) *Naturwissenschaften* und *Geisteswis-*

senschaften einander gegenüber: Im Unterschied zu den Naturwissenschaften, in denen unabhängig vom menschlichen Handeln gegebene Ereignisse durch Hypothesen systematisiert und erklärt würden, müsse der Geisteswissenschaftler seinen Gegenstandsbereich, die symbolischen Zusammenhänge der sozialen und historischen Wirklichkeit des Menschen, in denen er selbst stehe, durch *Nachvollziehen* dieser Lebensäußerungen verstehen. Das Verfahren, mit dem der Mensch Gegenstand der Geisteswissenschaften werde, sei auf den Zusammenhang der Trias *Erleben*, *Ausdruck* und *Verstehen* gegründet (17).

Um die Wende zum 20. Jahrhundert stellte Sigmund Freud (1856–1939) mit seiner *Psychoanalyse* eine Verbindung der naturwissenschaftlichen Methode mit dem biographisch-interpretativen Verfahren her, das er auf diesem Wege auch für das Verständnis und die Behandlung bestimmter seelischer Erkrankungen – der Neurosen – fruchtbar zu machen suchte. Wenngleich der Pittsburgher Philosoph Adolf Grünbaum in neuerer Zeit die Kombination von Hermeneutik und Psychoanalyse als eine „schlecht konzipierte Ehe" (12) bezeichnet hat, bleibt festzuhalten, daß Freud selbst die Besonderheit seiner Methode in der Medizin stets klar erkannt hat. Schon in der ersten Vorlesung zur Einführung in die Psychoanalyse, die er im WS 1915/16 an der Universität Wien hielt, führte Freud aus: „Sie sind im medizinischen Unterricht daran gewöhnt worden zu sehen. Sie sehen das anatomische Präparat, den Niederschlag bei der chemischen Reaktion, die Verkürzung des Muskels als Erfolg der Reizung seiner Nerven. Später zeigt man Ihren Sinnen den Kranken, die Symptome seines Leidens, die Produkte des krankhaften Prozesses. (...) In der analytischen Behandlung geht nichts anderes vor als ein Austausch von Worten zwischen dem Analysierten und dem Arzt. Der Patient spricht, erzählt von vergangenen Erlebnissen und gegenwärtigen Eindrücken, klagt, bekennt seine Wünsche und Gefühlsregungen" (11).

Durch die Übertragung psychoanalytischer Theorieanteile aus dem Bereich der Neurosen auf das Gebiet der körperlichen Erkrankungen formierte sich seit dem zweiten Viertel des 20. Jahrhunderts allmählich die Psychosomatische Medizin, die ebenfalls hermeneutische Verfahren zur retrospektiven Deutung krankhafter somatischer und psychischer Phänomene einsetzte. Der Heidelberger Internist und Neurologe Viktor von Weizsäcker (1886–1957), der eine *Anthropologische Medizin* anstrebte, betrachtete Körper und Seele als Instanzen der gegenseitigen

Repräsentation, deren „Handeln" aus der Biographie des Patienten heraus verständlich gemacht werden könne: „Leibliche und seelische Phänomene können weder in Kausalreihen verknüpft noch in Parallellinien geordnet werden. (…) An die Stelle seelischer Erlebnisse sind jetzt körperliche Verhaltensweisen getreten, und an der Stelle physiologischer Abläufe ist ein erlebter Wunsch oder Gedanke sichtbar. (…) Was wir im Bewußtsein verbannen, wird im Körper wirksam, und was wir ins Bewußtsein ziehen, verliert an seiner leiblichen Kraft" (44).

Die in der Praxis hauptsächlich angewendete hermeneutische Strategie der Anthropologischen Medizin und der frühen Psychosomatik basierte allerdings primär auf dem *divinatorisch-subjektiven* und weniger auf dem *komparativ-objektiven* Verfahren der Interpretation verbaler und nonverbaler Zeichen (7). Die ausschließlich retrospektive Arbeitsweise wurde während der vergangenen beiden Jahrzehnte jedoch zunehmend als unbefriedigend empfunden, so daß sie zugunsten einer stärker empirisch ausgerichteten Methodologie an Boden verlor. Auch wenn die aktuelle Psychosomatische Medizin hinsichtlich der kausalen Interpretation des Zusammenhangs zwischen seelischen und körperlichen Vorgängen sehr zurückhaltend geworden ist, so postuliert sie doch weiterhin die große Bedeutung der *Subjekthaftigkeit* des Individuums für Medizin und Krankheitslehre. So hat 1995 der Psychosomatiker Gerd Rudolf *Selbstbewußtheit, Intentionalität, Geschichtlichkeit, Zukunftsorientierung, Unbewußtheit, Symbolfähigkeit* und *Identität* als diejenigen Dimensionen des Subjekts charakterisiert, denen die Aufmerksamkeit des Arztes zu gelten habe. Nach Rudolf ist der Körper mit seiner Organmorphologie und seinen Organfunktionen auf der *biologischen* Ebene Objekt naturwissenschaftlicher Untersuchung und Behandlung, auf der *personalen* Ebene dagegen ist der Körper ein wesentlicher Teil des Subjekts mit all seinen erfahrungsbasierten Kognitionen und Emotionen (26).

Die Annahme der Möglichkeit des intersubjektiven Verstehens von menschlichen Lebensäußerungen durch hermeneutische Interpretation verbaler und nonverbaler Zeichen stellt gleichwohl ein – wenn auch höchst plausibles – unbeweisbares Axiom dar. Es beruht auf einem Analogieschluß, nämlich der Vermutung, andere Menschen reagierten in ihrem Denken, Reden und Handeln prinzipiell ähnlich wie wir selbst. Gestützt wird diese Annahme zwar unter anderem durch evolutionsbiologische Überlegungen im Sinne eines gemeinsamen phylogenetischen Ursprungs aller Menschen, doch bleibt sie gleichwohl eine nicht letztbegründbare These. Ohne sie gäbe es jedoch nicht die Möglichkeit zwischenmenschlicher Kommunikation.

3. Die vier impliziten Axiome, das epistemische Dilemma der wissenschaftlichen Medizin und die vier primären Erkenntnismethoden als mögliche interdisziplinäre Leitlinien der Forschung

Damit sind jene vier Axiome vorgestellt, die das ärztliche Denken, Wissen und Handeln in Vergangenheit und Gegenwart maßgeblich bestimmt haben und noch immer bestimmen. Die ersten drei Axiome beziehen sich überwiegend auf die somatische Objekt-Seite des kranken Menschen, während das vierte Axiom seine kognitiv und emotional erlebte Subjektivität anspricht. Das schon eingangs beschriebene Dilemma besteht nun gerade darin, daß wissenschaftstheoretisch gesehen keiner der vier Denkstile (10) mit einem der drei anderen wirklich kompatibel ist. Bis zu einer derzeit noch ausstehenden, vermutlich neurobiologischen Auflösung des Leib-Seele-Problems (9, 29, 46) gilt diese grundsätzliche Disharmonie auch für das Axiom des kausalgesetzlichen, mechanisch-deterministischen Ablaufs von Prozessen in der Natur und für das Axiom der Möglichkeit des intersubjektiven Verstehens von menschlichen Lebensäußerungen durch hermeneutische Interpretation verbaler und nonverbaler Zeichen, die beide – wenn auch in quantitativ unterschiedlichem Ausmaß – in der derzeitigen westlichen Hochschulmedizin zur Geltung kommen. Die traditionelleren Axiome der Existenz von übernatürlichen Personen oder Kräften sowie der semiotischen Korrespondenz von Phänomenen treten heute vor allem im Rahmen „alternativer" Medizinkonzepte sowie in subjektiven Krankheitstheorien von Laien (38) auf.

Natürlich ist ein Wechsel zwischen mehreren Denkstilen für eine Einzelperson jederzeit möglich, wie dies im medizinischen Alltag sowohl bei Ärzten als auch bei Patienten häufig geschieht. So kennt die Ethnomedizin das in Ländern der Dritten Welt nicht seltene Phänomen des *Healer Shopping*, bei dem die Patienten sowohl den „westlichen" Mediziner als auch den traditionellen dörflichen Heiler zur gleichen Zeit aufsuchen. Das Pendeln zwischen „Hochschulmedizinern" und „Alternativmedizinern" ist aber ebenso kennzeichnend für langdauernde Patientenkarrieren in den reichen Industrieländern. Die in der Praxis anzutreffende Pluralität des therapeutischen Angebots und seiner Nutzung darf jedoch keinesfalls über die Tatsache hinwegtäuschen, daß von einer epistemischen Synthese der Basisaxiome keine Rede sein kann.

Sind also die geschilderten vier Denkstile damit gleichwertige intellektuelle Konstrukte, die keine abwägende Bewertung zulassen? Das wäre ein Fehlschluß! Selbstverständlich bleiben empirische oder experimentelle Prüfung, Bestätigung oder Zurückweisung von Hypothesen entscheidende Gradmesser für die Zuverlässigkeit wissenschaftlicher Aussagen auch und gerade im Bereich der Medizin. Allerdings beruhen sämtliche der im 20. Jahrhundert hierzu entwickelten rationalen Prüfverfahren – wie etwa die kontrollierte, randomisierte Doppelblindstudie – auf dem Axiom des kausalgesetzlichen, mechanisch-deterministischen Ablaufs von Prozessen in der Natur, das jedoch seinerseits von den Anhängern der anderen Axiome nicht akzeptiert wird, weil es von ihnen ohne die Aufgabe des jeweils eigenen Denkstils eben nicht anerkannt werden kann. Die wissenschaftsphilosophischen Divergenzen erklären die emotionale Heftigkeit der zahllosen Kontroversen, die über die Frage des besten Weges in Diagnose und Therapie zwischen „Hochschulmedizinern" und „Alternativmedizinern" geführt werden.

Ein einfacher Ausweg aus dem hier aufgezeigten Dilemma ist nicht in Sicht. Allerdings hat Peter Hahn bereits 1988 einen für die Klinische Medizin sehr instruktiven *Methodenkreis* vorgestellt, durch den vier aus den impliziten Axiomen ableitbare Erkenntnismethoden in den Rahmen der *wissenschaftlichen* Heilkunde integriert werden könnten, das heißt in eine Denk- und Handlungsweise, die in der prinzipiellen Bereitschaft zur Offenheit und Fähigkeit zur Kritik, zur permanenten emotionalen und rationalen Überprüfung, Korrektur und Veränderung des Erkannten besteht, und die eine Festlegung auf Erkanntes und Bewiesenes nur im Sinne der Vorläufigkeit akzeptiert. Es handelt sich dabei um die vier Gruppen der *phänomenologischen*, *dialektischen*, *empirisch-analytischen* und der *hermeneutischen* Verfahren (13, 42).

Walter Pieringer und Christian Fazekas haben 1996 diese vier Erkenntniswege auch als wissenschaftliche Leitlinien für die Selbsterfahrung in der Ausbildung von Psychotherapeuten empfohlen: Während die *phänomenologische Selbsterkenntnis* für die Erfahrung personaler Existenz und synästhetischer Sinnstiftung stehe, vermittle die *dialektische Selbsterkenntnis* die Erfahrung der polaren, dynamischen Struktur menschlicher Identität; aus der dialektischen Begegnung mit Anderen entwickelten sich soziale Wertmaßstäbe. Die *empirisch-analytische Selbsterkenntnis* wiederum begründe wissenschaftliche Objektivität und erweise sich als therapeutische Bedingung für persönliche Autonomie und für personale Ökonomie. Schließlich belebe die *hermeneutische Selbsterkenntnis* in ihrer Berührung von Teil und Ganzheit, von Vorverständnis und Kontext, die erotische Lebenswirklichkeit (20).

Worauf es in naher Zukunft vor allem ankommen dürfte, ist eine wohlverstandene *Interdisziplinarität* in der Medizin (14), die jedoch nicht bloß additiv sein darf. Die modellierende Anwendung zumindest der naturwissenschaftlichen und der hermeneutischen Verfahren erscheint derzeit nicht nur als legitim, sondern als unabdingbar. Der Dialog zwischen Forschern beider Richtungen ist möglich und sinnvoll, gegenseitiges Verstehen muß dabei aber keineswegs in eine Synthese der Standpunkte im Sinne eines harmonischen Konsenses münden. Viel wichtiger ist das aufmerksame Nachvollziehen und respektvolle Akzeptieren von Unterschieden im wissenschaftlichen Problemzugang. Was gefordert sein dürfte, ist in erster Linie eine Transparenz der epistemologischen Grundlagen, von denen die Wissenschaftler bei ihrer Arbeit ausgehen. Die Medizin bedarf einer ständigen Reflexion ihrer impliziten Axiome und ihrer daraus abgeleiteten Methoden des Erkenntnisgewinns.

Literatur

Ackerknecht EH (1979) Geschichte der Medizin. 4. Aufl. Stuttgart: Enke, S.V–VI
Albert H (1968) Traktat über kritische Vernunft. Tübingen: Mohr, S. 13
Ayala FJ (1994) On the Scientific Method, Its Practice and Pitfalls. History and
    Philosophy of the Life Sciences 16: 205–240
Bauer A (1985) Die Krankheitslehre von Karl Wilhelm Stark (1787–1845):
    Ontologische Pathologie als Analogiemodell. Medizin im Biedermeier zwi-

schen Naturphilosophie und Naturwissenschaft. Sudhoffs Archiv 69: 129–153
Bauer A (1989) Die Krankheitslehre auf dem Weg zur naturwissenschaftlichen Morphologie. Pathologie auf den Versammlungen Deutscher Naturforscher und Ärzte von 1822–1872. Wissenschaftliche Verlagsgesellschaft, Stuttgart, S. 60–61
Bauer A (1991) Georg Ernst Stahl. In: Engelhardt D v und Hartmann F (Hrsg.) Klassiker der Medizin, 1. Von Hippokrates bis Hufeland. München: Beck, S. 190–201; S. 393–395; S. 439
Bauer A (1995) Die Anwendung zeichentheoretischer Methoden auf Geschichte und Gegenwart der Medizin. In: Bauer A (Hrsg) Theorie der Medizin. Dialoge zwischen Grundlagenfächern und Klinik. J.A. Barth, Heidelberg Leipzig, S. 141–153
Büchner L (1900) Am Sterbelager des Jahrhunderts. Blicke eines freien Denkers aus der Zeit in die Zeit. 2. Auflage. Emil Roth, Gießen, S. 6–7 und S. 15–16
Carrier M, Mittelstraß J (1989) Geist, Gehirn, Verhalten. Das Leib-Seele-Problem und die Philosophie der Psychologie. Berlin New York: De Gruyter
Fleck L (1980) Entstehung und Entwicklung einer wissenschaftlichen Tatsache. Einführung in die Lehre vom Denkstil und Denkkollektiv. Frankfurt am Main: Suhrkamp, S. 165–190
Freud S (1961) Gesammelte Werke, 11. Vorlesungen zur Einführung in die Psychoanalyse. 3. Aufl. Frankfurt am Main: S. Fischer, S. 239–251 (Zit. S. 248–249)
Grünbaum A (1987) Psychoanalyse in wissenschaftstheoretischer Sicht. Zum Werk Sigmund Freuds und seiner Rezeption. Konstanz: Universitätsverlag Konstanz, S. 9
Hahn P (1988) Der Methodenkreis. In: Hahn P Ärztliche Propädeutik. Gespräch, Anamnese, Interview. Einführung in die anthropologische Medizin – wissenschaftstheoretische und praktische Grundlagen. Berlin Heidelberg New York: Springer, S. 144
Hahn P (1997) Interdisziplinarität in der Medizin. Heidelberger Jahrbücher 41: 175–198
Hahnemann S (1978) Organon der Heilkunst. Nach der handschriftlichen Neubearbeitung Hahnemanns für die 6. Auflage neu herausgegeben und stilistisch völlig überarbeitet von Apotheker Kurt Hochstetter. Ausgabe 6B. 2. Auflage. Karl F. Heidelberg: Haug, S. 47–48 (§ 35); S. 55 (§ 53); S. 68 (§ 71)
Koelbing HM (1977) Arzt und Patient in der Antiken Welt. Zürich München: Artemis, S. 27–40 und S. 59–64
Kunzmann P, Burkard FP, Wiedmann F (1993) dtv-Atlas zur Philosophie 3. Aufl. München: Deutscher Taschenbuch Verlag, S. 149 und S. 181
Lambert K und Brittan GG (1991) Eine Einführung in die Wissenschaftsphilosophie. Aus dem Amerikanischen übersetzt von Joachim Schulte. Berlin New York: De Gruyter, S. 91–142
Mehrtens H (1996) „Unser geistiger Homosexualismus ist auch eine Verirrung!" Geschlecht als Thema der Naturwissenschaftsgeschichte. In: Meinel C, Renneberg M (Hrsg) Geschlechterverhältnisse in Medizin, Naturwissenschaft und Technik. Verlag für Geschichte der Naturwissenschaften und der Technik, Bassum Stuttgart, S. 43–54 (Zit. S. 44–45)

Pieringer W, Fazekas C (1996) Die vier primären Erkenntnismethoden als wissenschaftliche Leitlinien für die Selbsterfahrung in der Psychotherapieausbildung. Psychotherapie Forum 4: 229–238
Popper KR (1982) Logik der Forschung. 7. Aufl. Tübingen: Mohr, S. 46
Putscher M (1973) Pneuma, Spiritus, Geist. Vorstellungen vom Lebensantrieb in ihren geschichtlichen Wandlungen. Wiesbaden: Franz Steiner
Ritschl D (1990) In: Huber W, Petzold E, Sundermeier T (Hrsg) Implizite Axiome. Tiefenstruktur des Denkens und Handelns. München: Kaiser
Rothschuh KE (1978) Konzepte der Medizin in Vergangenheit und Gegenwart. Stuttgart, S. V-XI und S. 1–2
Rothschuh KE (1978) Konzepte der Medizin in Vergangenheit und Gegenwart. Stuttgart, S. 47–72 und S. 21–46
Rudolf G (1995) Der Beitrag der Psychosomatik zur Theorie und Praxis der Medizin. In: Bauer A (Hrsg) Theorie der Medizin. Dialoge zwischen Grundlagenfächern und Klinik. Heidelberg Leipzig: Barth, S. 112–125 (Zit. S. 117–118)
Schlich T (1996) Die Konstruktion der notwendigen Krankheitsursache: Wie die Medizin Krankheit beherrschen will. In: Borck C (Hrsg) Anatomien medizinischen Wissens. Medizin – Macht – Moleküle. Frankfurt: Fischer, S. 201–229
Searle JR (1983) Sprechakte. Ein sprachphilosophischer Essay. Frankfurt/Main: suhrkamp taschenbuch wissenschaft
Searle JR (1996) Die Wiederentdeckung des Geistes. Aus dem Amerikanischen von Harvey P. Gavagai. Frankfurt am Main: suhrkamp taschenbuch
Skrabanek P, McCormick J (1995) Torheiten + Trugschlüsse in der Medizin. 4. Aufl. Mainz: Kirchheim, S. 124–148
Sonntag S (1978) Krankheit als Metapher. Aus dem Amerikanischen von Karin Kersten und Caroline Neubaur. München Wien: Carl Hanser
Sonntag S (1989) Aids und seine Metaphern. Aus dem Amerikanischen von Holger Fliessbach. München Wien: Carl Hanser
Stössel JP (1996) Natürlich gesund? Die umstrittenen Methoden der sanften Heilkunst. SPIEGEL Special Nr.7/1996: 94–100 (besonders. S. 94)
Unschuld PU (1980) Medizin in China. Eine Ideengeschichte. München: Beck, S. 18–27
Unschuld PU (1980) Medizin in China. Eine Ideengeschichte. München: Beck, S. 51–54
Verres R (1986) Krebs und Angst. Subjektive Theorien von Laien über Entstehung, Vorsorge, Früherkennung, Behandlung und die psychosozialen Folgen von Krebserkrankungen. Berlin Heidelberg New York: Springer
Verres R (1994) Die Kunst zu leben. Krebsrisiko und Psyche. 3. Aufl. München Zürich: Piper, S. 27–40
Verres R (1995) Gesundheits- und Krankheitstheorien als Forschungsobjekte der Medizinischen Psychologie. In: Bauer A (Hrsg) Theorie der Medizin. Dialoge zwischen Grundlagenfächern und Klinik. Heidelberg Leipzig: Barth, S. 154–165
Virchow R (1849) Die naturwissenschaftliche Methode und die Standpunkte in der Therapie. Archiv für pathologische Anatomie und Physiologie und für klinische Medicin 2: 3–37
Virchow R (1899) Eröffnungsansprache. In: Wangerin A und Taschenberg O (Hrsg.) Verhandlungen der Gesellschaft Deutscher Naturforscher und Ärz-

te 70. Versammlung zu Düsseldorf, 19.–24. September 1898. Theil II/2. Leipzig: Vogel, S. 4–5

Virchow R (1983) Der medicinische Universitäts-Unterricht. In: Die medicinische Reform. Eine Wochenschrift, erschienen vom 10. Juli 1848 bis zum 29. Juni 1849. Reprint, Berlin: Akademie-Verlag, S. 85–87

Vogt R (1979) Wissenschaftstheoretische Leitlinien und ihre Bedeutung für die Psychosomatische Medizin. In: Hahn P (Hrsg) Die Psychologie des 20. Jahrhunderts, 9. Zürich: Kindler

Vollmer G (1994) Evolutionäre Erkenntnistheorie. Angeborene Erkenntnisstrukturen im Kontext von Biologie, Psychologie, Linguistik, Philosophie und Wissenschaftstheorie. 6. Aufl. Stuttgart: Hirzel, S. 25–28

Weizsäcker Vv (1986) Wege psychophysischer Forschung. In: Achilles P; Janz D; Schrenk M; Weizsäcker CFv (Hrsg) Viktor von Weizsäcker, Gesammelte Schriften, 6. Körpergeschehen und Neurose. Psychosomatische Medizin. Frankfurt am Main: Suhrkamp, S. 239–251 (Zit. S. 248–249)

Wiesing U (1996) Stil und Verantwortung. Zur Medizin in der Postmoderne. In: Borck C (Hrsg.) Anatomien medizinischen Wissens. Medizin – Macht – Moleküle. Frankfurt: Fischer, S. 154–167 (Zit. S. 165)

Young JZ (1989) Philosophie und Gehirn. Aus dem Englischen von Ingrid Horn. Basel Boston Berlin: Birkhäuser

Wissenschaft und Wissenschaftlichkeit in der Medizin

Peter Hahn

Peter Hahn, Facharzt für Innere Medizin und Psychoanalytiker, Professor für Klinische und Psychosomatische Medizin, ehemaliger ärztlicher Direktor der Abteilung Innere Medizin an der Universität Heidelberg und Vorsitzender des Deutschen Kollegiums für Psychosomatische Medizin, wurde aus seiner klinischen und psychoanalytischen Arbeit zu einem der wesentlichen "Philosophen" der Europäischen Medizin. Mit seinem Lehrbuch "Ärztliche Propädeutik" legte er nach vielen Jahren mangelnder wissenschaftlicher Reflexion ein methodologisches und wissenschaftstheoretisches Grundlagenbuch für die europäische Medizin vor.
 Im hier vorliegenden Beitrag finden sich grundlegende formale und inhaltliche Definitionen für Wissenschaft und Wissenschaftlichkeit in der Medizin. Gegenwärtige wissenschaftliche Medizin baut auf der gesamten Breite europäischer Philosophie und Erkenntnislehre auf. Die vier primären Erkenntnismethoden werden in ihrer Geamtheit als notwendige Bedingungen für wissenschaftliches Forschen und Erkennen beschrieben. Erst diese vier Erkenntnismethoden begründen – in der Zusammenschau im Methodenkreis dargestellt – kritische und verantwortliche ärztliche Haltung.
 In diesem Beitrag werden wesentliche Diskussionen zur Wissenschaftskritik aufgegriffen und in einer sachlichen Reflexion zu zeitgemäßen wissenschaftlichen Grundlagen der Medizin formiert. Als erprobtem Kliniker ist Peter Hahn die Notwendigkeit isolierender und reduktionistischer Schwerpunktbildungen im Rahmen wissenschaftlicher Forschungsprojekte bewußt. Daß diese Methoden der Forschung aber nicht zu den ausschließlichen Methoden der Medizin insgesamt werden dürfen, ist sein zentrales ethisches Anliegen.

Das Nachdenken über „Medizin" und ihre wissenschaftstheoretischen Grundlagen hat in den letzten Jahren deutlich zugenommen. Manchmal allerdings drängt sich der Eindruck auf, als ob dieses eher im Rahmen formaler, struktureller oder finanzieller Überlegungen geschieht und daß dann vor allem von diesen Rahmenbedingungen aus die Auseinandersetzung mit den Bereichen gesucht wird, deren Wissenschaftswürdigkeit uns fraglich erscheint. Auf der anderen Seite läßt sich ein zunehmend intensives Fragen nach den „Grundlagen", den „Prinzipien der Medizin" (Gross und Löffler 1997), auch den philosophisch – wissenschaftstheoretischen Implikationen, beobachten. Die früher weniger beachteten Arbeiten von Kliemt (1986), v. Uexküll u. Wesiack (1988) u.a. sind von Autoren wie Deppert et al. (1992), Köbberling et al. (1992), Bock (1993), Wessels et al (1994), Bauer et al. (1995) Gethmann (1996) u.a. aufgegriffen worden uns haben zu umfangreichen Überlegungen und Einzelbeiträgen geführt. Von Köbberling stammt darüber hinaus eine markante wissenschaftspolitische Stellungnahme (Einleitungsvortrag zum Internistenkongress 1997, Wiesbaden). In einigen medizinischen Fakultäten regt sich ebenfalls ein neues lebhaftes Interesse, nicht nur aus Klärungs- bzw. Abgrenzungsbedürfnissen gegenüber „alternativen" Verfahren, sondern auch unter dem Eindruck der Suche nach neuen Legitimationsmöglichkeiten für die Qualität und Quantität wissenschaftlicher Leistung (Bauer et al. 1998).

Bei diesen Bemühungen bestehen aber immer große sprachliche (definitorische) und inhaltliche Schwierigkeiten. Es gibt bislang keine medizinische Wissenschaftstheorie, die ihre eigene „Kunstsprache" geschaffen hätte.

Wenn es daher gelingen könnte, in dieser Situation einen Augenblick „innezuhalten" und – abgelöst von den Eindrücken der verschiedensten Auseinandersetzungen und den damit verbundenen immanenten Wertvorstellungen – zunächst einige sehr einfache Fragen zu stellen und, daraus resultierend, einige orientierende und für das jeweilige Gespräch verbindliche Festlegungen abzuleiten, wäre es vielleicht möglich, die sonst so schnell auftretenden Frustationen wenn nicht zu vermeiden, so aber doch auf ein erträgliches Maß abzumildern.

Wir wollen also fragen:

„Was ist ..." oder: „Was verstehen wir unter Wissenschaft"?

„Was ist ..." oder: „Was läßt sich als Wissenschaftlichkeit beschreiben?" – und:

In welcher Beziehung steht die *Medizin* dazu?

Zunächst zum Wissenschaftsbegriff.

Sie werden mir nachsehen, daß ich mich einem umfassenden Definitionsversuch zu entziehen suche. Ich möchte aber beschreiben und unterscheiden:

WISSENSCHAFTEN sind zu beschreiben durch ihre		
1. GEGENSTÄNDE	2. METHODEN	3. ERGEBNISSE

Abb. 1. Beschreibung von Wissenschaftsbereichen

Wenn wir den *Gegenstandsbereich* unserer Wissenschaft unverwechselbar und eindeutig kennzeichnen wollen, können wir auf die nur für die Humanmedizin zutreffende anthropologische Bestimmung des „Umganges", nämlich des Arztes mit dem Patienten (v. Weizsäkker 1949, Hartmann 1984), zurückgreifen und – im übrigen auch in Anlehnung an L. Krehl (1933) und R. Siebeck (1938) formulieren:

Gegenstand der Medizin ist die Erkennung, Beurteilung und Behandlung kranker Menschen, sowie die Vorbeugung und Verhütung von Störungen und Krankheiten

und weiterhin (nach F. Hartmann 1973)

Medizin ist der wissenschaftliche Anteil der Gesamtheilkunde

Abb. 2 und 3. Definitionen von „Medizin"

Damit wären die Definitionen eines eigenständigen Wissenschaftsbereiches gegeben. Sie erlauben die Einreihung der zahlreichen anderen, in ihrer Weise eigenständigen und für die Medizin bedeutsamen Wissenschaftsbereiche als *Begleit- oder Hilfswissenschaften* zur Krankenbehandlung, Forschung und Lehre.

Inhaltlich läßt sich der so definierte Gegenstandsbereich der Humanmedizin zum gegenwärtigen Zeitpunkt – d.h. unter Berücksichtigung der konkreten Versorgungsaufgaben und der Erfordernissen von Forschung und Lehre – am günstigsten durch das *bio-psycho-soziale Modell* nach G. Engel (1962, 1970) mit einer kybernetischen Variante beschreiben:

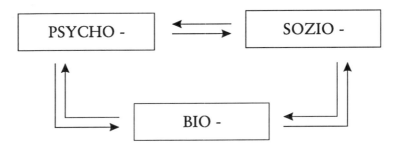

Abb. 4. Das bio-psycho-soziale Modell (mod. nach Engel 1962)

Dieses Modell erlaubt sowohl die isolierende und reduktionistische Schwerpunktbildung auf den jeweiligen Forschungs- und Behandlungsgegenstand als auch die systemische Sicht im Sinne einer Gewichtung von „Erkenntnis und Interesse" nach Habermas (1973).

Wenn wir uns dann dem zweiten Beschreibungsmerkmal, nämlich der Bestimmung der *Methoden*, zuwenden, ist es einleuchtend, daß diese sich an den inhaltlich vorgegebenen Schwerpunktbildungen orientieren müssen. Es ist ein erheblicher Unterschied, ob die biologischen Determinanten der Entstehung einer Erkrankung im Mittelpunkt des Interesses stehen, oder ob die psychologischen, die sozialen, vielleicht auch die „Umwelt"-Bedingungen die Aufmerksamkeit fordern. Insofern steht der Medizin ein fast unbegrenzter Methodenkatalog zur Verfügung – eine Einzigartigkeit, die nicht zuletzt auch zu den erheblichen Schwierigkeiten in der Zuordnung im Wissenschaftskanon geführt haben.

Wenn wir hier also davon absehen, daß einige Autoren der Medizin rundweg den Charakter einer eigenständigen Wissenschaft absprechen (Munson 1981, Buchborn 1982), aus philosophisch-wissenschaftstheoretischer Sicht auch Gethmann (1996) oder sie ausschließlich als „Handlungswissenschaft" bestimmen (Rothschuh 1975, Christian 1989), können wir uns uns hier die methodologischen Überlegungen einiger moderner Wissenschaftstheoretiker zu eigen machen. Abgesehen davon, daß von fast keinem dieser Autoren die alten Einteilungen in „naturwissenschaftlich vs. geisteswissenschaftlich" oder die Abgrenzungen von „nomothetischen vs. ideographischen" Ansätzen für weiterführend gehalten werden, lassen sich vor allem aus den Ableitungen „Komplexer Wissenschaftstheorien" wie denen von Lay (1973) oder Seiffert (1973), aber auch von Habermas (1973), Vogt (1979) u.a. entnehmen, daß sich fächerübegreifend vor allem *vier große Formenkreise* methododologischer Zugangsweisen unterscheiden lassen:

| 1. Phänomenologische Methoden |
| 2. Empirisch-analytische Methoden |
| 3. Hermeneutische Methoden |
| 4. Dialektische Methoden |

Abb. 5. Methodologische Formenkreise

Diese unterscheiden sich durch spezifische Vorgehensweisen bei der auf den *Gegenstand* gerichteten Erkenntnissuche und orientieren sich nach eigenen Regeln und Kriterien. In der Anwendung überschneiden und durchdringen sie sich allerdings fast immer so eng, daß ihre genuinen Elemente nur in der genaueren Analyse deutlich werden. Diese Elemente sollten aber nach Möglichkeit gewußt und in ihrer Erkenntnisreichweite bekannt sein, nicht zuletzt, damit die sonst wirksamen unreflektierten „impliziten Axiome" der Wissenschaftswertzuschreibungen vermieden werden können.

A. Bauer hat in seiner historisch-wissenschaftstheoretischen Übersicht über die Entwicklungslinien der „Axiome des systematischen Erkenntnisgewinnes in der Medizin" (1997) die verschiedenen kulturanthropologisch bedingten Anschauungsweisen herausgearbeitet und auf die miteinander unvereinbaren weltanschaulich-ideologischen Implikationen hingewiesen. Er unterscheidet zwischen dem „Axiom der Existenz von übernatürlichen Personen oder Kräften", dem „Axiom der Korrespondenz von Phänomenen", dem „Axiom der kausalgesetzlichen, mechanisch-deterministischen Naturabläufe" und dem „Axiom des intersubjektiven (hermeneutischen) Verstehens" und sieht diese als auch in der Gegenwart wirksame Kräfte. Wenn es uns gelänge, diese Axiome aus ihren ideologisch-dogmatischen Verklammerungen zu lösen und die in ihnen wirksamen erkenntnistheoretischen Möglich-

ad 1. Die phänomenologischen Methoden

Das Ziel, d.h. das immanente *Modell* dieser von Husserl (1928) und Nachfolgern begründeten Methoden ist die möglichst vorurteilslose unmittelbare Wahrnehmung des „Gegenstandes", d.h. eine möglichste Annäherung an die „Dinge, die Probleme, wie sie sind" (nicht: das „Ding an sich"), im weitesten Sinne also an *Wirklichkeit*. Zu diesem Zwecke sind die Regeln der sog. *Eidetischen Reduktion* aufgestellt worden. Sie enthalten die dreifache „Ausschaltung" (Epoché):

1) *Es ist von allem Theoretischem, Hypothetischen und Deduktivem abzusehen.*
2) Tradiertes Wissen über den Erkenntnisgegenstand ist auszuschalten.
3a) Alle subjektiven Beimengungen der Anschauung sind nach Möglichkeit abzustreifen, und es soll eine streng objektive, d.h. eine dem Objekt zugewandte Haltung vorliegen.
b) Es ist weiterhin zu untersuchen, inwieweit die subjektiven Beimengungen in die objektiven Beschaffenheiten des Gegenstandes eingehen.

Die Radikalität dieser Regeln ist unverkennbar, auch wenn sie uns als Voraussetzung für wissenschaftliches Denken fast selbstverständlich erscheinen. In der vorliegenden Form repräsentieren sie aber ein *idealtypisches* Vorgehen, das – wie es bereits die einfache Wahrnehmungspsychologie zeigt und im übrigen auch die von philosophischer, insbesondere neophänomenologischer Seite formulierten Einschränkungen bestätigen (s. Schmitz 1980) – nicht erreicht, sondern nur angestrebt werden kann. Die intersubjektiv aufgestellten Wissenschaftskriterien sind *Evidenz* und *Plausibilität*.

ad 2. Die empirisch-analytischen Methoden

Dieser wichtige, seit Habermas (1973) so benannte Methodenbereich wird noch heute oftmals gleichgesetzt mit dem eigentlich-wissenschaftlichen, d.h. naturwissenschaftlichen, sich um Beobachterunabhängigkeit und Objektivität bemühenden Wissenschaftsbereich.

Die Vorgeschichte dieser Wertsetzung ist in jüngster Zeit ebenso häufig lobend wie beklagend beschrieben worden. Sie reicht von Descartes über Bacon, Helmholtz u.a. bis P. Martini und gilt entweder als die feste Grundlage unserer wissenschaftlich-technologischen Fortschritte oder als modernes Menetekel der Medizin.

Wenn man sich von den impliziten Axiomen solcher Wertsetzungen zu lösen und die Grundzüge dieser Erkenntnismethoden herauszuarbeiten versucht, dann ist es deutlich, daß auch diese Methoden von der Erfahrung, d.h. der unmittelbaren Beobachtung des Phänomens, ausgehen. Im Unterschied aber zu der zurückhaltenden und kritischen Beschreibung im Rahmen des ersten Methodenbereiches, wird jetzt der analysierende Vergleich zum Zwecke der Überprüfung des Beobachteten angestrebt. Dazu ist die Umwandlung der Beobachtung in eine *Hypothese* oder einen *Basissatz* erforderlich und die Formalisierung bzw. Quantifizierung eine Grundbedingung. Die Kriterien einer möglichst verläßlichen Erkenntnisgewinnung sind daher, neben der beobachterunabhängigen *Objektivität* und *Reliabilität,* die *Formalisier- bzw Quantifizierbarkeit, Validität* und *Wiederholbarkeit.*

Die einzelnen Forschungswege dieses Methodenbereiches sind Gegenstand umfangreichster Untersuchungen und Darstellungen. Aus philosophisch-wissenschaftstheoretischer Sicht lassen sich dazu vor allem die Arbeiten von Wieland (1975), Kliemt (1986), Gethmann (1996) u.a. nennen, aus fachspezifischer Sicht die umfassende Darstellung von Bock (1993), die Arbeiten von Köbberling und Windeler (1993) sowie die jüngst erschienen „Prinzipien der Medizin" von Gross und Löffler (1997).

Zwei Richtungen des Vorgehens sind dabei für die Medizin immer wieder von besonderer Bedeutung: der *induktive* Weg von der Einzelbeobachtung zur Verallgemeinerung und der *deduktive* Weg vom Regelhaften zur individuellen Besonderheit.

Beim *induktiven* Vorgehen wird die einzelne Beobachtung oder das zu überprüfende Problem in die verbale Form eines *Protokollsatzes* gebracht, auf Ähnlichkeiten oder Verschiedenheiten mit vergleichbaren Protokollsätzen untersucht und dann über die *Hypothesenbildung* durch *Bestätigung oder Verwerfung* zur Formulierung einer *Regelhaftigkeit* oder *Gesetzmäßigkeit* benutzt.

Der *deduktive* Prozeß geht von den im Vorwissen gegebenen *Sätzen* oder *Theorien* aus, auch von *Gesetzen* oder *Regeln*, und leitet aus diesen die Gültigkeit des besonderen Satzes mit Hilfe der Regeln der formalen oder deduktiven *Logik* ab.

Die wissenschaftliche Relevanz des Induktionsprinzipes ist in den letzten Jahrzehnten allerdings oft bestritten worden. Vor allem Popper (1934, 1975) und seine Schule des „Kritischen Rationalismus" (s. auch Albert 1977) lehnen die logische Gültigkeit induktiver Forschung nach dem Prinzip der *Verifikation* ab. Sie stellen die durch Beobachtung gewonnenen *Basis-* (oder *Protokoll-*) *sätze* als *Erfahrungswissen* zum Zwecke der *Falsifikation* auf. Der Basissatz (formal die Ho-Hypothese) gilt logisch solange als gültig, als er nicht widerlegt worden ist. Aus diesem Zusammenhang rekrutiert sich dann der Satz, die Wissenschaft bestände im Fortschritt von einem Irrtum zum nächstgeringeren Irrtum (dazu auch Chalmers 1976, 1996).

Bei der Umsetzung solcher Forschungskonzepte für die Planung experimenteller und biometrischer Studien stellt sich für das Kerngebiet der Medizin – stärker als in den Begleit-und Hilfswissenschaften und in anderen Wissenschaftsgebieten – die Frage nach der jeweiligen Realisierbarkeit unter ärztlich-ethischen Gesichtspunkten. Gutbegründete und wünschenswerte Studiendesigns können deshalb oftmals nicht durchgeführt werden. Der Rückgriff auf die Aussagekraft anderer – vom Standpunkt der empirisch-analytischen Methodik – weniger relevanter Erkenntnisquellen wird dann erforderlich: die Andeutung eines methodenimmanenten Druckes zum *Wechsel der Methode* wird hier bereits deutlich, gleichzeitig auch die Notwendigkeit zu einer besonderen Reflektion der Einstellungen und Haltungen, die man als „Wissenschaftlichkeit" bezeichnen kann (s. Hahn 1988, 1998). Die Abstufungen der Verläßlichkeitskategorien der in neuester Zeit sich als „Evidence-based-Medicine" (EBM) vorstellenden Handlungsanleitungen (Sackett 1995) u.a. sind dafür ein gutes und diskussionswürdiges Beispiel.

ad 3. Die hermeneutischen Methoden

Die hermeneutischen Methoden sind die ältesten wissenschaftlichen Methoden. Sie bezogen sich zunächst auf poetische und theologische Inhalte und später auch auf historische, philosophische und juristische Zusammenhänge. Ihre Ziele sind die rationale Aufklärung von Bedeutungs- und Sinnzusammenhängen, d.h. also auch die Begründung von Erklärungs- und Auslegungslehren der jeweiligen Wissensgebiete. Im vorwissenschaftlichen Raum fällt auch die allgemeine zwischenmenschliche Verständigungslehre unter ihr Thema, wobei trotz der großen Bedeutung averbaler Kommunikationen der Schwerpunkt auf der sprachlichen Vermittlung liegt.

In den modernen Weiterentwicklungen zur *Verwissenschaftlichung* (Schulz 1972) erleichtert die Einführung der Kennzeichnungen in diesem Verständigungsbereich als *Signale, Zeichen* oder *Codes* auch die Formalisierung. Sie erlaubt breite fachübergreifende Konzepte. Die Entwicklung der Informationstheorie (N. Wiener 1963) mit ihren Teilgebieten der Kybernetik und Biokybernetik ist dafür ein hervorragendes Beispiel. Sie ist das wichtigste methodische Instrument der innerwissenschaftlichen Kommunikation geworden. Im streng genommenen Sinne fallen auch die neuzeitlichen Weiterentwicklungen der Semiotik, also des Wissenschaftsbereiches, der sich mit der Verknüpfung, Bedeutung und Verwendung von *Zeichen* beschäftigt (Eco 1972 u.a.), unter diese Thematik. Für eine „Theorie der Humanmedizin" haben besonders v. Uexküll und Wesiack (1988) diese Gedanken aufgegriffen und wichtige Vorarbeiten geleistet.

Das Ziel der hermeneutisch verstandenen Verständigungs-, Auslegungs- und Erklärungsmethoden ist also die möglichst adäquate, zutreffende und eindeutige (unmißverständliche) Vermittlung von Sachverhalten und Zusammenhängen. Ihre inhaltliche Anwendung, d.h. der Bezug auf ihre *Gegenstände,* erstreckt sich auf alle Wissenschaftsbereiche. Dementsprechend müssen verschiedene Typen der Hermeneutik unterschieden werden. R. Lay zählt in seiner umfangreichen Darstellung der „Komplexen Wissenschaftstheorie"(1973) allein 13 verschiedene Typen der Hermeneutik auf. Eine *medizinische Hermeneutik* allerdings gibt es bei ihm noch nicht. Sie kann – ebenso wie die noch nicht genannte „Tiefenhermeneutik" (Habermas

1973, Danzer 1995) – allenfalls unter dem Thema „personale Hermeneutik" subsumiert werden.

Die allen diesen Typisierungen gemeinsamen methodischen Schritte sind nach Lay im hermeneutischen Erkenntnisakt am günstigsten durch vier Schwerpunkte zu beschreiben: Neben der Definition bzw. Formalisierung der jeweiligen Mitteilung zum Zwecke der eindeutigen Festlegung sind dies die Bemühungen

1. um das *Verstehen* des Gemeinten
2. die *Auslegung* des Sachverhaltes, unter Einbeziehung der verschiedenen, auch abweichend zu verstehenden Möglichkeiten
3. die *Interpretation* des bislang „Verstandenen" mit dem Ziel einer erweiterten oder systematischeren Verstehensmöglichkeit und
4. die *Applikation*, d.h. die Anwendung des Erkannten und Verstandenen auf einen anderen Problembereich oder die anstehende *Handlung*.

Damit wird es deutlich, daß viele Bereiche auch der sich zu den „klassisch-objektivistischen" Wissenschaften rechnenden Verfahren der hermeneutischen Methodik verpflichtet sind. Relativ eindeutig ist dies noch, wenn z.B. auf die in der Medizin unumstrittene „Verstehende Psychopathologie" von Jaspers (1913, 1973) Bezug genommen wird. Schwieriger erscheint diese Frage bei der Erörterung, nach welchen Regeln sich z.B. die in jeder empirisch-analytischen Veröffentlichung befindliche *Diskussion* zu orientiere habe. Es deutet sich also auch an dieser Stelle wiederum an, mit welchen methodischen Verwobenheiten und wissenschafts-theoretischen Unklarheiten sich die verschiedenen Gegenstandsbereiche zu beschäftigen haben.

ad 4. Die dialektischen Methoden

Dialektik meint im ursprünglichen Sinne eine sich im Gespräch vollziehende Klärung von Meinungen und Gedanken mit einer ausdrücklichen Beziehung auf einen Wahrheits- oder Wirklichkeitsgehalt. Sie ist ebenfalls eine „alte" wissenschaftliche Methode. Bei Platon und Aristoteles steht sie im Gegensatz zu dem rhetorischen Streitgespräch. Sokrates begründete den *Dialog*. Bei Kant gilt sie als die Lehre von den bloß wahrscheinlichen Schlüssen. In der Hegelschen Philosophie wird sie, über den Rahmen einer Methodik der Wahrheitsfindung hinaus, zur Grundlage eines umfassenden Denksystems. K. Marx wandte das *dialektische Prinzip* auf die Bedürfnisanalyse und die gesellschaftlichen Verhältnisse an. In neuerer Zeit hat sich die „Frankfurter Schule" (Horkheimer, Adorno, Habermas) mit der sog. „kritischen Theorie" um die Entpolitisierung und Entideologisierung der dialektischen Methoden bemüht und sie vor allem auf die Gegenstände der Sozialwissenschaften angewandt (s. auch Israel 1979).

Insofern sind in der Dialektik auch Elemente der hermeneutischen Verfahren enthalten, mit der Einschränkung, daß sich der hermeneutische Prozeß auf die Klärung von gegenstandsbezogenen Sachverhalten richtet, während der dialektische Prozeß ein interpersonales Geschehen ist und die methodische Findung des Widerspruches voraussetzt.

Der zu diskutierende Sachverhalt wird als **These** *formuliert und diesem eine* **Antithese** *entgegengestellt. Durch den Austausch der Argumente, auf dem Wege entweder der sprachlichen Kommunikation oder einer schriftlichen Mitteilung, wird die Gewinnung einer* **Synthese** *und damit ein neuer Erkenntnisschritt angestrebt. Dieser besitzt dann in der Regel eine andere Qualität als These und Antithese.*

Die Antithese ist dabei nicht eine einfach-willkürlich aufgestellte „andere" Behauptung, sondern setzt den inhaltlichen und formalen Bezug zur These voraus und kann nur in diesem als Gegensatz oder als Gegenteil formuliert werden.

Dialektisches Denken kann demnach auch als *diskursives* Denken beschrieben werden. Der Diskurs als fortlaufende Rede und Gegenrede stellt das Modell des forschreitenden sich rational klärenden Erkenntnisprozesses dar. Diskursives Denken läßt sich dabei auch als Gegensatz zu intuitivem Denken verstehen.

Die Lehre vom *Dialog* macht einen weiteren Bereich der Dialektik aus. Sie meint vor allem die Nutzung der Gesprächsformen, die eine kommunikationstheoretische Bedeutung für die Wahrheitsfindung haben. Der Sokratische Dialog gilt als Vorbild. Diskurs und Dialog werden dabei als Gesprächsformen mit den Schwerpunkten der rationalen Klärung und des einfühlenden Verstehens unterschieden.

Insofern sind wiederum Beziehungen zu den hermeneutischen Verfahren gegeben. Die sog. *Dialogische Philosophie* (M. Buber 1954, G. Marcel 1954 usw.) betont dabei die besondere Bedeutung der zwischenmenschlichen Beziehung.

Wenn wir jetzt in einem nächsten Schritt diese vier methodische Erkenntnisansätze miteinander in Beziehung zu setzen versuchen, bietet sich neben dem Rückgriff auf das kreisförmige sog. „Drehtürprinzip" V. v. Weizsäckers (1940) eine kybernetische Modellbildung mit den Kennzeichnungen von *Kopplung* (Afferenz) und *Rückkopplung* (Reafferenz) an. In anschaulicher Form läßt sich die Möglichkeit zu einem solchen „Durchlauf"(s. auch C.F. v. Weizsäcker 1980, 1993) durch die verschiedenen methodischen Bereiche mit den ihnen eigenen Schwerpunktbildungen etwa wie folgend darstellen:

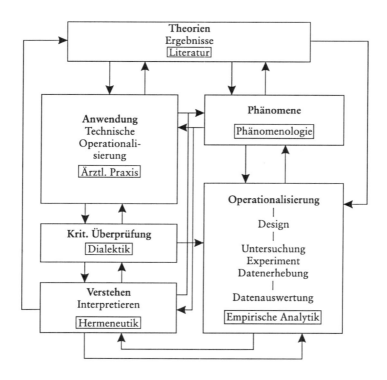

Abb. 6. Der Methodenkreis – Methodenlehren und ihre Interdependenzen in der Medizin (Hahn 1988)

Unter Einbeziehung eines zusätzlichen Feldes für die Ausgangssituation der ärztlichen *Praxis* (bzw. der wissenschaftlichen Problemstellung – links außen) und eines weiteren Feldes für das *Theorie- und Literaturwissen* (oben) lassen sich die vier Felder der Methodenbereiche miteinander in Beziehung setzen. Ihre verschiedene Größe hat eine gewisse Symbolbedeutung, sollte aber flexibel verstanden und nicht überbewertet werden. Der einzelne Erkenntnisschritt kann an jeder Stelle des Kreisprozesses ansetzen und diesen mit den jeweiligen Akzentuierungen durchlaufen. Neben der linearen Ausrichtung als *Afferenz* ist die Möglichkeit zur Rückbeziehung als *Reafferenz* im Sinne des erwähnten Kreisprozesses gegeben, wobei auch ein Richtungswechsel vorgenommen werden kann. Als Kohärenzprinzip im Dreh- und Angelpunkt der Bewegung läßt sich die fortlaufende Suche des Subjektes in seiner *Wissenschaftlichkeit* nach Zunahme von Erkenntnis sehen – in gleicher Weise für den Einzelfall wie für das Forschungsproblem. Die Wiederholung des Durchlaufes kann dann – bei jeweils wachsender Erkenntnis – zu einer sich über die Kreisform erhebenden Spiralform führen.

Wir können damit zur Ausgangssituation zurückkehren und uns der Frage zuwenden, wie wir in diesem Zusammenhang *Wissenschaftlichkeit* verstehen wollen.

WISSENSCHAFTLICHKEIT ist zu beschreiben durch	
1. ANWENDER	2. METHODEN

Abb. 7. Beschreibung von Wissenschaftlichkeit

Im Unterschied zu *Wissenschaft* – wie wir definiert hatten – ist diese weder durch *Gegenstände* noch durch *Ergebnisse* zu beschreiben, sondern nur durch die Eigenschaften ihrer *Anwender* und deren *Methoden*.

Wenn wir nach Watzlawick et al. (1972) darüber hinaus den Unterschied zwischen *Inhalts- und Beziehungsebene* vornehmen, so zeigt sich, daß die große Ansammlung der erprobten *Methodenarsenale* noch zum *inhaltlichen* Bestand dieses Bereiches gerechnet werden müssen, während die Beschreibung der Einstellungs- und Haltungsmerkmale der *Anwender* Bestandteile der Beziehungsebene sind.

> **WISSENSCHAFTLICHKEIT**
> läßt sich erfassen als
>
> **EINSTELLUNGSMERKMAL**

Abb. 8. Wissenschaftlichkeit als *Einstellung*

Was sind nun „Einstellungen"?

Im Alltagssprachgebrauch sind wir uns unmittelbar einig, wenn wir z.B. von einer politischen, wissenschaftlichen, künstlerischen, ethischen oder ökonomischen Einstellung sprechen. Es sind damit Ausrichtungen der Aufmerksamkeit, umschriebene Zielrichtungen und bestimmte Denk- und Handlungsvollzüge gemeint. Die Nähe zu Persönlichkeitszügen und zu Wert- und Urteilsbildungen ist unmittelbar evident.

Ohne jetzt auf Einzelheiten der Forschung, die sich als *Einstellungsforschung* zu einem Zweig der Psychologie entwickelt hat (Roth et al. 1977, Mummenday 1979, Six und Ecces 1994 u.a.m.), eingehen zu können, läßt sich für unseren Orientierungsversuch doch festhalten, daß Einstellungen in diesem Sinne nicht als genetisch oder strukturell fixierte Persönlichkeitszüge verstanden werden, sondern als prinzipiell variable, eher erziehungs- und interessenbedingte Determinanten des Verhaltens.

Es wäre nun sehr reizvoll, auf der Suche nach den einzelnen Merkmalen der Wissenschaftlichkeit die verschiedenen Stufen des Methodenkreises zu durchschreiten. Ich muß mir dieses Unternehmen – die Zusammenstellung von Beobachtungen aus der Praxis, die Selbst- und Fremdschilderungen aus der Literatur an dieser Stelle versagen (eine ausführliche Schilderung habe ich 1998 in der Lindauer Vorlesungsreihe „Aspekte der Wirklichkeit" gegeben) und werde mich auf den Teil beschränken, der der empirisch-analytischen Methodik zugänglich ist.

Der erste Schritt in diesem Abschnitt wäre die Zusammenfassung der bisher gesammelten Meinungen zur *Formalisierung* im Sinne einer abstrahierenden, möglichst breit und umfassend angelegten Definition von „Wissenschaftlichkeit", also den Merkmalen, die wir zur

Kennzeichnung einer *wissenschaftliche Einstellung* für bedeutsam halten. Wir können dazu auf einen früheren Versuch (Hahn 1988) zurückgreifen:

Als **wissenschaftlich** läßt sich – den Definitionen z.B. von Jaspers (1948) und Popper (1975) folgend – eine nur dem Menschen mögliche Denk- und Handlungsweise bezeichnen, die in der prinzipiellen Bereitschaft zur Offenheit und Fähigkeit zur Kritik, zur permanenten gefühlsmäßigen und rationalen Überprüfung, Korrektur und Veränderung des Erkannten besteht und die auch die Festlegung auf das „Erkannte und Bewiesene" nur im Sinne einer bestimmten Form von Vorläufigkeit akzeptiert.

Aus dieser Definition folgt die Möglichkeit zu qualitativen und quantitativen Abstufungen. Die qualitative Abstufung könnte in der Formulierung zusätzlich ergänzender Definitionen bestehen, z.B.

Unwissenschaftlich ist eine Denk- und Handlungsweise (Einstellung) des Menschen, die – im wesentlichen durch die Zufälle der Lebensumstände bestimmt – reaktiv auf die vorgegebene Umgebung, ohne Zielrichtung auf eine allgemeinere, gesetzmäßige oder systematische Erkenntnis der Wirklichkeit, eher einem unbewußten, triebhaften oder durch die vorgegebenen Konventionen bestimmten Verhaltensmuster folgt als einer rationalen und kritischen Klärung.

und

Vorwissenschaftlich wäre eine Einstellung zu nennen, die zwar durch ähnliche reaktive oder punktuelle Interessenbildungen gekennzeichnet ist und eher triebhaften oder nur teilweise rational geklärten Verhaltensweisen folgt, die aber ihre eigene Denk- und Handlungsweise in Beziehung zu einer möglichen wissenschaftlichen Klärung sehen kann, und sich daher als im „Vorfeld" systematisch begründender oder erklärender Untersuchungen versteht (auch wenn diese Untersuchungen nicht unternommen werden oder nicht unternommen werden können).

Aus solchen Bestimmungen könnten Items auf Fragebogenebene – zur Selbst- oder Fremdbeurteilung – abgeleitet werden. Sie könnten in ein testpsychologisches Konstrukt eingebracht und mit anderen bewährten psychometrischen Verfahren kombiniert oder verglichen werden. Die „Messung" der Merkmalsgruppen wäre denkbar.

Eine andere quantitative Abstufung ließe sich durch die Aufstellung von Skalierungen mit Schätzwerten vornehmen, wieder andere durch Multiple-Choice-Verfahren.

Denkbar wäre aber auch die Benennung eines „Indikators" für das Maß an Wissenschaftlichkeit. Wenn nämlich die Formulierungen der ersten Definition zutreffend sind, müßte z.B. der Merkmalsträger hocherfreut sein, wenn eine seiner Hypothesen falsifiziert und durch eine bessere ersetzt werden kann. K. Lorenz hat das einmal sehr drastisch dadurch ausgedrückt, daß er meinte, es sei „für den Forscher ein guter Morgensport, täglich vor dem Frühstück eine Lieblingshypothese einzustampfen" – das erhalte jung. Ähnliche Äußerungen finden sich auch bei Ramon Y Cajal („Wenn eine Hypothese sich mit den Tatsachen nicht deckt, so muß man sie erbarmungslos verwerfen". Oder: „Vor allem muß man sich hüten, sich in den eigenen Gedanken zu verlieben", S.111.). Nun, sich von einem Liebling zu trennen, macht Kummer oder kränkt. Wen es nicht kränkt, sich von einem falschen Liebling zu trennen, der hätte also nach Lorenz und Ramon Y Cajal eine gute Chance, zur echten Wissenschaftlichkeit befähigt zu sein. So könnte man vielleicht die Kränkbarkeit, bzw. die Nichtkränkbarkeit (an der „Sache", versteht sich) psychometrisch zum Maße der Wissenschaftlichkeit erheben?

Es ist deutlich: der Katalog an „Meßmethoden" ist unerschöpflich. Er reicht von der Psychometrie über das Experiment in der simulierten Situation bis zur Analyse von videoaufgezeichneten Life-Situationen. Immer aber sind definierte Bezugsmerkmale erforderlich. Von ihrer Qualität hängt die Beziehung des „Gemessenen" zur Wirklichkeit, der Evidenz des Erlebten, ab.

Wenn wir darüber hinaus sogleich – im *dialektischen* Sprung – die gegenteilige Einstellung charakterisieren, so ergibt sich daraus eine Formulierung für die *Antiwissenschaftlichkeit:*

Als **antiwissenschaftlich** müßte eine Einstellung gekennzeichnet werden, die sowohl rational als affektiv mit den Grundlagen des wissenschaftlichen Vorgehens vertraut ist, diese aber – zusammen mit dem übergeordneten Prinzip der grundsätzlichen Kritikbereitschaft – ablehnt und erkannte Sachverhalte „bewußt" oder „unbewußt-parteilich" entweder nicht zur Kenntnis nimmt oder verändert darstellt. Zu dieser Einstellung müssen bestimmte Ausprägungen weltanschaulicher, ideologischer und religiöser Haltung gerechnet werden, die aufgrund außerwissenschaftlicher Motivationen in einer selektiven Wahrnehmung der Wirklichkeit den Wahrheitsanspruch mit Macht- und Geltungsfragen verbinden.

Und als *Synthese* – unter Einbeziehung der Diskussion, wieviele außerwissenschaftliche Einstellungen sich mit einer wissenschaftlichen Einstellung vermischen können – eine Definition für *Transwissenschaftlichkeit:*

Als **transwissenschaftlich** könnte eine Einstellung gekennzeichnet werden, die sowohl rational als auch affektiv mit den Grundlagen des wissenschaftlichen Vorgehens vertraut ist, diese aber – in ausdrücklicher Verantwortung dem Patienten gegenüber – überschreitet und wissenschaftlich nicht faßbare, noch nicht geprüfte oder zu anderen Einstellungsbereichen gehörende Verfahren anwendet.

Damit schließt sich der Kreis.

Auch im *Methodenkreis* wären wir wieder am Ausgangspunkt und damit im Felde des praktischen Handelns. Wir könnten diesen Durchlauf fortsetzen und ihn mit immer neuen Gesichtspunkten anreichern – er wäre nie zu Ende. Vielleicht würde sich eine Spiralform aus dem Erkenntnisprozeß ergeben, vielleicht ein anderer Qualitätssprung – das Ziel müßte immer auf Wirklichkeit und Wahrheit gerichtet sein.

Literatur

Adorno TW (1973) Zur Metakritik der Erkenntnistheorie. Frankfurt am Main: Suhrkamp
Bacon F (1620) Novum organum scientiarum. Brück AT (Hrsg) Neues Organ der Wissenschaften. Leipzig 1830, repr. Darmstadt 1974
Bauer A (1995) Theorie der Medizin. Heidelberg Leipzig: Barth
Bauer AW, Eich W, Haux R, Herzog W, Ruegg JC, Windeler J (1998) (Hrsg) Wissenschaftlichkeit in der Medizin.Teil II: Physiologie und Psychosomatik – Versuche einer Annäherung. Frankfurt: VAS
Bochenski IM (1951) Europäische Philosophie der Gegenwart. Bern: Francke
Bochenski IM (1975) Die zeitgenössischen Denkmethoden. München: Francke
Bock KD (1993) Wissenschaftliche und alternative Medizin. Berlin Heidelberg New York: Springer
Buber M (1954) Die Schriften über das dialogische Prinzip. Heidelberg: Lambert Schneider

Buchborn E (1982) Die Medizin und die Wissenschaften vom Menschen. In: Lasch HG, Schlegel B (Hrsg) Hundert Jahre Deutsche Gesellschaft für Innere Medizin, 957–971. München: Bergmann

Chalmers AF (1994) Wege der Wissenschaft. Bergemann H, Prümmer J (Hrsg). Berlin Heidelberg New York: Springer

Christian P (1989) Anthropologische Medizin. Berlin Heidelberg New York: Springer

Danzer G (1994) Epistemologische Konzepte und Modelle im Bereich psychosomatischer Medizin. Habil.Schr. Berlin

Deppert W, Kliemt H, Lohff B, Schaefer J (1992) Wissenschaftstheorien in der Medizin. Berlin New York: De Gruyter

Descartes R (1955) Die Prinzipien der Philosophie. Buchenau A (Hg). Hamburg: Meiner

Dilthey W (1894) Ideen über eine beschreibende und zergliedernde Psychologie. In: Ges. Schr. Bd. 5, 139–240 (1990). Göttingen: Vandenhoeck und Ruprecht

Eco U (1972) Einführung in die Semiotik. München: Fink

Engel GL (1977) The need for a new medical model: a challenge for biomedicine. Science 196: 129–136

Gethmann CF (1996) Wissenschaft und Wissenschaftlichkeit. Vortrag Heidelberg 6.7.

Gethmann CF (1996) Heilen: Können und Wissen. Zu den philosophischen Grundlagen der wissenschaftlichen Medizin. In: Beckmann JP (Hg) Fragen und Probleme einer medizinischen Ethik. Berlin New York: De Gruyter

Gross R, Löffler M (1997) Prinzipien der Medizin. Berlin Heidelberg New York: Springer

Habermas HJ (1973) Erkenntnis und Interesse. Frankfurt am Main: Suhrkamp

Hahn P (1988) Ärztliche Propädeutik. Gespräch, Anamnese, Interview. Einführung in die anthropologische Medizin – wissenschaftstheoretische und praktische Grundlagen. Berlin Heidelberg New York: Springer

Hahn P (1998) Aspekte der Wirklichkeit: Wissenschaftlichkeit. Vortrag 48. Lindauer Psychotherapiewochen 14.4.98

Hartmann F (1984) Patient, Arzt und Medizin. Göttingen: Vandenhoeck und Ruprecht

Helmholtz H (1884) Das Denken in der Medicin (1877) In: Helmholtz H. Vorträge und Reden, 2. Braunschweig: Vieweg und Sohn

Husserl E (1928) Logische Untersuchungen I–III. Halle

Israel J (1979) Der Begriff Dialektik. Erkenntnistheorie, Sprache und dialektische Gesellschaftswissenschaft. Hamburg: Rowohlt

Jaspers K (1973) Allgemeine Psychopathologie (1913). 9. Aufl. Berlin Heidelberg New York: Springer

Kliemt H (1986) Grundzüge der Wissenschaftstheorie. Eine Einführung für Mediziner und Pharmazeuten. Stuttgart New York: Fischer

Köbberling J (1993) (Hrsg) Die Wissenschaft in der Medizin. Stuttgart: Schattauer

Köbberling J (1997) (Hrsg) Zeitfragen der Medizin. Berlin Heidelberg: Springer

Krehl L (1930) Entstehung, Erkennung und Behandlung innerer Krankheiten. 13. Aufl. Leipzig: Barth

Lay R (1971/1973). Grundzüge einer komplexen Wissenschaftstheorie, Bd 1 und 2. Frankfurt: Knecht

Lorenz K (1963) Das sogenannte Böse. Zur Naturgeschichte der Aggression. Wien: Borotha-Schoeler
Marcel G (1954) Sein und Haben. Paderborn
Martini P (1949) Eröffnungsansprache zum 54.Internistenkongreß, Wiesbaden 1948. In: Kauffmann F (Hg) Verh. Dtsch. Ges. Inn. Med.. München: Bergmann
Munson R (1981) Why medicine cannot be a science. J. Med. Phil.6, 183
Popper KR (1976) Logik der Forschung. 6. Aufl. Tübingen: Mohr
Ramon Y Cajal S (1898) Regeln und Ratschläge zur wissenschaftlichen Forschung. 2. Aufl. 1938, München: Reinhardt
Ritschl D (1990) In: Huber W, Petzold E, Sundermeier T (Hg) Implizite Axiome. München: Kaiser
Roth E, Gachowetz H (1977) Die Bedeutung der Einstellungsforschung für die Persönlichkeitspsychologie. In: Strube G (Hrsg) Biret und die Folgen. Psycholog. 20.Jahrh. Bd.V. Zürich: Kindler
Rothschuh KE (Hrsg) (1975) Was ist Krankheit? Darmstadt: Wissenschaftliche Buchgesellschaft
Sackett Dl, Rosenberg WM (1995) The need for evidence based medicine. J.Publ.Health Med. 17, 330
Schaefer H (1994) Zur Wissenschaftlichkeit in der Medizin. In: Wessels KF et al (Hrsg) Herkunft, Krise und Wandlung der modernen Medizin. Bielefeld: Kleine
Schmitz H (1980) Neue Phänomenologie. Bonn
Schulz W (1972) Philosophie in der veränderten Welt. Pfullingen: Neske
Seiffert H (1975) Einführung in die Wissenschaftstheorie 1 und 2. München: Beck
Siebeck R (1935) Die Beurteilung und Behandlung Herzkranker. München: Lehmanns
Six B, Eckes B (1994) Fakten und Fiktionen in der Einstellungs-Verhaltensforschung: eine Meta-Analyse. Zschr. f. Sozialpsychol. (in press.)
Uexküll TV, Wesiack W (1988) Theorie der Humanmedizin. München Wien Baltimore: Urban & Schwarzenberg
Vogt R (1979) Wissenschaftstheoretische Leitlinien in ihrer Bedeutung für die Psychosomatische Medizin. In: Hahn P (Hg) Enzyklopädie des XX. Jahrhunderts, Bd. IX. München: Kindler
Watzlawick P, Beavin JH, Jackson DD (1972) Menschliche Kommunikation. Bern: Huber
Weizsäcker Cf (1993) Der Mensch in seiner Geschichte. München: dtv Hanser
Weizsäcker Vv (seit 1986) Gesammelte Schriften, 10 Bd. Frankfurt am Main: Suhrkamp
Wessel KF, Foerster W, Jacobi RME (Hrsg) (1994) Herkunft, Krise und Wandlung der modernen Medizin. Bielefeld: Kleine
Wieland W (1975) Diagnose. Berlin New York: De Gruyter
Wieland W (1986) Strukturwandel der Medizin und ärztliche Ethik. Heidelberg: Winter
Wiener N (1963) Kybernetik. Düsseldorf: Econ
Windeler J (1992) Argumentationsstrukturen bei der Verteidigung nicht wissenschaftlich begründeter Verfahren in der Medizin.In: Köbberling J (Hrsg) Die Wissenschaft in der Medizin. Stuttgart: Schattauer

Theorien und Methoden der Humanmedizin

Walter Pieringer

In diesem Übersichtsartikel untersucht **Walter Pieringer,** Professor für Medizinische Psychologie und Psychotherapie in Graz, die politische Bedeutung von Theorien und Methoden in der Medizin. Wie stark gerade in der Medizin der „Zeitgeist" den Wissenschaftsbegriff bestimmt, wird an Beispielen der Geschichte reflektiert.

Das Dilemma des europäischen Denkens, das zur Aufspaltung naturwissenschaftlicher und humanwissenschaftlicher Ansichten in der Medizin führt, ist Ausgangspunkt. Daran anknüpfend werden die historischen Leib-Seele-Theorien in ihrer Bedeutung für basale Konzepte der Medizin skizziert.

Im Hauptteil werden die wissenschaftstheoretischen Anforderungen einer „universitären Medizin" diskutiert, welche den Menschen gleichermaßen als Subjekt und Objekt zu beachten vermag. Diese Ausführungen entsprechen den Grundthesen von P. Hahn und führen sie weiter. Vier basale Krankheits/Gesundheitstheorien leiten sich von den primären Erkenntnismethoden als eigenständige, einander ergänzende Konzepte der Medizin ab.

Nachdem längere Zeit in der Medizin vor allem quantitative, empirisch-analytische Parameter als Maß für den Erfolg zählten, finden nun wieder deutlicher Sinn- und Wertaspekte des Lebens Berücksichtigung. Es wurde erkannt, daß die rein empirisch-analytische Orientierung an Normen zur Entwertung des Menschen als Subjekt in der Medizin beitrug und unbewußt die Angst vor Andersartigkeit, Individualität, Krankheit und Tod erhöhte. Die nun auch politische Forderung (UniStG), in der Medizin dezidiert wieder qualitative, humanwissenschaftliche Methoden stärker zu beachten, führte zur Belebung der wissenschaftlichen Diskussion über Theorien und Methoden der Humanmedizin.

Zur Bedeutung des Wissenschaftsbegriffes in der Medizin

Was sind die gegenwärtig leitenden Theorien und Methoden der Medizin? Was sind die Grundpositionen ihres Wissenschaftsbegriffes? Was ist ihr Menschenbild? Welche Bedeutung kommt überhaupt dem „Wissenschaftsbegriff" eines Faches zu?

Diese Fragen liegen den meisten Auseinandersetzungen mit Themen der Medizin, der Krankheit wie der Gesundheit, die gegenwärtig in den Medien wie in privaten Gesellschaften geführt werden, zugrunde. Viele Heils-Verkünder umwerben zur Zeit den kranken Menschen. Ihre medizinischen Methoden widersprechen einander allerdings oft.

Drei Bedeutungsinhalte des Wissenschaftsbegriffes in der Medizin sind von besonderer gesellschaftlicher Relevanz:

Erstens steuert der Wissenschaftsbegriff außerhalb der Fachkreise die gesellschaftliche Anerkennung des Faches und beeinflußt damit wesentlich dessen politische Beachtung. Die staatlichen Ausgaben der Gesundheitspolitik bescheinigen dem Fach Medizin zur Zeit höchste Wertschätzung, führen aber auch zu breiter Kritik.

Zweitens definiert der Wissenschaftsbegriff innerhalb der Fachkreise die Qualität einer Theorie und liefert Kriterien für die Übereinstimmung von Theorie und Praxis. Durch den Wissenschaftsbegriff wird bestimmt, ob medizinische Konzepte und Methoden glaubwürdig sind. Auch der wissenschaftlichen und politischen Anerkennung neuer Theorien und Modelle liegt der geltende Wissenschaftsbegriff zugrunde.

Drittens steuert der Wissenschaftsbegriff eines Faches dessen kulturpolitische Zielrichtung. Das jeweilige dominante Gesundheits- und Krankheitsverständnis des Faches gibt die Leitlinien für alle leidenschaftlichen menschlichen Anliegen vor: Für die Sinn- und Wertorientierung im Leben, für die Bedeutung von Arbeit, Sport und Spiel in der menschlichen Gemeinschaft wie in der Gesundheitspolitik.

Die Wissenschaftstheorie der gegenwärtigen Medizin bietet kein klares und einheitliches Bild. Wissenschaftliche Leitlinien werden häufig nicht reflektiert, oder man begnügt sich mit der Entgegensetzung zu einer anderen Position. Auf der einen Seite finden wir ein unzufriedenstellendes Beharren auf einem Naturwissenschaftsbegriff des 19. Jahrhunderts, auf der anderen Seite begegnet das auf intuitiven Modellen und wissenschaftlichen Einzeltheorien begründete Konstrukt einer alternativen oder „neuen" Medizin.

Im neuen Studiengesetz Medizin werden als wissenschaftliche Grundlagen der Humanmedizin die Naturwissenschaften und die Humanwissenschaften genannt. Was aber heute darunter zu verstehen ist, welche Erkenntnismethoden damit gemeint sind und wie die methodische Abstimmung beider Wissenschaftsbereiche auf einander zu erfolgen habe, wird nicht näher angeführt und bedarf daher einer Beschreibung.

Gegenwärtig einflußreiche wissenschaftliche Theorien und Methoden sollen in „Philosophie und Medizin" diskutiert werden:

Um die wissenschaftstheoretischen Leitlinien und Erkenntnismethoden der gegenwärtigen Medizin herauszuarbeiten, ist es nötig, zunächst ihre historischen Voraussetzungen zu sichten und deren Relevanz bzw. Folgen für das Fach Medizin zu prüfen.

Die historische Wende von der Erkenntnistheorie zur Wissenschaftstheorie hatte für die Medizin als Wissenschaft größte Auswirkung.

Der historische Erkenntnisstreit: Vernunft oder Erfahrung

Das europäische Dilemma: Apriorismus versus Empirismus

Die Erkenntnistheorie untersucht die menschliche Erkenntnis hinsichtlich ihrer Bedingungen, Möglichkeiten und Grenzen und bildet den Kern jeder bewußten oder unbewußten ideologischen Grundhaltung.

Die Medizin stützte sich nicht nur immer schon auf natur- und humanwissenschaftliche Methoden, sondern entwickelte auch selbst diese Methoden. Wesentliche naturwissenschaftliche Methoden wurden von Ärzten entwickelt – in der Folge mit Nobelpreisen ausgezeichnet –, aber auch ebenso wesentliche humanwissenschaftliche Methoden stammen von Medizinern. Der Bogen spannt sich von der grundlegenden Beschreibung der dialektischen Methode für die Medizin durch den großen griechischen Arzt Empedokles (483–423 v.Chr.) bis zur Neuformulierung der Bedeutung der phänomenologischen Erkenntnismethode für die Medizin durch den Arzt K. Jaspers (1883–1969).

Der Wissenschaftsbegriff der Medizin aber wurde bislang von der leitenden Erkenntnistheorie bestimmt und war damit immer ein Kind der jeweils dominanten Geisteshaltung.

Die Frage nach dem Ort der Erkenntnis: liegt sie vor oder hinter der menschlichen Erfahrung?, wurde im Lauf der Jahrhunderte von sehr verschiedenen Denkern beantwortet, die die menschliche Erkenntnis und Existenz auch sehr verschieden begründeten. Zugrunde lag der Diskussion als Erbe der antiken griechischen Philosophie das Leib-Seele-Problem. Im erkenntnistheoretischen Streit schälten sich seit der Antike zwei epistemologische Traditionen heraus: Empirismus und Apriorismus, bzw. auf einer anderen theoretischen Ebene, quer dazu, zwischen Realismus und Idealismus.

Die Medizin des Abendlandes war ebenso wie seine Philosophie von Anfang an vom Streit um die Vorherrschaft wissenschaftlicher Erkenntniswege geprägt. Ist wissenschaftliche und damit glaubwürdige Erkenntnis primär ein Werk der Vernunft oder ein Produkt der Erfahrung?

Der Apriorismus:

Der Apriorismus, dessen bedeutendster Vertreter bis heute I. Kant geblieben ist, findet sich bereits in der Ideenlehre Platons. Er geht davon aus, daß menschliche Erkenntnis seine Grundlage in Prinzipien der Vernunft habe, die der Sinneserfahrung vorauseilen (a priori). Die Ideen, sich in der Vernunft äußernd, zeigen zeitlose Prinzipien der Wirklichkeit auf. Der Mensch habe, nach I. Kant, eine Idee vom Weltganzen, welche seine wissenschaftliche Erkenntnis a priori leite. Der Baumeister habe zuerst eine Idee vom Haus und der Arzt zunächst eine Idee vom Heil. Die „Ideen" seien „Gedanken Gottes" (Augustinus) oder zeitlose Impulse der Natur. Wahre Erkenntnis könne primär nicht durch Sinneserfahrung, sondern nur durch Einsicht der Vernunft gewonnen werden. Die Aprioristen wurden ob dieser absoluten Ausrichtung auf die Idee als „Dogmatici" bezeichnet; eine Zeitlang wurden sie auch Rationalisten genannt. Das klischeehafte Bild vom Gelehrten mit Doktorhut und -mantel meint den typischen Aprioristen. Die Humanwissenschaften stehen mit gewissen Ausnahmen in der Nachfolge dieser Tradition. Auch in der Medizin gab es immer wieder Konzepte, die klar von dieser Tradition geprägt waren.

Der Empirismus:

Demgegenüber hält der Empirismus Erkenntnis zunächst und vor allem für ein Produkt der Erfahrung. Wahres Wissen werde durch die Sinneswahrnehmung, durch die Erfahrung mittels der Sinne gewonnen. Die „Empirici" glaubten nur, was die Erfahrung, die „Feldforschung" und später das Experiment ihnen über die Sinne, anschaulich machte. Wissenschaftlich seriös sei nur, was durch Erfahrung erkannt und durch Wiederholung dieser Erfahrung im Experiment gesichert sei. Was man sachlich sehen, mit der Hand begreifen, messen und zerlegen könne, verdiene das Recht als „wirklich" und damit als allgemein wirkend bezeichnet zu werden. Theorien der Medizin, nach diesem Vorbild, kennen wir ebenfalls seit der Antike.

Aber Platon fragte schon vor zweitausend Jahren in seinem Höhlengleichnis, ob diese Theorie nicht nur ein Schattenbild der Wirklichkeit sei?

Dieser klassische Streit zwischen aprioristischer und empiristischer Wirklichkeitserkenntnis zog sich durch die Jahrhunderte und ist heute noch hochaktuell.

Medizinhistorischer Exkurs: Zum Wandel der Philosophie der Medizin

Die Geschichte der Medizin ist deutlich von der Vorherrschaft der einen oder der anderen philosophischen Grundhaltung geprägt; es fällt ein Wandel in ihrer Theorie und Praxis deutlich auf, der sich in den „Schulen" oder Axiomen der Medizin zeigt. Die wissenschaftstheoretische Fundierung wurde meist erst im nachhinein kritisch erkannt und festgeschrieben.

Heute erleben wir neuerlich eine Polarisierung in Aprioristen und Empiristen in der Medizin; allerdings läßt sich zur Zeit die Zuordnung, wer von beiden sich heftiger als „Dogmatici" gebärdet, nicht so klar treffen.

Erst der historische Rückblick offenbart das Problem ideologischer und damit dogmatischer Konzepte in der Medizin. Lehrmeinungen ändern sich in der Medizin oft ganz radikal.

Besonders anschaulich für diesen Meinungswandel ist das 18. Jahrhundert. Innerhalb von 80 Jahren wandelte sich in Mitteleuropa der Wissenschaftsbegriff der Medizin dreimal ganz wesentlich (Rothschuh 1977) – was im Rückblick groteske Züge trägt.

Zuerst legte Friedrich Hoffmann (1660–1742) mit seinem Werk „Fundamenta medicinae ex principiis naturae mere mechanicis" ein deutlich medizin-mechanisches Krankheitsmodell vor. Nach seinem Konzept bestimmen Materia und Motus das Leben und den Körper. Die Größe der Partikel der Materie sei verantwortlich für die Beweglichkeit des Lebens. Die Hauptursache der Erkrankung wird in der gestörten Größe und in der damit verbundenen Beweglichkeitsstörung und Flußstauung gesehen. Die leitende Idee für die Therapie bei Hoffmann war so auch eine physikalisch-mechanistische.

Leidenschaftlich gegen den damals sehr berühmten F. Hoffmann wandte sich der um 10 Jahre ältere G.E. Stahl.

Georg Ernst Stahl (1650–1734) übte mit seiner „Theoria Medica Vera" (1708) heftige Kritik an dieser mechanistisch-physikalischen Vorstellung des Lebens und gewann mit seinem biologisch-psychodynamischen Werk ebenfalls große Bedeutung. Nach seiner „Theoria medica vera" baute die Seele den Körper, und Krankheit entsteht dort, wo die Dynamik der Seele, die Ökonomie der Seele nicht richtig gepflegt werde. Statt „Seele" verwendet Stahl auch die Begriffe „anima", „natura" oder „vis vitalis". Konsequenterweise sind seine therapeutischen Überlegungen auch ganz anderer Natur. Symptome sind nicht Zeichen der Störung, sondern Versuche des Körpers, die Verirrung zu korrigieren. Es gelte, die Zeichen, die Symptome zu erkennen, um sie als Wegweiser zu einer ausgewogenen Dynamik der Seele und damit des Leibes zu verstehen.

Gegen diese psychodynamische Betrachtung wiederum wandte sich sein Schüler Michael Alberti. Michael Alberti (1682–1757) legte engagiert, ja fast fanatisch, wieder ein iatrotheologisches Konzept der Medizin vor. Alberti, zunächst Theologe und erst später Arzt, übt Kritik am Konzept von Hoffmann, wie an dem seines Lehrers Stahl: „Wenn auch Gott alles nach Maß, Zahl und Gewicht geordnet hat, so könne der Mensch doch nicht exakt messen, noch genau zählen, noch richtig wiegen. Verderblich ist die Selbstherrlichkeit der Ärzte in der natürlichen Erklärung der Krankheit" Krankheiten zu erklären sei in letzter Instanz den Menschen nicht möglich; in jeder Erkrankung zeige sich Göttliches, auch seien die Kräfte des Bösen möglich. Jedenfalls könne der Arzt nur als Diener Gottes hilfreich wirken: „Alle Kraft der Arznei sei Gott zuzuschreiben".

Während die Zuordnung von F. Hoffmann als Empiriker und von M. Alberti als Apriorist uns sicher erscheinen, ist die von G.E. Stahl nicht klar, am ehesten würden wir eine Zusammenschau beider Traditionen annehmen.

Aus Traditionen werden Wissenschaften

Erst Ende des 19. Jahrhunderts wurden die methodischen Ansätze der Aprioristen, mit wenigen Ausnahmen, in den Humanwissenschaften zusammengefaßt, und die der Empiristen, ebenfalls mit wenigen Ausnahmen, in der Naturwissenschaft. Eine wissenschaftstheoretische Spaltung begann an den Universitäten, an den hohen, der Idee der „universitas" verpflichteten Schulen.

Dem entsprechend vollzog sich der letzte große Wandel in der Medizin auch um diese Zeit (Rothschuh). Aus der naturphilosophischen Heilkunde wurde zunehmend eine naturwissenschaftliche Medizin. Die Philosophie der Medizin und ihre Psychologie wurden erstmals als Sonderfächer, zum Teil sogar außerhalb der Medizin, weiterentwickelt.

Gegenwärtig ist eine wissenschaftliche Neubestimmung wieder deutlich sichtbar.

Im neuen Universitätsstudiengesetz werden als wissenschaftliche Leitlinien der Medizin die naturwissenschaftlichen und die humanwissenschaftlichen Grundlagen angeführt; die Studienreform soll diesen Forderungen gerecht werden.

Dazu kommt, daß in der modernen Wissenschaftstheorie die Natur- von den Humanwissenschaften nicht mehr methodologisch, sondern gegenstandsbezogen geschieden werden.

Dies wird im folgenden an den Definitionen von Hügli und Seiffert nachvollzogen.

Naturwissenschaften sind jene Wissenschaften, die sich mit der Welt beschäftigen, soweit sie unabhängig vom menschlichen Handeln entstanden ist. Dieser Bereich der Welt ist mit der anorganischen und der organischen Schicht des Seins identisch. Sie erforscht die Natur und ihre Bewegungsgesetze. Der leidende bzw. kranke Mensch ist soweit Gegenstand der Naturwissenschaft, als wir ihn als reines Objekt sehen wollen. Moderne Naturwissenschafter haben aber inzwischen erkannt, daß die Welt wie auch der Mensch nie wirklich vom Untersucher unabhängig erforscht werden können. Jede Forschungsmethode trägt in sich auch einen Faktor der Interaktion, der den Untersuchungsgegenstand ausrichtet und verzerrt.

Human- oder Geisteswissenschaften sind jene Wissenschaften, die sich mit dem menschlichen Geist und seinen Hervorbringungen befassen. Diese sind in erster Linie die Humanwissenschaften wie Philologie, Geschichte, Linguistik und Psychologie. Traditionell werden auch die Rechtswissenschaften, die Gesellschaftswissenschaften und die Theologie zu ihnen gezählt (Hügli). Der leidende Mensch ist soweit Gegenstand der Humanwissenschaften, als er als denkendes, fühlendes, zur Verantwortung aufgerufenes Subjekt betrachtet wird.

In der Medizin vereinten sich immer wieder Apriorismus und Empirismus, bzw. Humanwissenschaft und Naturwissenschaft, wobei jedoch in jedem Fall eine ideologische Ausrichtung auftrat, die, dem Zeitgeist entsprach.

Die unterschiedlichen Leib-Seele-Theorien, die im Lauf der Jahrhunderte an Einfluß gewannen, geben Zeugnis davon. Jedem Leib-Seele-Konzept lag ein bestimmtes Menschenbild, heute würden wir sagen, eine der primären Erkenntnismethoden und damit eine typische Einstellung zum Sinn des Lebens zugrunde.

Einstellungen zu Leben und Tod in den historischen Leib-Seele-Theorien

Ein skizzenhafter Überblick der wesentlichen Leib-Seele-Theorien in Anlehnung an M. Bunge und A. Hügli läßt eine perspektivische Dreiteilung erkennen.

Der jeweiligen Perspektive kommt eine spezifische erkenntnistheoretische bzw ideologische Einstellung zur Krankheitsdefinition, zur Idee der Therapie und zur Bedeutung des Todes zu.

Jede erkenntnistheoretische Perspektive erhellt jeweils eine Seite der Wirklichkeit:

1. Monopolare Leib-Seele-Theorien:
   Krankheit als Störung, der Tod als totale Störung

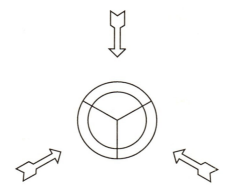

Eine Seite der Wirklichkeit (von mindestens 3 angenommenen, die in der Graphik den Pfeilen entsprechen) fokussieren die monopolaren Theorien. Monopolare Ansätze betrachten die objektive, äußere menschliche Welt in sachlicher, kausal-linearer Weise, was bewußt, oft auch unbewußt, dazu führt, daß subjektive Bereiche des Menschen vernachlässigt werden. Als typische Beispiele einer empiristischen Weltsicht können folgende Theorien angeführt werden:

- Physikalischer Materialismus: Die Seele ist Funktion der Materie (Demokritos, Epikur, Th. Hobbes).
- Eliminativer Materialismus, Behaviorismus: Die Seele existiert nicht als primäres Wirkprinzip (Watson, Skinner).
- Emergentistischer Materialismus: Die Atome besitzen eine potentielle Kraft, welche Bewußtsein erzeugen kann, bzw. die Seele wird als Funktion der Hirnaktivität gesehen (D. Diderot, C. Darwin, D. Bindra).

Diesen materialistischen Leib-Seele-Konzepten sind folgende Annahmen gemeinsam:

Die Krankheit wird vor allem als Störung gesehen, die es zu beheben und zu korrigieren gelte. Der Tod selbst ist die totale Störung, der „Todfeind" des Menschen und der Medizin.

Ein ebenfalls monopolarer Ansatz, mit umgekehrter Aussage, ist zu erkennen in:

- Idealismus, Panpsychismus: Der Leib ist Funktion der Seele oder des Geistes (Fichte, F. Schiller, Novalis). Krankheit und Tod werden hier romantisch verklärt.

2. Dualistische Leib-Seele-Theorien:
Krankheit als Krise, der Tod als Gegenspieler

Dualistische Theorien betrachten die Realität aus 2 möglichen Perspektiven (in der Graphik 2 Pfeilen entsprechend): Seit der griechischen Antike bestehen die dualistischen Ansätze, die Einsichten durch die gleichzeitige Betrachtung aus zwei konträren Positionen gewinnen. Der dynamischen Ausgangslage folgend werden polare und konflikthafte Ansichten der menschlichen Wirklichkeit erschlossen.

Die klassischen Beispiele dafür sind:

- Psychophysischer Parallelismus: Leib und Seele werden als gleichzeitig wirkende, aber einander nicht verändernde Einheiten des Lebens gesehen (G.W. Leibniz, H. Jackson).
- Psychophysischer Interaktionismus: Leib und Seele stehen miteinander in Wechselwirkung und beeinflussen sich ständig gegenseitig (R. Descartes, H. Penfield, z.T. auch K. Popper).

Diese dualistischen bzw. biologischen Leib-Seele-Konzepte haben folgende Annahmen gemeinsam:

Die Krankheit ist vor allem Ausdruck einer biologischen Krise, die es durch unterstützende, kräftigende und balancefördernde Maßnahmen zu bewältigen gilt. Leben und Tod sind polare Wirklichkeiten, die einander bedingen. Ehrfurcht gegenüber dem Leben wie auch gegenüber dem Tod ist die entsprechende Grundhaltung.

3. Nondualistische Leib-Seele-Theorien:
Krankheit als pathische Kreation, der Tod als Partner

Die non-dualistischen, mehrperspektivischen, „ganzheitlichen" Ansichten erschließen komplexe, gut anschauliche, damit jedoch weniger konkrete Zusammenhänge der menschlichen Wirklichkeit. Sie sind Erscheinungsformen des Apriorismus.

Typische Beispiele sind:

- Neutraler Monismus: Leib und Seele sind Aspekte einer einzigen Entität (B. Spinoza, B. Russel).
- Animismus: Die Seele ist Prinzip allen Lebens (Ideen dieser archaischen Ansichten finden sich bei Platon, Augustinus, S. Freud, A. Adler).
- Genetische Phänomenologie: Das Sichtbarwerden von Lebensprozessen ist Funktion der Entwicklung und des Werdens. Leib und Seele sind genetische Erscheinungen des Lebens (Aristote-

les, A. Adler, Teilhard de Chardin, M. Heidegger, V. Weizsäcker, D. Wyss).

Diesen nondualistischen Leib-Seele-Konzepten schließlich entspricht primär die anthropologische These „Krankheit ist pathische Kreation bislang ungelebten Lebens".

Hier sind weder der Tod noch das Leben an sich das Wesentliche. Der Sinn des Seins liegt in der personalen Verantwortung der Existenz des Menschen. Die Besinnung auf den Tod wird zur Hilfe für irdische Entscheidungen.

Die erkenntnistheoretische Differenzierung von Leib-Seele-Konzepten zeigt zugleich das Ungenügen der Erkenntnistheorie. Jede Perspektive steht für eine gültige Sicht der Wirklichkeit. Wie sie aufeinander aber wissenschaftlich abzustimmen sind, und welcher Leib-Seele-Theorie vorrangige Wertigkeit zukommen muß, bleibt unbeantwortbar.

Diese Denktraditionen gaben unterschiedlichen medizinischen Schulen ihr geistiges und soziales Profil. (S. Beitrag: A. Bauer: Axiome der Medizin)

Zumindest seit den 60er Jahren sind diese erkenntnistheoretischen Positionen in der Wissenschaftstheorie überwunden. Sie werden nun so aufgefaßt, daß sie einander ergänzen und in bezug auf ihren Erkenntnisgegenstand bestimmt werden. Empirismus und Apriorismus, Realismus und Idealismus sind als philosophische, d.h. „die Wahrheit suchende" Traditionen erkannt, die aber jeweils nur spezifische Ansichten der Wirklichkeit zu erschließen vermögen. Die Vermutung, daß diese Traditionen jeweils bestimmten menschlichen Grundhaltungen und Denkstilen entsprechen, wird zur Zeit in medizinpsychologischen Studien untersucht.

Die monopolaren Leib-Seele-Theorien werden als empirisch-analytische Ansichten, die dualistischen Konzepte als dialektische, und die non-dualistischen Modelle als phänomenologische Erkenntnisse gesehen.

Ein moderner Wissenschaftsbegriff der Medizin kann nicht mehr nur in einer Tradition verankert sein; er muß alle Methoden und Theorien beachten und Wege suchen, die darüber hinaus führen. Die kritische Sichtung der spezifischen Beziehung von Erkenntnismethode und Erkenntnisgegenstand – welche Erkenntnismethode erhellt welche Dimension der Wirklichkeit –, als auch die notwendige Abstimmung von Erkenntnismethoden und Theorien zueinander, gilt es noch in den einzelnen Fakultäten und innerhalb der Medizin zu erforschen. Dies ist Anliegen der Wissenschaftstheorie.

Wissenschaftstheorie und Humanmedizin

Die moderne Wissenschaftstheorie beschäftigt sich mit Untersuchungen über Voraussetzungen, Methoden, Strukturen, Ziele und Auswirkungen von Wissenschaft. Ihre Aufgabe ist es auch, den Sinn der wissenschaftlichen Aussagen und ihre Methoden zu begründen und zu erklären.

Innerhalb der Wissenschaftstheorien-Diskussion werden Einzeltheorien und Erkenntnistraditionen unterschieden.

Wesentlich ist nun aber die Beobachtung, daß einzelne Theorien, bzw. einzelne Erkenntnismethoden jeweils nur einen bestimmten Erkenntnisgegenstand, bzw. eine Ansicht der Wirklichkeit zu erschließen vermögen. Die einzelnen Methoden erhellen – einem Fokus gleich – jeweils eine Dimension der Welt. Um Wissenschaftlichkeit zu gewährleisten, bedarf es einer kritischen gegenseitigen Bezugnahme (siehe Beitrag P. Hahn).

Welche Traditionen werden in der Wissenschaftstheorie diskutiert?

Es kann zwischen modernen, traditionslosen Einzeltheorien und alten, sehr traditionellen Erkenntnismethoden unterschieden werden.

Während die wissenschaftlichen Einzeltheorien wie Gestalttheorie, Systemtheorie, Zeichenlehre, Konstruktivismus, Chaostheorie, Strukturalismus und Evolutionäre Erkenntnistheorie vor allem ganzheitliche Modellvorstellungen generieren können, gelten die primären Erkenntnismethoden als wissenschaftstheoretische Leitlinien, um konkrete Erkenntnisse als Teilansichten der Wirklichkeit zu erschließen. Diese sind die phänomenologische, die dialektische, die empirisch-analytische und die hermeneutische Erkenntnismethode (H. Seiffert, 1971, R. Lay 1973, P. Hahn 1988). Diese Methoden haben zwar eine lange philosophische Tradition, ihr Stellenwert in der Medizin als einander ergänzende Teilansichten ist aber von hoch aktueller Bedeutung; ja, wurde bislang so nicht gesehen (D. Wyss, P. Hahn).

Auf die Frage, welche Theorien und Erkenntnismethoden für eine zeitgemäße Medizin unumgänglich seien, hat zunächst als humanistische Grundsatzposition zu gelten: Wer den ganzen Menschen erfassen will, muß sich aller dafür relevanten Wege bedienen! Verantwortliches ärztliches Handeln ist demnach nur dort gesichert, wo die leitenden Theorien und Methoden, wo Empirismus und Apriorismus, bzw. wo die Natur- und Humanwissenschaften verbunden sind. Im folgenden sind in einem Überblick Theorien und Methoden den jeweiligen medizinischen Fragestellungen wie jenen nach ganzen Lebensbereichen zugeordnet, für die sie besonders geeignet sind.

A. Eine Skizze der wesentlichen Einzeltheorien

Gemeinsam ist den modernen Einzeltheorien, daß sie komplexe, vernetzte und interaktionelle Ansichten der Welt zu erschließen versuchen und die allgemeine Bedeutung des Beobachters für das zu Erkennende jeweils typisch auslegen.

Folgende Einzeltheorien haben in der Medizin größere Bedeutung erlangt und neue wissenschaftliche Diskussionen angeregt.

Die Gestalttheorie:

Die Gestalttheorie wurde um die Jahrhundertwende beschrieben, und war von großem Einfluß für medizinische Theorienbildung. Sie machte die Einheit des Ganzen und seiner Teile in lebendiger Form verständlich. In der Medizinischen Anthropologie, bei V. Weizsäcker und D. Wyss, nimmt sie eine zentrale Stellung ein.

Nach C. v. Ehrenfels (1859–1932) sind die menschlichen Perzeptionen durch sogenannte Gestaltqualitäten geprägt, das heißt, Eigenschaften, die strukturell der wahrgenommenen Ganzheit zugehören, wie die einzelnen Töne einer Melodie. Diese Gestaltqualitäten können bei einer Veränderung der Teile erhalten bleiben, wie es beispielsweise der Fall ist, wenn eine Melodie in verschiedenen Tonarten gespielt wird. Gestaltqualitäten kann nur die Ganzheit haben, nie der einzelne Teil für sich, so z.B. ein einzelner Ton (Hügli).

Bezogen auf die Medizin bedeutet dies, daß wohl die Krankheit nicht als Gestalt angesehen werden kann, der kranke Mensch mit seinen Krankheitssymptomen jedoch sehr wohl. Die Gestalttheorie eröffnet einen Zugang zu einem Krankheitsverständnis, das natur- und humanwissenschaftliche Ansätze vereint (siehe Beitrag: Grundzüge einer Theoretischen Pathologie).

Die Systemtheorie:
Die heute aktuelle Fassung der Systemtheorie geht im wesentlichen auf die Ideen der Allgemeinen Systhemtheorie nach L. v. Bertalanffy (1901–1972), auf das Konzept der Kybernetik nach N. Wiener (1894–1964) und auf die „strukturell-funktionale Theorie" von T. Parsons (1902–1979) zurück.

Aktuelles Grundmuster ist die Theorie „Selbstreferentieller Systeme" (v. Foerster 1977, Maturana 1978, 1982), die besagt, daß lebende Systeme ihre eigene Struktur aktiv aufrecht erhalten, indem sie sich andauernd selbst erzeugen (Autopoiese). Subjektive Strukturen, individuelle Zeichen-, Symbol- und Bedeutungssysteme entstehen in einem historischen Prozeß, in dem ein lebendes System – ausgehend von und determiniert durch seine eigene Struktur – auf Veränderungen in seiner inneren Struktur reagiert. Diese Veränderungen entstehen in Form von Differenzierungen, indem Grenzen gezogen werden. Eine Voraussetzung ist die Unterscheidung von innen und außen, also die Differenzierung von System und Umwelt. Das heißt, selbstreferentielle Systeme haben die Fähigkeit, Beziehungen zu sich selbst herzustellen und diese Beziehungen zu ihrer Umwelt zu differenzieren.

Beobachter, die selbst auch wie selbstreferentielle Systeme funktionieren, können die Differenzierungen der zu beobachtenden Systeme wahrnehmen, wobei sie jedoch durch ihr eigenes Schema von Differenzierungen beschränkt werden. Das heißt, die System-Umwelt-Differenz aus der Perspektive des Beobachters unterscheidet sich von der System-Umwelt-Differenz, die im beobachteten System verwendet wird.

Daraus ergeben sich bedeutende Konsequenzen für die medizinische Forschung. Zum einen kann ein Beobachter demnach keine „objektiven Wirklichkeiten" abbilden, sondern nur seine eigenen Differenzierungen in bezug auf das zu beobachtende System. Zum zweiten stehen Kausalitäten nicht mehr nur in komplexen System-Umwelt-Wechselwirkungen, sondern müssen aufgrund der subjektiven Bedeutungsverteilungen dem System und seiner Umwelt zugeordnet werden. Damit wird eine Ebene der Relationierung eingezogen. Schließlich, zum dritten, entsteht Identität durch die Differenzierung gegen die Umwelt und bildet sich durch die Handhabung dieser Differenzierung ab. Daraus folgt, daß jeder Patient immer auch Indikator einer nötigen Systemänderung ist, und daß nicht unabhängig von seinem System diagnostiziert werden kann.

Die Chaostheorie:
Die Chaostheorie wird durch folgende Grundannahmen bestimmt:

1) Der exakte Zustand eines Systems zu einem bestimmten Zeitpunkt ist nicht aus der Folge früherer Zustände ableitbar.
2) Minimale Differenzen in Ausgangsbedingungen können extreme Unterschiede in späteren Zuständen des Systems verursachen (Schmetterlingseffekt).
3) Traditionell starres Dimensionsdenken (zwei- oder dreidimensional) wird aufgebrochen (fraktale Dimension).
4) Natürliche Prozesse werden als rekursiv interpretiert.
5) „Numerisch exakte" Systemgrenzen sind nicht definierbar, sondern vom Betrachtungs- (Vergrößerungs-)maßstab abhängig, wobei Selbstähnlichkeit bei steigender „Detailtiefe" gegeben ist.

Chaostheoretische Ansätze leisten die Abbildung natürlicher Prozesse in abstrakten – mathematischen oder topologischen – Modellen; insbesondere die Darstellung bestimmter Teilbereiche des Phasenraumes (=System), anderen Bereichen (seltsame Attraktoren) gegenüber. Da das chaotische Verhalten innerhalb des Attraktors (= Subsystem) begrenzt bleibt, wird eine interaktionelle Sicht eröffnet, die für bestimmte wissenschaftliche Disziplinen vielversprechend ist.

Chaostheoretische Modellen haben einen interdisziplinären Aspekt: Sie liefern eine gemeinsame Metasprache für den Diskurs zwischen Natur- und Sozialwissenschaften.

Innerhalb der Medizin finden chaostheoretische Ansätze nur vereinzelt Beachtung, obgleich sie in vielen Bereichen gute Ergebnisse bringen könnten.

In der Psychotherapieforschung vermochte die Chaostheorie neue Perspektiven in der Frage der Wirkung der therapeutischen Beziehung zu eröffnen.

Dabei wird sowohl überflüssig, spezifische und unspezifische Wirkfaktoren zu unterscheiden (was als spezifisch oder unspezifisch gilt, ist lediglich eine Folge der Leitdifferenzen des theoretischen Interesses des Beobachters), als auch lineare Ursache-Wirkungs-Analogien zu untersuchen. Stattdessen ist von komplexen Wechselwirkungen zwischen den beteiligten Variablen auszugehen, die als Kreiskausalitäten bezeichnet werden. (Zu diesen Variablen zählen auch die jeweiligen Kontextbedingungen, da Psychotherapie als komplexer bio-psycho-sozialer Interaktionsprozeß zu betrachten ist.) Der psychotherapeutische Prozeß wird als zeitliche Abfolge eines dynamischen Verlaufes von stabilen und instabilen Phasen mit kritischen Phasenübergängen darstellbar.

Die Zeichenlehre:
In dem ursprünglich philosophischen Thema der Beziehung von Subjekt und Objekt mischen seit der Jahrhundertwende neue Mitspieler mit: das Zeichen, und mit dem Zeichen die Kontexte, in denen es steht. Zeichen stehen nicht für sich allein, sondern sie bezeichnen etwas in einem von sozialen Akteuren veranstalteten Funktionsprozeß (Semiose). Sie beziehen sich auf jemanden, der sie versteht bzw. gebraucht, der mit ihrer Hilfe auf etwas verweist – und sie stehen mit anderen Zeichen in Beziehung.

Die moderne Zeichentheorie geht auf Ch. S. Peirce (1839–1914) zurück. Er zeigt auf, daß Zeichen in einer triadischen Beziehung stehen. Die drei Elemente dieser Beziehung sind: Das Bezeichnende, das Bezeichnete und die Bedeutung (Kode), welche die Beziehung zwischen Bezeichnendem und Bezeichnetem für ein Subjekt hat (vgl. Uexküll, Wesiack 1991).

Damit sind auch die drei klassischen Disziplinen der Semiotik, der Wissenschaft von den Zeichen und Zeichenprozessen, bestimmt:

- Die Pragmatik beschäftigt sich mit der Beziehung von Zeichen und Zeichenbenutzern;
- die Semantik untersucht die Beziehung von Zeichen und Bezeichnetem, d.h. die Probleme von Referenz und Bedeutung;
- die Syntagmatik untersucht die Beziehung zwischen den Zeichen selbst, d.h. die mathematisch formulierbare Struktur des Zeichensystems.

Die Semiose ist damit der Prozeß, in dem ein Zeichen von einem Subjekt mit anderen Zeichen in Verbindung gebracht wird, um auf ein Objekt zu verweisen.

Eine höchst relevante Darstellung der Zeichenlehre für die Wissenschaftstheorie stammt von Uexküll und Wesiack (1991).

Kriz (1990) bezieht die Zeichentheorie in den Diskurs der Erkenntnistheorie ein, indem er die Benutzer der Zeichen als „Erfahrungssubjekte" und das Bezeichnete als „Erfahrungsobjekte" benennt. Subjekte kommunizieren miteinander über eine Welt von Zeichen; diese Kommunikation wird aber nur verständlich, wenn wir bedenken, daß diese Subjekte eine Lebenswelt (Umwelt) haben, in der sie sich behaupten müssen und die sie dadurch verändern. In jedem gesellschaftlichen Erfahrungsprozeß, d.h. auch in dem Spezialfall des wissenschaftlichen Erkenntnisprozesses, sind immer alle drei Elemente beteiligt.

Die evolutionäre Erkenntnistheorie:

„Die Übereinkunft zwischen Natur und Vernunft kommt nicht dadurch zustande, daß es in der Natur vernünftig zugeht, sondern in der Vernunft natürlich" (Lorenz 1977).

Da sich unser Erkenntnisapparat (unsere Sinnesorgane, unser Gehirn, unser Denken) im Laufe der Evolution an dieser Welt entwickelt und sich an sie angepaßt hat, ist er geeignet, die realen Strukturen „überlebensadäquat" zu erfassen. Es darf jedoch nicht erwartet werden, daß die Kategorien der Erfahrungen der realen Welt voll entsprechen, und noch weniger, daß sie diese in ihrer ganzen Fülle wiedergeben. Zwischen Welt und Welterfahrung besteht vielmehr nur eine partielle Isomorphie.

Diese partielle Isomorphie leisten bereits die Erkenntnisapparate einfachster Organismen. Wenn ein Einzeller an ein Hindernis stößt und daraufhin die Richtung der Fortbewegung ändert, hat er zwar keine genaue Einsicht in die Umgebung, aber er hat doch darin „recht", daß da etwas ist, dem man ausweichen muß. Er nimmt zwar von seiner Umwelt viel weniger Merkmale wahr als wir, die wenigen aber, die er wahrnimmt, sind genauso wahr, wie diejenigen, die auch unser Erkenntnisapparat liefert.

Die evolutionäre Erkenntnistheorie begründet damit die Möglichkeit objektiver Erkenntnis. Sie geht davon aus, daß das erkennende Subjekt der außersubjektiven Realität umso näher kommt, je mehr Reize es wahrnehmen kann.

Rückbezogen auf die Entwicklung der Psychotherapie in diesem Jahrhundert kann man den Zentralgedanken der evolutionären Erkenntnistheorie auch so verstehen, daß Psychotherapie eine natürliche Entfaltung des menschlichen Erkenntnisapparates darstellt – eine überlebensadäquate, d.h. zielgerichtete Anpassungsleistung der Kultur angesichts des Auftauchens eines lebensbedrohlichen Hindernisses. An dieser Interpretation wird allerdings auch gleich verständlich, warum Kritiker der evolutionären Erkenntnistheorie vorwerfen, das Faktische als Rechtfertigungskontext mißzuverstehen (siehe Beitrag J. Egger).

Der Strukturalismus:
Der Strukturalismus und der Strukturfunktionalismus sind zwei eng miteinander verbundene Wissenschaftsparadigmata, die heute in einer großen disziplinären Breite das wissenschaftliche Denken beherrschen. Das Struktur- und Funktionsdenken ist relationales Denken: Struktur und Funktion sind immer nur bestimmbar im Vergleich; in der systematischen Variation der Bezugsgesichtspunkte.

Für Lévi-Strauss (1968), den Begründer des sozialwissenschaftlichen Strukturalismus, ist es wichtigstes Postulat jeglicher Wissenschaft, daß die Welt selbst geordnet ist und daß zum Erkennen dieser Ordnung vom Konkreten zum Abstrakten, d.h. von den konkreten Formen des gesellschaftlichen Zusammenlebens zu abstrakten Modellen und dann vom Besonderen zum Allgemeinen, d.h. von den einzelnen Modellen zu der dahinter liegenden Struktur, vorangeschritten werden muß. Eine Struktur ist für Lévi-Strauss „ein System, das über alle Transformationen hinweg unverändert bleibt" (Lévi-Strauss, 1987).

Hinter den Strukturen wiederum stehen unbewußte Gesetze und Prinzipien des menschlichen Geistes, die sich in diesen Strukturen offenbaren. Geeignete Bereiche für strukturale Forschungen sind jene, die einer bewußten Gestaltung weniger zugänglich sind, und wo daher natürlich gewachsene, ursprüngliche Formen gefunden werden können. Dies erklärt die Vorliebe strukturalistisch orientierter Forschung für ethnographische und linguistische Fragen. In der Psychoanalyse wurde das strukturalistische Denken vor allem von J. Lacan rezipiert. G. Ruhs ist ein engagierter Vertreter dieser Richtung in Österreich.

Gemeinsam ist diesen Einzeltheorien, daß sie komplexe und interfakultäre Ansichten der Wirklichkeit ermöglichen und damit ganzheitliche Forschungsansätze fördern.

Innerhalb der Medizin fanden sie unterschiedlich Beachtung und Nutzung. (In einigen Beiträgen dieses Bandes wird dies ersichtlich: z.B. Wesiak, Egger)

B. Die primären Erkenntnismethoden in der Medizin

Zunächst werden in der europäischen Kultur- und Philosophiegeschichte die primären Erkenntnismethoden in ihrer Fähigkeit erkannt, entsprechende Ansichten erschließen zu können. Sie wurden in den verschiedenen Wissenschaftszweigen wie in eigenständigen Theorien der Medizin dogmatisch gehandhabt.

Die Einsichten der Wissenschaftstheorie, der Tiefenpsychologie, der Genetischen Epistemologie und der Kritischen Einzeltheorien führten dazu, daß sie weiters als einander ergänzende Teilansichten der Wirklichkeit in einer ontogenetischen Reihung geachtet wurden. Dem entsprechend würden in der Humanmedizin alle vier primären Erkenntnismethoden im Sinne einer Komplexen Methodologie anzuwenden sein (R. Lay, P. Hahn), wobei sie als einander ergänzende und prüfende wissenschaftstheoretische Leitlinien fungierten.

Die primären Erkenntnismethoden:

1. Die Phänomenologische Erkenntnismethode
2. Die Dialektische Erkenntnismethode
3. Die Empirisch-analytische Erkenntnismethode
4. Die Hermeneutische Erkenntnismethode

Die klassische Idee der „ganzheitlichen" Ausrichtung von Universitäten und universitären Fakultäten – der akademische Titel des absolvoierten Mediziners lautet zwar immer noch „Dr. med. univ. –, wich im letzten Jahrhundert deutlich einer fakultätsspezifischen methodologischen Präferenz.

Die Geisteswissenschaften stützten sich großteils auf die phänomenologische Erkenntnismethode, die Naturwissenschaften auf die empirisch-analytische Methode, die Rechts- und Sozialwissenschaften auf die dialektische Methode und die Theologie vor allem auf die hermeneutische Erkenntnismethode. Die medizinischen Fakultäten schwankten auffällig; einmal waren sie mehr humanwissenschaftlich, einmal mehr naturwissenschaftlich orientiert.

Insgesamt dominierte im letzten Jahrhundert die empirisch-analytische Methode die Forschung an den Universitäten, auch in der Medizin.

Unzählige, von analytischen Methoden bestimmte Spezialdisziplinen waren die Folge, und die Verarmung ganzheitlicher Ansätze an den Universitäten war der Preis dafür.

Erst seit den späten „60er Jahren", in der sog. „68er-Revolution", wurde dieses wissenschaftliche Problem hochschulpolitisch relevant. Eine Lösung dafür suchte man in der Weiterentwicklung des neuen Universalfaches „Wissenschaftstheorie".

Was bislang wissenschaftlich fast unbeachtet blieb, wurde in dieser aktuellen Wissenschaftstheoriendiskussion (H. Seiffert 1971, R. Lay 1973, D. Wyss 1973 und P. Hahn 1988) zur zentralen Grundposition: Die inhärente Beziehung von Erkenntnismethode und Erkenntnisgegenstand. Damit ist gemeint, daß die Erkenntnismethode selbst den Wirklichkeitsbereich möglicher Erkenntnis vorbestimmt. Objektorientierte Erkenntnismethoden wie die empirisch-analytischen Verfahren können demnach primär nur objektive, das heißt „äußere", bzw. „materialistische" Erscheinungsformen des Untersuchungsgegenstandes erfassen und beurteilen. Subjektorientierte Erkenntnismethoden, wie z.B. die dialektische Erkenntnismethode, können demgegenüber nur subjektive, d.h. innere, strukturelle, energetische Erscheinungsformen der Wirklichkeit, bzw. des Untersuchungsgegenstandes wissenschaftlich erkennen und bewerten. Aus diesen zwei Methoden folgen zwei konträre Theorien über Krankheit und Gesundheit.

Das aktuelle Wissenschaftsverständnis verlangt objektive und subjektive Ansichten zu integrieren. Damit sollten alle relevanten Erkenntniswege aufeinander wissenschaftlich seriös abgestimmt werden. In der Integration oder Abgrenzung von Modellen der Alternativmedizin und der charismatischen Heilslehren besteht gegenwärtig das gesundheitspolitische Hauptproblem der universitären Medizin.

Wird der kranke Menschen nur mit einer Erkenntnismethode untersucht, können nur einseitige Ansichten vom Wesen der Krankheit und den Zielen der Therapie gewonnen werden. Wer verschiedene Wege vorschlägr, wie D. Wyss, W. Doerr (1979), P. Hahn (1988), oder vier Axiome, wie A.W. Bauer (1997), muß gleichzeitig die Frage der Vorherrschaft einer Methode klären, bzw. wie unterschiedliche Methoden gegenseitig abgestimmt werden können. Jene Methode, welche zur vorherrschenden erklärt wird, wird den Charakter und den Stil des Gesundheitssystems prägen (Rothschuh 1978).

In der Medizin eröffnen die Erkenntnismethoden gleichzeitig Leitlinien für spezifische Wege der Diagnose wie für spezifische Weg der Therapie.

Erst in der Zusammenschau der durch mehrere Erkenntniswege gewonnenen Ergebnisse zeigt sich ein wissenschaftlich seriöses Bild vom ganzen Menschen. Erst hier reflektieren die einzelnen Krankheitstheorien in eine „Gesamtmedizin" (D. Wyss, W. Doerr, P. Hahn). P. Hahn schlägt dafür seinen Methodenkreis vor; wir schließen uns dem an. Darüber hinaus sehen wir die oben angeführte Reihung der Erkenntnismethoden als genetisch vorgegeben (Erikson, Piaget, Pieringer).

Die primären Erkenntnismethoden eröffnen jeweils spezifische Wege zu den ontischen Dimensionen des Seins. Sie erschließen eine kritische Differenzierung von vier primären Wirklichkeiten des Lebens, bzw. erweisen sich als wissenschaftliche Reflexionen der klassischen Leib-Seele-Theorien (H. Seiffert 1971, R. Lay 1973, P. Hahn 1988).

Die vier primären Erkenntnismethoden verkörpern vier primäre Denkstile. Sie entsprechen den vier Grundstimmungen oder den vier Temperamenten des Menschen. In diesen wurzeln die basalen Ideologien der Menschheit. Den Ideologien wieder entsprechen Menschenbilder mit ihren Krankheitstheorien. Wissenschaftlichkeit in der Medizin bedeutet, eben diese Ideologien als einseitige Denkstile zu erkennen und dadurch zu überwinden. Aus der Sicht der Wissenschaftstheorie erschließen die einzelnen Erkenntnismethoden bloß eine spezifische Seite der Wirklichkeit. Dem Mediziner gibt sie eine spezifische Sicht der Krankheit. Eine solche Differenzierung ist Voraussetzung für eine übergeordnete Theorie der Medizin, in der die einzelnen Erkenntnismethoden synoptisch zusammenfließen. D. Wyss, W. Doerr und P. Hahn stellen diese komplexe Methodologie als zeitgemäße wissenschaftliche Grundlage der Humanmedizin vor.

Auch A. W. Bauer unterscheidet vier Axiome der Medizin, die diesen vier primären Erkenntnismethoden entsprechen.

In der Folge wird die Beziehung von Erkenntnismethoden und Sachbezug für die Medizin, bzw. die Krankheitstheorie, spezifiziert.

Die primären Erkenntnismethoden und ihre Krankheits/Gesundheitstheorien

Im folgenden Kapitel werden die vier ursprünglichen Wege der Erkenntnisgewinnung, ihre Erkenntnisbereiche und die daraus abgeleiteten Krankheits/Gesundheitstheorien skizziert werden.

Da in der Medizin Objekt wie Subjekt der Untersuchung der „Mensch" ist, fungieren die einzelnen Erkenntnismethoden gleichzeitig als wissenschaftlichen Wege der Diagnose wie als Leitlinien der Therapie.

Der bekannte Pathologe W. Doerr zeichnete diesen Weg mit seinem Konzept einer Theoretischen Pathologie vor und sah darin den ersten, aber notwendigen Schritt für die sinnvolle Verbindung naturwissenschaftlicher und humanwissenschaftlicher Erkenntnismethoden.

Krankheitstheorien formulieren die Leitlinien für Diagnose und Therapie in der Medizin. Sie bestimmen, was als Krankheit zu bezeichnen ist, wie ihre Symptome zu erkennen und welche Wege zur Krankheitsbewältigung zu empfehlen sind. Die herrschende Krankheitstheorie prägt die Gesundheitspolitik und die Forschungsförderung. Von dieser Krankheitstheorie abhängig definiert sich auch, was als Gesundheit, ja, was als Wert, Sinn und Ziel des gesellschaftlichen Lebens erachtet wird. Für den kranken Menschen kann schicksalhaft werden, daß der jeweiligen Krankheitstheorie in der Arzt-Patientenbeziehung eine spezifisch gestaltende Wirkung zukommt, sobald sie zu einer konkreten persönlichen Vorstellung des Arztes geworden ist. Ob durch die Erkrankung neue Einstellungen zum Sinn und Wert des persönlichen Lebens sich bilden, oder alte, vielleicht überholte Denkmuster fixiert werden, hängt in nicht geringem Maße von der Arzt-Patientenbeziehung ab. Untersuchungen zur Dynamik, Bahnung und Entwicklung der Mikrostruktur des Gehirns zeigen dies auf (Hüther 1998).

Ein zweites Dilemma liegt darin, daß „zeitgeistige" Krankheitstheorien zu ideologischen Konzepten der Medizin werden, die nicht leicht aus ihrem „Zeitgeist" selbst heraus erkannt und reflektiert werden können. Die dominante Erkenntnishaltung und Erkenntnismethode, aus der sie entspringt, liefert auch die wissenschaftlich anerkannten Argumente für die Legitimation der eigenen Voraussetzungen und Ergebnisse.

Der Medizinhistoriker K. Rothschuh hat in seinem Buch „Konzepte der Medizin" (1978) aufgezeigt, wie grundlegend sich diese historischen Konzepte in ihrem Menschenbild und Therapieverständnis unterscheiden. Manchmal behauptete sich ein medizinisches Paradigma über Generationen, zu Zeiten, z.B. im 18 Jahrhundert, wechselte es innerhalb einer Generation dreimal dramatisch.

Nach dem Stand der aktuellen wissenschaftstheoretischen Diskussion lassen sich den vier primären Erkenntnismethoden vier grundlegende Konzepte der Medizin zuordnen, auch wenn sie in „zeitgeistiger" Form erscheinen.

Der Schüler Rothschuhs, A. W. Bauer (1998), hat die vielen historischen Konzepte der Medizin nach wissenschaftstheoretischen Kriterien differenziert und kommt ebenfalls zur Unterscheidung von vier Denkstilen, bzw. Axiomen der Medizin. Aus unserer Sicht entsprechen sie den vier primären Erkenntnismethoden. Wir werden später darauf eingehen.

Allgemein bekannt und in der Tagespolitik gegenwärtig sind zwei konträre Konzepte bzw. Theorien der Medizin:

- Die sogenannte „Naturwissenschaftliche Medizin", die vor allem auf der Physik als Grundlagenwissenschaft aufbaut, bestimmt erfolgreich mit ihrem „Defekt/Reparaturmodell" den klinischen Alltag und Notfall. Mit ihrer Negativsetzung von Krankheit und Tod erzeugt sie aber ohne Wollen immer mehr Angst vor Krankheit und Tod. Sie erzwingt dadurch eine exponentiale Leistungs- und Kostenspirale.
- Konträr dazu betrachtet die sogenannte „Humanwissenschaftliche Medizin" die Krankheit als „Werdenshemmung" und pathische Kreation. Aus diesem Konzept entsteht Gesundheit durch persönliche Einsicht und Selbsterkenntnis. Ihre subjektorientierten Theorien sind schwer objektiv überprüfbar.

In beiden Konzepten ist klar die Vorherrschaft unterschiedlicher Erkenntnismethoden zu sehen. Das erste Konzept orientiert sich nach der empirisch-analytischen, das zweite primär nach der phänomenologischen Erkenntnismethode.

Erst wenn die jeweils zugrundeliegenden Erkenntnismethoden als notwendig einseitige Ausrichtungen wissenschaftlich reflektiert sind, kann sich eine Synopsis als einheitliche Theorie erschließen.

Die folgende Gegenüberstellung skizziert die vier primären Erkenntnismethoden, mit ihrem Sachbezug, dem „Erkenntnisgegenstand" und ihren jeweils entsprechenden Krankheitstheorien und Leitideen der Therapie.

1. Die Phänomenologische Erkenntnismethode

- Erkenntnisgegenstand: Existenz und Sinn des Lebens
- Krankheitstheorie: Krankheit ist pathische Emanation des Lebens

Die phänomenologische Erkenntnismethode, wesentlich von E. Husserl, K. Jaspers und M. Heidegger beschrieben, macht die emergentive, zeitlose, existentielle Dimension der Wirklichkeit des Menschen und des Lebens zugänglich.

Husserl sah in dieser Lebenswirklichkeit das von der Naturwissenschaft vergessene Sinnesfundament; nämlich die Evidenz des intuitiv Gegebenen, als letzte und gleichzeitig erste Instanz der Erkenntnis. Phänomenologischer Erkenntnisweg ist synästhetisches, ganzheitliches „Schauen".

Zur Wahrung der Wissenschaftlichkeit bedarf diese phänomenologische Erkenntnismethode der sogenannten eidetischen Reduktion, der vorurteilsfreien Anschauung: Es gilt das Vorgefundene in Ehrfurcht anzuschauen, auch wenn es uns ungewohnt, fremd, tragisch und widersinnig erscheint, ja es gilt bewußt auf subjektive Vorerfahrungen, auf Theorien, Hypothesen und Reduktionen zu verzichten und tradiertes Wissen auszuschalten, wenn ursprüngliche, aber uns neu erscheinende Facetten des Lebens erkannt werden wollen (Husserl, 1954; Metzger, 1975; M. Merleau-Ponty).

Als „Klinische Phänomenologie" spielte die Phänomenologie in der Medizin immer eine zentrale Rolle. Was der Vorgang der „Existenzerhellung" bedeutete, war allerdings stets zu wenig bewußt reflektiert worden. Mit „Existenzerhellung" ist das Erkunden neuer Ansichten der Wirklichkeiten, neuer Befunde, gemeint.

„Existenz" ist der Begriff für das zeitlose, primäre Wesen, für die „Idee" des Untersuchungsgegenstandes. In der Medizin bedeutet „Existenz" das primäre Wesen und den Sinn menschlicher Erkrankung.

So lautet die phänomenologische Krankheitstheorie: „Erkrankung ist pathische Kreation des Lebens, bzw. pathische Emanation des Lebens".

Dieses archaische Modell der phänomenologischen Weltsicht kehrte immer wieder: in der antiken Iatrotheologie, in der Iatromagie bei Paracelsus, in der romantischen Medizin des vorigen Jahrhunderts, in der Medizinischen Anthropologie Weizsäckers, aber auch in der gegenwärtigen Alternativszene und der Esoterik. Auch die humanistische Idee von D. Beck: „Krankheit als Selbstheilung", zählt dazu.

A. W. Bauer schlägt für das phänomenologische Konzept die Bezeichnung: das „Axiom der Existenz von übernatürlichen Personen oder Kräften" vor.

Die zugehörige Krankheitstheorie betrachtet die Krankheit als pathische Manifestation bislang ungelebten Lebens (V.Weizsäcker) bzw. als tragische Zentrierung auf das letztlich Wesentliche im Leben. Besondere, bislang nicht erkannte Prinzipien des Lebens „brechen", übernatürlichen Kräften gleich, in und durch die Erkrankung herein. Sie treffen den Menschen meist unvorbereitet.

Diese schmerzlichen Einbrüche werden phänomenologisch auch als Aufbrüche in Ungewißheit, ins Unbekannte, ins Neuland, ja in unfaßbare beängstigende „Freiheit", am Abgrund des Lebens, erfahren.

Die Krankheiten werden solange als tragische und schmerzliche Phänomene erfahren, bis die zeitlose verborgene „Idee", die hinter der Erkrankung wirkt, erkannt und angenommen werden kann. Dort bildet sich, fast paradox, der Sinn des Lebens. Gleichzeitig wird aus dieser Perspektive sichtbar, daß Krankheit letztlich immer auch „Geheimnis", vom Menschen selbst nie voll durchschaubare pathische Dimension des Lebens, bleibt.

Gesundheit wird von der phänomenologischen Medizin nicht als Gegensatz zu Krankheit gesehen. Gesundheit ist sinnsuchendes Werden, ist soziale Personalisation. Nicht die Lebensdauer ist vorrangig, sondern die Sinnfindung. Auch der Tod ist hier nicht Feindbild, er soll und kann Reflexion zum echten Sinn und menschlichen Maß fördern.

- Leitidee der Therapie:

Innerhalb dieser Krankheitstheorie stellt Erkenntnis und Selbsterkenntnis die zentrale Idee der Therapie dar. Die phänomenologische Erkenntnis (dia-gnosis) des „kranken Seins" an sich, das heißt die empathische, vorurteilsfreie Annahme des „homo patiens", ist Bedingung für die Selbsterkenntnis und erster und wesentlicher Schritt auch der Therapie. Die klassische Idee des „gnothi se auton" (Inschrift über den Toren der antiken Heilstätten), dieses „erkenne dich selbst, um Gott zu erkennen", um das mögliche Heil zu fassen, gilt als leitende Idee für die Mobilisierung von Selbstheilungskräften.

Krankheit als „Weg" oder Krankheit als „Chance" sind bekannte moderne Metaphern dafür. Die Humanistische Tradition in der Psychotherapie, mit ihrer Idee der heilenden Kraft der Selbstexploration, bzw. der Beachtung der subjektiven Krankheitstheorie, ist typische Repräsentanz.

2. Die Dialektische Erkenntnismethode:
- Erkenntnisgegenstand: Struktur und Wert der Person
- Krankheitstheorie: Krankheit ist Krise im Entwicklungsprozeß

Die dialektische Erkenntnismethode, von Heraklit von Ephesos (550–480 v. Chr.) und dem Arzt Empedokles (483–423) in die Philosophie und Medizin eingeführt, und vor allem durch I. Kant und G.W.F. Hegel kritisch differenziert, erkennt die jeweils einmalige dynamische Einheit von Subjekt und Objekt, von innerem Aufbau und äußerer Form, im Hier und Jetzt: Sie erkennt die Struktur und Qualität, bzw. den Entwicklungsprozeß des Untersuchungsgegenstandes. Der Modus der Dialektischen Erkenntnismethode ist der der wertenden, hinterfragenden und prüfenden Aus-Einander-Setzung.

Die dialektische Erkenntnismethode ist heute in der Medizin kaum bewußt beachtet, obgleich sie ständig Anwendung findet. Jede „Diagnose" und Therapie ist dialektischer Erkenntnisprozeß zwischen Arzt und Patient. Die Idee der „Dialektik" wurde vor allem durch I. Kant und G.W.F. Hegel kritisch differenziert. Sie wurde zur spezifischen Methode, um die jeweils einmalige Einheit von Subjekt und Objekt, von innerem Aufbau und äußerer Form, im Hier und Jetzt zu erkennen. Die Dialektik ermöglicht das Erkennen der Struktur, bzw. der Qualität des Untersuchungsgegenstandes. In der Medizin geht es dabei um das Erkennen der spezifischen Identität, Polarität, Dynamik und Wertigkeit der Zelle, des Organs, bzw. des gesamten Menschen, in seiner Beziehung zu seiner Welt.

Der Modus der Dialektischen Erkenntnismethode ist der der wertenden, hinterfragenden und prüfenden Aus-Einander-Setzung; ist der faire, liebende Kampf (Heraklit). Nicht nur der klassische Ansatz von These, Antithese und Synthese skizziert dialektische Erkenntnis, sondern jede in lebendiger Auseinandersetzung faßbare „Position" des Untersuchungsgegenstandes ist als Merkmal der Struktur, als Merkmal des inneren polaren Aufbaues eines Prozeßgeschehens zu erachten. Ob im empathischen persönlichen ärztlichen Gespräch oder in einer prozeßhaften Untersuchung, es geht darum, aktuelle biologische Spannungen und Regelkreise, bzw. persönliche Beziehungsmuster und Positionen im Entwickungsprozeß des Lebens zu erkennen. Durch die Reflexion der biologischen, dynamischen Einheit aus polaren Positionen wird die innere, subjektive Wirklichkeit jenes „Untersuchungsgegenstandes" erkennbar, welcher sich selbst der Auseinandersetzung stellt: Die Struktur, bzw. der Wert des Patienten; d.h. in unserem Falle, die dialektische Dynamik der Krankheit.

So lautet die dialektische Krankheitstheorie: Krankheit ist bio-psycho-soziale-Krise.

Dieses ebenfalls traditionsreiche, im klassischen Dualismus begründete Konzept ist heute vor allem innerhalb der Sozialmedizin bestimmend: in der Humoralpathologie, in der Homöopathie, in der Naturphilosophie, in der dynamischen Biologie und in Modellen der Psychosomatik. Das dynamische Konzept von G. Overbeck: „Krankheit als Anpassung" ist ebenfalls hier einzureihen.

A. W. Bauer wählte für die Benennung dieser Krankheitstheorie die Bezeichnung: Das „Axiom der semiotischen Korrespondenz von Phänomenen". Polare Lebensprinzipien ringen um Balance.

Aus der Perspektive der dialektischen Erkenntnismethode ist Krankheit das Problem des aus dem Gleichgewicht gekommenen bzw. um Gleichgewicht ringenden Lebens- und Entwicklungsprozesses. Krankheit ist Ringen um Balance zwischen polaren Kräften: zwischen Yin und Yang, zwischen Feuer und Wasser (Empedokles), zwischen Täter-Sein und Opfer-Sein, zwischen bewußten und unbewußten Trieben, bzw. zwischen Individuum und Umwelt. Menschliches Leben hat sich entwickelt, um Wenden zu bestehen; wo Entwicklungen zu lange geradlinig verliefen, werden diese Wenden kritische Änderungen, tiefe Krisen im Lebensprozeß sein.

Gesundheit ist aus dieser Sicht auch die Fähigkeit, auf veränderte Umweltbedingungen verantwortlich zu reagieren. Canguilhem bezeichnet Gesundheit als Sicherheitsreserve an Reaktionsmöglichkeiten und Krankheit als Reduktion der Toleranzbreite gegenüber der Unverläßlichkeit der Umwelt.

- Leitidee der Therapie:

Aus dieser dialektischen Krankheitstheorie resultiert auch die dynamisch-dialektische Theorie der Therapie. Balance- und Harmonieförderung, kybernetische Stärkung oder Schwächung, bzw. das klassische

„similia similibus curentur"-Prinzip sind typische Ansätze. Der Aderlaß, die Röntgenbestrahlung, die Belebung durch ähnliche Mittel, welche die Krankheit auslösten, „Reizstoffe", Impfung, homöopathische Konfrontation, „liebende Auseinandersetzung", diätetische Maßnahmen und soziale Belebungen sind einige Beispiele dafür.

3. Die Empirisch-Analytische Methode

- Erkenntnisgegenstand: Konstitution und Zweck des Menschen
- Krankheitstheorie: Defekt/Reparaturmodell

Die empirisch-analytische Erkenntnismethode ist der spezifische wissenschaftlich induktive oder deduktive Weg für die kritische Erfassung der „äußeren", objektiven Form und Verfassung des Untersuchungsgegenstandes.

Schon seit Leukippos und Demokritos (480–360 v. Chr.), den griechischen Atomisten, bekannt, wurde sie durch Th. Hobbes (1588–1679) zu einer umfassenden materialistischen Philosophie ausgebaut. Zu seiner Zeit als „Naturwissenschaft" bezeichnet, „beflügelte" sie die Technik und die Technik in der Medizin. Sie erkennt und beurteilt das „Objektive" an menschlichen Leiden bzw. Krankheiten.

Der empirisch-analytische Weg der Forschung produziert systematisierte Einsicht und Erkenntnis durch Zerlegung der Einheit in Teile, mit nachfolgender experimenteller Bestätigung der Entstehungsgeschichte des Objektes. Die empirisch-analytische Forschungsmethode ist und bleibt der gültige Erkenntnisweg für die Erfahrung der rein objektiven („äußeren") Erscheinungsform der Wirklichkeit. Sinn und Wert bekommt diese Erkenntnisweise, wenn sie auf phänomenologischen und dialektischen Einsichten aufbauend, eine Bestätigung von Teilaspekten des Ganzen anstrebt.

Die empirisch-analytische, materialistische Krankheitstheorie betrachtet Krankheit als verursachte Störungen des Menschen als Objekt. Die verursachte Störung wird von ihr sachlich, „objektiv" und deterministisch festgestellt.

Diese kausal-lineare Krankheitstheorie, die sich in den iatrochemischen und iatrotechnischen Konzepten nach Rothschuh findet, entspringt der empirisch-analytischen Erkenntnismethode. Fälschlich wird sie oft auch als „naturwissenschaftliches Modell" bezeichnet. In diesem Defizit- oder Defekt/Reparaturmodell ist Krankheit ursächlich bedingte Störung, die es durch Korrektur und das Setzen von Gegenmaßnahmen zu beheben gilt.

A.W.Bauer bezeichnet diese Vorstellung als das „Axiom des kausalgesetzlichen Ablaufs von Prozessen der Natur".

Die faszinierende Entwicklung dieses Axioms ermöglichte uns mehr Sicherheit, Wohlstand und längeres Leben. Der Pferdefuß kommt mit seiner Negativsetzung von Krankheit und Tod, die zunehmend zu einer ängstlichen Absicherungsphilosophie führt: Krankheit und Tod werden zu immer schmerzlicheren Fakten des Lebens. Die Kostenexpansion in der Medizin spiegelt dies wider.

Gesundheit wird als scharfer Gegensatz zur Krankheit gesehen. Mit Gesundheit meint man störungsfreie Verfassung bei Arbeit und Freizeit. Unbeabsichtigt entwickeln sich Arbeit und Freizeit zum Selbstzweck. Man arbeitet nicht um zu leben, sondern man lebt, um zu arbeiten. Lineare, quantitative Logik bestimmen Arbeit und Freizeit.

- Zur Idee der Therapie:

Die Leitidee der Therapie ist die immer exaktere, analytische Diagnose von Störungen und ihre möglichst frühe Korrektur durch Gegenmaßnahmen. Mögliche Selbstheilungsprozesse werden „wegen Gefahr in Verzug" primär nicht beachtet. Die Störung selbst wird als Abweichung von der Norm definiert. Das Subjekt wird und muß zunächst ausgeschaltet bleiben. Weltweite, randomisierte Doppelblindstudien sollen dies absichern. Daß die Orientierung an einer Norm das Subjekt mißachtet und Feindbilder schafft, ist folgenschwere, manchmal tragische Wirkung dieser erfolgreichen Erkenntnismethode in der Medizin.

4. Die Hermeneutische Erkenntnismethode

- Erkenntnisgegenstand: Die Funktion und Rolle der Person
- Krankheitstheorie: Krankheit ist dramatisches Ausdrucksverhalten

Gemeinsam ist den unterschiedlichen Ansätzen der hermeneutischen Erkenntnismethode bei Schleiermacher, W. Dilthey, M. Heidegger, H.-G. Gadamer, R. Lay und Seiffert das Ziel, die von der empirisch-analytischen Wissenschaft verdrängte erotische Wirklichkeit des Lebens zu erschließen.

Die Herkunft des Wortes Hermeneutik trägt in sich selbst eine spielerische Paradoxie, wie Rombach 1983 anführt. Der Begriff bedeutet gleichzeitig „verborgen und verschleiert" wie „auslegen und offenlegen". In dieser Paradoxie wird ein Prinzip des Lebens erkennbar, das zwar schon immer da war, aber sich jeweils neu situationsspezifisch Ausdruck verleiht: „Die Funktion" (Seiffert 1991), bzw. „die Rolle" (Moreno 1950) des Untersuchungsgegenstandes.

W. Dilthey (1883–1911), H.-G. Gadamer (1960) und K. Acham (1992) sind wesentliche Fürsprecher für die Renaissance der hermeneutischen Methode an den Universitäten.

In der Medizin war und ist die jeweils notwendige persönliche Auslegung aller Befunde für den einzelnen Patienten ständiger Konfliktstoff; die Frage ist, was von den Befunden als regelhaft verbindlich zu werten ist und was im Einzelfall auch ganz anders auszulegen sein kann. Die klassische Bezeichnung „Heilkunst" sollte dieses Dilemma zumindest benennen.

Die hermeneutische Erkenntnismethode eröffnet durch einfühlende, mitspielende Deutung, Auslegung und Interpretation zukunftsweisende Aussagen über Zeichen, Schriften und Symptome des Menschen (Seiffert 1991), im speziellen Fall über die Krankheit.

Von A.W. Bauer wurde die hermeneutische Erkenntnismethode als „das Axiom des intersubjektiven Verstehens von menschlichen Lebensäußerungen" bezeichnet.

Krankheit wird hier als interpersonelles, tendenziöses, situationabhängiges und symbolisches Ausdrucksverhalten gesehen; als Ausdruckskrankheit nach Weizsäcker.

Diese zum Teil klassische, in der antiken Homöopathie, Katharsis- und Temperamentenlehre und in der modernen psychotherapeutischen Medizin wiederentdeckte Krankheitstheorie basiert auf der Idee intersubjektiver Wirklichkeit der Menschen. Beziehung, „Übertragung", Hinwendung, Ausdrucksverhalten und Symptombildung sind Zeichen leidenschaftlicher interpersoneller Lebensbewegung. Krankheiten sind aus dieser Sicht symbolische Botschaften des Lebens an die menschliche Gesellschaft. Sie sind leidenschaftliche, erotische „Deute" des Lebens, die auch nur durch Deutung erkannt werden können.

- Zur Idee der Therapie:

Einfühlende, liebende Zuwendung wirkt! Der „Placeboeffekt" (placebo = ich werde, will gefallen) findet hier seine wörtliche Bestätigung.

Aus den Einsichten der Tiefenpsychologie hat diese Krankheitstheorie vor allem bei funktionellen Erkrankungen hohe Relevanz. Hier wird die einfühlende Zuwendung, Auslegung und Interpretation auch erwiesenermaßen als therapeutisch hilfreich erkannt. Das leidenschaftliche Ausdrucksverhalten erfährt seine herzliche Antwort. Ob der Begriff „klinisch" tatsächlich vom griechischen „kline", in seiner Bedeutung „zuwenden" kommt, ist aber umstritten.

Die hermeneutische Erkenntnismethode ist philosophiegeschichtlich und wissenschaftstheoretisch darüber hinaus auch der spezifische wissenschaftliche Weg, welcher die Zusammenschau der drei vorhin genannten Erkenntniswege situationsspezifisch zu verwirklichen vermag.

Schluß

Diese wissenschaftstheoretische Differenzierung von Einzeltheorien und Erkenntnismethoden zeigt, daß wir abhängig von wissenschaftlichen Erkenntnismethoden unterschiedliche Ansichten der Wirklichkeit fokussieren. Aus dieser Sicht verkörpert der für die Medizin so typische Streit um den kranken Menschen einen zur Ideologie gewordenen Methodenstreit.

Nachdem lange Zeit die Medizin in wissenschaftliche Disziplinen nach ihren jeweiligen Methoden eingeteilt wurde, verpflichtet heute die „Wissenschaftstheorie" als wissenschaftlicher Standard zur Zusammenschau der Methoden und zu ihrer gegenseitigen Abstimmung.

Wir wissen heute, daß jede Methode für sich alleine Zerrbilder der Wirklichkeit zeichnet; dies gilt für die phänomenologische und dialektische Methode ebenso wie für die empirisch-analytische Methode.

Während die phänomenologische Erkenntnismethode uns Ansichten der „Ganzheit" eröffnet, denen es aber an realem Detail mangelt und die dialektische Methode die dynamische innere Wirklichkeit, die nie „handhabbar" wird, erhellt, zeigt der empirisch-analytische Weg nüchterne, reale, verläßliche und überprüfbare Facetten der Welt, denen aber Sinn, Wert und Liebreiz fehlt.

Erst die hermeneutische zusammenschauende Auslegung vermag zeitgemäße wissenschaftliche Erkenntnis zu erschließen.

Diese vier Krankheitstheorien stellen jeweils eigenständige, von konträren Positionen, bzw. Denkstilen ausgehende Konzepte der Medizin dar. Sie sind jeweils so originell wie einseitig. Kritische und wissenschaftlich aktuelle Medizin im Sinne der Theoretischen Pathologie (W. Doerr) hat eine Synopsis aller vier Ansichten zu erfüllen:

Krankheit ist pathische Kreation bislang ungelebten Lebens, ist subjektive, biologische Entwicklungskrise, ist objektive, verursachte Störung und ist leidenschaftliches Ausdrucksverhalten des Menschen zugleich. Dies gilt für Prozesse der Diagnose wie für Leitlinien der Therapie.

Alle Krankheitstheorien sind bei allen Erkrankungen relevant.

Ob alle vier Aspekte gesehen werden ist Folge der Einstellung, bzw. des Denkstiles des jeweiligen Arztes. Nur im Einzelfall kann die aktuelle Wertigkeit der einen oder anderen Methode erkannt werden. Und nur in der persönlichen Arzt/Patient-Beziehung kann das Therapieziel formuliert werden.

Die vier primären Erkenntnismethoden sind Leitlinien der europäischen Kultur- und Medizingeschichte. Sie wurden als Denkstile erkannt und verwendet, um medizinische Konzepte und psychotherapeutische Schulen zu begründen. Die Sinnhaftigkeit ihrer Zusammenschau wurde schon in der antiken Temperamentenlehre (Hippokrates, Galen) angedeutet.

Aus der Sicht der Tiefenpsychologie und der Gestalttheorie ergibt sich eine natürliche, genetische Reihung der primären Erkenntnismethoden, wie sie hier aufgezeigt wurde, als Genetische Epistemologie (Piaget, Wyss). Demnach gilt diese Reihung auch als Leitlinie für die Entwicklung der Arzt/Patientbeziehung. Diese ist jedoch durch eine ebenso problematische wie faszinierende Tatsache bestimmt: Jeder Mensch wie jeder Arzt verfügt, seinem Charakter und seiner Grundstimmung gemäß, über ein vorherrschendes Temperament und sieht seine Welt, wie „seine" Patienten zunächst nach diesem Denkstil und will sie danach behandeln. Schulung in Menschenkenntnis und Reflexion der Arzt/Patient-Beziehung sind demnach nicht nur wünschenswerte, sondern wissenschaftlich nötige Elemente der ärztlichen Aus- und Weiterbildung.

Der Ansatz einer Komplexen Methodologie ist so Bedingung, um eine Theoretische Pathologie zu fördern, welche natur- und humanwissenschaftliche Methoden vereint und somit den Gestaltkreis von

Objekt und Subjekt zu begründen hilft (siehe Beiträge: P. Hahn, A. Bauer, W. Pieringer).

Erst dann werden die Themen Ethik, Ästhetik und Ökonomie wieder auch zu wissenschaftlich relevanten Kapiteln der Medizin.

Folgende Synopsis wird zumindest theoretisch faßbar:

Erkenntnismethoden	Dimensionen des Krank-Seins	
1. Phänomenologische EM	Existenz	Ästhetik
2. Dialektische EM	Struktur	Ethik
3. Empirisch-analytische EM	Konstitution	Ökonomie
4. Hermeneutische EM	Funktion	Erotik

Der deutsche Pathologe F. Büchner betonte schon 1979, daß wesentliche Kapitel der Pathologie das Problem des Lebendigen, die Bedeutung des Todes für Sinnorientierung, die Synopsis von Struktur und Funktion und die Problematik des Krankheitsbegriffes zu umfassen haben (Büchner 1980).

Die klassischen und z.T. historischen Krankheitsmodelle (K. Rothschuh 1978) und die vier Axiome des systematischen Erkenntnisgewinnes in der Medizin (A. W. Bauer 1997) erfahren ebenfalls dann ihre wissenschaftstheoretische Fundierung.

Die erwähnten Kapitel sind Anliegen der Theoretischen Pathologie.

Literatur

Adler A (1914) Heilen und Bilden. Frankfurt am Main: Fischer, 1973
Balint M (1960) Arzt-Patient-Krankheit. Stuttgart: Klett, 1986
Bastiaans J (1971) Die Übersetzung der Klage. Z. Psychother Med 21: 167
Bauer A W (1997) Axiome des systematischen Erkenntnisgewinns in der Medizin. Internist 38: 299–306
Beck D (1981) Krankheit als Selbstheilung. Frankfurt: Insel
Bunge M (1984) Das Leib-Seele-Problem. Tübingen: Mohr
Büchner F, Letterer E, Roulet F (1969): Prolegomena einer allgemeinen Pathologie. Berlin Heidelberg: Springer
Canguilhem G (1977) Das Normale und das Pathologische. Frankfurt am Main: Ullstein
Christian P (1989) Anthropologische Medizin. Berlin Heidelberg New York: Springer

Doerr W Schipperges H (Hrsg 1979) Was ist theoretische Pathologie? Berlin Heidelberg: Springer
Freud S (1974) Gesammelte Schriften. Studienausgabe. Frankfurt am Main: Fischer
Hahn P (1988) Ärztliche Propädeutik. Berlin: Springer
Heidegger M (1926): Sein und Zeit. Tübingen: Niemeyer, 1957
Hüther G (1998) Biologie der Angst. Göttingen: Vandenhoeck
Jaspers K (1938) Existenzphilosophie. Berlin: Piper, 1974
Lain Entralgo P (1950): Heilkunde in geschichtlicher Entscheidung. Salzburg: Müller, 1956
Overbeck G (1984) Krankheit als Anpassung. Frankfurt am Main: Suhrkamp
Pieringer W (1988) Eine anthropologische Krankheitsordnung. Ärztl. Praxis und Psychoth. 10, 5
Pieringer W, Verlic B (1990) Sexualität und Erkenntnis. Graz: Leykam
Rothschuh K E (1978) Konzepte der Medizin in Vergangenheit und Gegenwart. Stuttgart: Hippokrates
Uexküll Th Wesiack W (1988) Theorie der Humanmedizin. München: Urban & Schwarzenberg
Vogt R (1979) Wissenschaftstheoretische Leitlinien und ihre Bedeutung für die Psychosomatische Medizin, in: Hahn, P (Hrsg.) Die Psychologie des 20. Jahrhunderts, Band IX, Zürich: Kindler
Weizsäcker Vv (1973) Der Gestaltkreis. Frankfurt am Main: Suhrkamp
Wyss D (1986) Erkranktes Leben – Kranker Leib. Göttingen: Vandenhoeck & Ruprecht

Grundzüge einer Theoretischen Pathologie

Walter Pieringer, Christian Fazekas

Die Verfasser – **Dr. Walter Pieringer**, Univ.-Prof. für Medizinische Psychologie und Psychotherapie und Vorstand der gleichnamigen Universitätsklinik in Graz, und Dr. Christian Fazekas, Arzt für Psychotherapeutische Medizin ebendort, sind in einem großen Universitätsklinikum tätig und für die Patientenversorgung wie die Ärzte-Aus- und Weiterbildung mitverantwortlich. Die problematische Spaltung zwischen natur- und humanwissenschaftlichen Ansichten ist hier tägliches Dilemma. Organpathologische und psychopathologische Befunde finden hier keinen gemeinsamen Nenner.

Der Pathologe W. Doerr erkannte und beantwortete dieses Problem mit dem Konzept einer „theoretischen Pathologie". Auf den Ideen der Allgemeinen Pathologie, der Gestalttheorie, der Systemtheorie und der Medizinischen Anthropologie (V. Weizsäcker, D. Wyss, Th. Uexküll) aufbauend, stellt er mit H. Schipperges eine Theorie der Medizin vor, welche naturwissenschaftliche und humanwissenschaftliche Ansätze vereint. Als Grundbedingung dafür sehen sie eine wissenschaftstheoretische Erweiterung der Erkenntnismethoden in der Medizin. Im Sinne der aktuellen Wissenschaftstheorie plädieren sie für eine Zusammenführung bislang in den Human- und den Naturwissenschaften getrennt beachteter methodischer Wege. P. Hahn hat diese Idee konkret umgesetzt.

Im folgenden Beitrag werden Grundthesen der „Theoretischen Pathologie" weitergeführt. Ihre Bedeutung für die wissenschaftliche Differenzierung von „Krankheitstheorien", wie sie im Beitrag von A. Bauer vorgestellt wurde, wird hier kritisch belegt. Demnach sind alle vier Axiome wissenschaftlich begründete Konzepte der Medizin, welche jeweils der Perspektive einer Erkenntnismethode entsprechen. Als jeweils einseitige Ansichten werden sie aber dem komplexen Wesen menschlicher Krankheit nicht gerecht. Erst die Zusammenschau aller Erkenntnismethoden eröffnet ein Bild vom ganzen Menschen.

Dieses ganzheitliche Krankheitverständnis wird hier für die Skizzierung einer „Allgemeinen Krankheitsordnung" genützt, welche organpathologische und psychopathologische Befunde gleichzeitig beachtet.

1. Das Problem: Die Spaltung des Menschen in Objekt und Subjekt

Die moderne Medizin kann den Menschen entweder als Objekt – wenn sie naturwissenschaftlich fundiert ist – oder als Subjekt seiner Krankheit, wenn sie humanwissenschaftliche Grundlagen benützt, betrachten. In vielen Einzelfällen wirkt sich dies tragisch aus.

Auch namhafte Vertreter der Medizin, wie der Organpathologe W. Doerr (1979), der Physiologe und Medizinhistoriker H. Schipperges (1985) und die Psychosomatiker Th. Uexküll (1972 u. 1991) und P. Hahn (1988) sehen diese Spaltung zwischen objektorientierten und subjektorientierten Ansätzen und Methoden als zentrales, ungelöstes Problem in der gegenwärtigen Medizin.

Die auf W. Dilthey (1833–1911) zurückgehende Differenzierung der Wissenschaften in „Naturwissenschaften" und „Humanwissenschaften" war in der Medizin stets als Spannung, oft auch als Spaltung wirksam. Im Laufe der Jahrhunderte wechselten die Paradigmen der Medizin zwischen sogenannten naturwissenschaftlichen und humanwissenschaftlichen Ansätzen, nach oft heftigen Streitperioden (Rothschuh 1978). Das unterschiedliche Menschenbild der beiden Richtungen führt auch zu unterschiedlichen Zielen; ihre Integration ist bislang wissenschaftlich nicht gut geklärt. Mit dem Begriff „Heilkunst" wurde zwar versucht, dieses Dilemma zu überwinden, die Spaltung blieb aber in der Theorie und in der Lehre aufrecht.

1.1 Naturwissenschaftliche Axiome der Medizin: Der Mensch als Objekt

Naturwissenschaftliche Ansätze in der Medizin, zumindest seit den Atomisten der Antike bekannt, können und sollen nur die objektive, „äußere", systematisierbare und empirisch nachprüfbare Erscheinungsform des Untersuchungsgegenstandes „Mensch" erfassen und behandeln. Sie diagnostizieren den kranken Menschen nach objektiven Kriterien und erschließen dadurch vergleichbare Krankheitsbilder: Objektive Krankheiten. Für die Erforschung therapeutischer Wege und Mittel werden ebenfalls Methoden experimenteller Wiederholbarkeit gewählt oder durch die Randomisation geschaffen, um subjektive Faktoren möglichst auszuschließen.

(Obwohl einige berühmte Naturwissenschafter, vor allem waren es Physiker, sich von diesem reduzierten, empirisch-analytischen Naturwissenschaftsbegriff distanzierten, hat sich diese Bezeichnung eingebürgert.)

Als naturwissenschaftliches Grundmuster für die Ordnung menschlicher Krankheiten hat sich in der westlichen Medizin folgende Differenzierung etabliert:

Naturwissenschaftliche Krankheitsordnung:

1. Entzündliche Erkrankungen
2. Entzündlich degenerative Erkrankungen
3. Neoplastische Erkrankungen
4. Mißbildungen
5. Genetische Erkrankungen
6. Organspezifische Besonderheiten mit großer Verbreitung
7. Seltene Anomalien; meist mit dem Namen des Beschreibers bezeichnet
8. Stoffwechselerkrankungen

Diese Schematisierung findet nun als organpathologische Krankheitsordnung ihre Anwendung bei allen Organen und Organsystemen des menschlichen Leibes. Sind in diesen Begriffen oft noch subjektive Bedeutungszuschreibungen enthalten, werden durch eine hoch spezifische physikalisch-chemische Operationalisierung der Begriffe Patienten als Person weitgehend ausgeklammert. Wer verbindet heute etwa mit dem Begriff „entzündliche Erkrankungen" auch bestimmte Gemeinsamkeiten im Erlebnisprozeß „entzündlich erkrankter" Menschen? Die alten Ansichten eines erhöhten „Feuerstoffwechsels" klingen für uns in diesem Zusammenhang wie Mythen aus vergangenen Zeiten, obgleich neue Befunde diese Konnotation wieder belegen.

Gleichzeitig zeigt sich, daß die derzeitige so klar erscheinende organpathologische Ordnung in Realität mit großer Unschärfe behaftet ist, ja, daß es eigentlich die Krankheit an sich nicht gibt, sondern immer nur den jeweils einmaligen und einzelnen kranken Menschen. Dies belegt auch der Begriff der „entzündlichen Erkrankungen" – um bei diesem Beispiel zu bleiben –, reicht er doch von so unterschiedlichen Phänomenen wie flüchtigen Funktionsstörungen über die große Gruppe von chronischen Entzündungen, die als Verfassungsstörungen zu bezeichnen wären, über entzündlich-degenerative

Prozesse als Ausdruck struktureller Betroffenheit der Person bis zu den existentiell bedrohlichen, also entzündlich-existentiellen Manifestationen und neoplastischen Erscheinungen. Noch deutlicher wird die Bedeutung der subjektiven Komponente für die Krankheitsbewältigung entzündlicher Prozesse; konträre Therapieansätze haben hier besondere wissenschaftliche und praktische Tradition.

1.2 Humanwissenschaftliche Axiome der Medizin: Der Mensch als Subjekt

Demgegenüber zielen die sogenannten humanwissenschaftlichen Ansätze der Medizin mit ihren subjektorientierten Methoden auf Erkenntnis der inneren, ethischen, persönlich-dynamischen, sinnorientierten und zukunftsweisenden Strukturen des kranken Menschen und erhoffen sich therapeutischen Erfolg über Sinnfindung durch Selbsterkenntnis und Mobilisierung von Selbstheilungskräften.

Diese humanwissenschaftlichen Axiome sind älter und jünger als die naturwissenschaftlichen Ansätze. Die Konzepte der archaischen Priester-Ärzte wie die der Medizinischen Anthropologie (V. Weizsäcker, D. Wyss) sind Beispiele dafür.

Humanwissenschaftliche Krankheitsdifferenzierungen, die vom jeweils einzelnen kranken Menschen ausgehen, verzichten oft auf die Abstraktion von Krankheiten in Gruppen und betonen, daß letztlich jeder Mensch seine einmalige Erkrankung habe, die es personal zu erkennen gelte.

Wo Krankheitsordnungen gewählt werden, wie in der Psychiatrie oder in der Psychoanalyse, wird nach persönlichen Erlebnisdimensionen des Patienten differenziert.

Beispiel einer Humanwissenschaftlichen Krankheitsordnung:

1. Schizophrenien und andere Psychosen   Leiden am Sinn des Seins
2. Endogene Depressionen und Suchtkrankheiten: Leiden um Selbstwert
3. Phobisch-anankastische Krankheiten: Leiden um Selbstbehauptung
4. Hysterische Erkrankungen, Konversionssyndrome: Leiden um Selbstdarstellung

Dieser bei E. und M. Bleuler vorgegebene Grundraster für psychiatrische Erkrankungen leitet sich von der psychoanalytischen Persönlichkeits- und Entwicklungslehre her und findet sich noch stärker differenziert in den neuen Diagnoseglossaren (ICD; DSM III u. IV, OPD) wieder.

Diese vom Subjekt, vom persönlichen Krankheitserleben ausgehende Differenzierung eröffnete wohl psychologische bzw. humanwissenschaftliche Erkenntniswege und beachtet hier eine genetische Hierachie, erschloß aber bislang keine spezifische organpathologische Orientierung.

Die Erfahrung der letzten Jahrzehnte zeigt neuerlich die Notwendigkeit der Verbindung beider Axiome. Es wurde klar ersichtlich, daß die Schwächen des sog. naturwissenschaftlichen Weges in der Finanzierbarkeit, in überhöhten Idealen, in der Verdrängung des Todes und der Ausblendung kreativer Kräfte liegen, und daß der zweite, sog. humanistische Weg an mangelnder empirisch-analytischer Überprüfbarkeit und damit ungesicherten objektiven Ergebnissen leidet.

Am der Sinnhaftigkeit der Integration beider Ansätze wird längst nicht mehr gezweifelt, die Verwirklichung gelingt aber nur sehr zögernd.

Obgleich kritische und international anerkannte theoretische Modelle zur Einheit von Objekt und Subjekt in der Medizin vorliegen (H. Förster, V. Weizsäcker, Th. Uexküll), verliefen Versuche in der klinischen Praxis und in der medizinischen Forschung, den Menschen als „empirisches Subjekt" darzustellen (C. F. v. Weizsäcker), bislang nicht zufriedenstellend. Eine naturwissenschaftliche Lehre menschlicher Krankheiten steht der humanwissenschaftlichen Lehre vom kranken Menschen unverbunden gegenüber.

Darüber hinaus ist sogar eine Vertiefung der Spaltung in der wissenschaftlichen Ausrichtung – entweder Organpathologie oder Erlebnisdimension – festzustellen.

W. Doerr beschreibt die Spaltung von Objekt und Subjekt in der Medizin: „Die Einheit der menschlichen Natur ist – trotz des Januskopfes – garantiert. Denn für den Menschen ist sein eigener Körper keine für sich allein gegebene Struktur. Er ist das sich strukturierende Sein des Subjektes" (1979).

Die Möglichkeit, diese Spaltung zu überwinden, bieten W. Doerr und H. Schipperges mit ihrem Konzept einer „Theoretischen Pathologie" an, das eine wissenschaftstheoretische Erweiterung der Erkenntnismethoden in der Medizin, im Sinne einer komplementären Methodologie, vorsieht. Sie fordern ebenfalls eine Integration natur- und humanwissenschaftlicher Methoden.

2. Zum Wissenschaftsbegriff der Theoretischen Pathologie

Eine Synopsis von Natur- und Humanwissenschaft

Die klassische Idee der „ganzheitlichen" Ausrichtung von Universitäten und universitären Fakultäten wich im 20. Jahrhundert deutlich einer fakultätsspezifischen methodologischen Präferenz.

Die Geisteswissenschaften stützten sich überwiegend auf die phänomenologische Erkenntnismethode, die Naturwissenschaften auf die empirisch-analytische Methode, die Rechts- und Sozialwissenschaften auf die dialektische Methode und die Theologie vor allem auf die hermeneutische Erkenntnismethode. Die Medizinischen Fakultäten schwankten; einmal waren sie mehr humanwissenschaftlich, einmal mehr naturwissenschaftlich orientiert.

Unzählige, von Methoden bestimmte Spezialdisziplinen waren die Folge, und die Verarmung ganzheitlicher Ansätze an den Universitäten war der Preis dafür.

Seit den späten „60-er Jahren" versuchte man dieses wissenschaftliche Problem hochschulpolitisch durch die Entwicklung des neuen Universalfaches „Wissenschaftstheorie" zu bewältigen.

Die Wissenschaftstheorie beschäftigt sich in der Nachfolge der Erkenntnistheorie mit Untersuchungen über Voraussetzungen, Methoden, Strukturen, Zielen und Auswirkungen von Wissenschaft. Indem sie das Verhältnis von Theorie und Empirie unter Beachtung methodologischer Strukturen untersucht, vermag sie auch den Sinn wissenschaftlicher Aussagen zu reflektieren und ist vor allem fähig, komplexere Ansichten der Wirklichkeit zu erschließen.

Bis dahin wissenschaftlich fast unbeachtet, wurde sie in dieser neueren Wissenschaftstheoriendiskussion (H. Seiffert 1971, R. Lay 1973, D. Wyss 1973 und P.Hahn 1988) zur zentralen Grundposition:

Die inhärente Beziehung von Erkenntnismethode und Erkenntnisgegenstand. Damit ist gemeint, daß die Erkenntnismethode selbst den Wirklichkeitsbereich möglicher Erkenntnis vorbestimmt. Objektorientierte Erkenntnismethoden wie die empirisch-analytischen Verfahren können demnach primär nur objektive, das heißt „äußere" Erscheinungsformen des Untersuchungsgegenstandes erfassen und beurteilen. Subjektorientierte Erkenntnismethoden wie z.B. die dialektische Erkenntnismethode können demgegenüber primär nur subjektive, d.h. innere, strukturelle Erscheinungsformen der Wirklichkeit bzw. des Untersuchungsgegenstandes wissenschaftlich erkennen und bewerten.

Wenn es nach dem aktuellen Wissenschaftsverständnis gilt, objektive und subjektive Ansichten zu beachten, heißt dies beide Erkenntnisfacetten auf einander wissenschaftlich seriös abzustimmen. In der Integration oder Abgrenzung von Modellen der Alternativmedizin besteht auch das gesundheitspolitische Hauptproblem der gegenwärtigen Medizin.

Was bedeutet dies konkret für das Fach Pathologie?

Nach den Erkenntnissen der modernen Wissenschaftstheorie erschließen die wissenschaftlichen Erkenntniswege jeweils nur spezifische Ansichten der Wirklichkeit. Wer den kranken Menschen nur mit einer Erkenntnismethode untersucht, wird nur einseitige Ansichten vom Wesen der Krankheit und den Zielen der Therapie erhalten. Wer aber verschiedene Wege, wie W. Doerr (1979), P. Hahn (1988), oder vier Axiome, wie A. W. Bauer (1997) vorschlägt, muß sich um die Frage der Vorherrschaft einer Methode, bzw. um deren gegenseitige Abstimmung kümmern. Die dominante Methode wird den Charakter und den Stil des Gesundheitssystems prägen; dies lehren uns die letzten Jahrhunderte europäischer Medizingeschichte (Rothschuh 1978).

Der Medizinhistoriker Pedro Lain Entralgo beschrieb diese Problematik 1950 folgend: „Die Heilkunde war zu allen Zeiten in der einen oder anderen Art psychosomatisch, und sie mußte es auch immer sein; nicht so jedoch die Pathologie."

Welche wesentlichen wissenschaftlichen Theorien und Methoden der Pathologie, in denen naturwissenschaftliche, humanwissenschaftliche und auch sozialwissenschaftliche Ansichten verbunden sind, gibt es heute?

Viele Ansichten („theoria") und Wege („methodos") werden zur Zeit diskutiert, um einseitige wissenschaftliche Ansätze zu überwinden. Aktuelle Bedeutung haben mehrere kritische Einzeltheorien und der Ansatz der Synopsis der primären Erkenntnismethoden erlangt.

Zu den kritischen Einzeltheorien zählen die Gestalttheorie, die Systemtheorie, die Zeichenlehre, der Konstruktivismus, die Chaostheorie und die Evolutionäre Erkenntnistheorie.

Gemeinsam ist diesen Einzeltheorien, daß sie komplexe und interfakultäre Ansichten der Wirklichkeit ermöglichen und damit ganzheitliche Forschungsansätze fördern.

Innerhalb der Medizin fanden sie unterschiedlich Beachtung und Nutzung. Jedenfalls zeigen sie auch auf, daß die einzelnen Erkenntnismethoden einer Zusammenschau und gegenseitigen Abstimmung bedürfen. (In einigen Beiträgen dieser Schrift wird dies ersichtlich: z.B.: P. Hahn, W. Wesiack, J. Egger, W. Pieringer)

Wissenschaftliches Fundament für den Ansatz einen Theoretischen Pathologie stellt die Synopsis der primären Erkenntnismethoden dar.

An primären Erkenntnismethoden werden heute folgende Traditionen differenziert:

1. Die Phänomenologische Erkenntnismethode
2. Die Dialektische Erkenntnismethode
3. Die Empirisch-analytische Erkenntnismethode
4. Die Hermeneutische Erkenntnismethode

Diese primären Erkenntnismethoden eröffnen jeweils spezifische Wege zu den ontischen Dimensionen des Seins. Sie erschließen in Fortführung zu H. Seiffert (1971), R. Lay (1973), P. Hahn (1988) eine kritische Differenzierung von vier primären Wirklichkeiten des Lebens.

Historisch gesehen werden in Europa die primären Erkenntnismethoden zunächst als jeweils eigenständige Ansichten erschließende wissenschaftliche Wege erkannt und in unterschiedlichen Wissenschaftszweigen unterschiedlich gewertet. Die neueren Einsichten der Tiefenpsychologie und der Gestalttheorien fordern, daß sie als einander ergänzende Teilansichten der Wirklichkeit, in einer ontogenetische Reihung, geachtet werden. Dementsprechend sind in der Humanmedizin alle vier primären Erkenntnismethoden als einander ergänzende und prüfende wissenschaftstheoretische Leitlinien, im Sinne einer komplexen Methodologie, anzuwenden. Folgende Differenzierung von Erkenntnismethoden und Sachbezug (Erkenntnisgegenstand) – hier als Dimensionen des (Krank-)Seins bezeichnet – läßt sich aufzeigen.

Erkenntnismethoden und Sachbezug

Erkenntnismethoden	Dimensionen des (Krank-)Seins	
1. Phänomenologische EM	Existenz	Sinn
2. Dialektische EM	Struktur	Wert
3. Empirisch-Analytische EM	Konstitution	Arbeit
4. Hermeneutische EM	Funktion	Spiel

In folgender Skizze werden die einzelnen Erkenntnismethoden, wie sie in den Beiträgen von P. Hahn und W. Pieringer angeführt wurden, mit ihrem jeweils spezifischen „Sachbezug" nochmals kurz dargestellt:

1. Die Phänomenologische Erkenntnismethode: Die wissenschaftliche Methode zur Erhellung von Existenz und Sinn des Untersuchungsgegenstandes.

   Die phänomenologische Erkenntnismethode, als wissenschaftliche Methode vor allem durch E. Husserl, K. Jaspers und M. Heidegger beschrieben, erkennt die zeitlose, praeobjektive, existentielle Dimension der Wirklichkeit des Menschen und des Lebens. Ihr wissenschaftlicher Modus ist der der eidetischen Reduktion, des vorurteilsfreien, synästhetischen Schauens.

2. Die Dialektische Erkenntnismethode: Der wissenschaftliche Weg zur Erkenntnis von Struktur und Wert des Untersuchungsgegenstandes.

   Die dialektische Erkenntnismethode, von Heraklit von Ephesos (550–480 v. Chr.) in die Philosophie und Medizin eingeführt und vor allem durch I. Kant und G.W.F. Hegel kritisch differenziert, erkennt die jeweils einmalige dynamische Einheit von Subjekt und Objekt, von innerem Aufbau und äußerer Form, im Hier und Jetzt: Sie erkennt die Struktur und Qualität des Untersuchungsgegenstandes. Der Modus der Dialektischen Erkenntnismethode ist der der wertenden, hinterfragenden und prüfenden Aus-Einander-Setzung.

3. Die empirisch-analytische Methode: Der wissenschaftliche Weg zur Erkenntnis von Konstitution und objektivem Zweck des Untersuchungsgegenstandes.

Die empirisch-analytische Erkenntnismethode ist der spezifische wissenschaftlich induktive oder deduktive Weg für die kritische Erfassung der „äußeren", objektiven Form und Verfassung des Untersuchungsgegenstandes.

4. Die hermeneutische Erkenntnismethode: Der wissenschaftliche Weg zur Erkenntnis von Funktion und Rolle des Untersuchungsgegenstandes.

Die hermeneutische Erkenntnismethode ist philosophiegeschichtlich und wissenschaftstheoretisch der spezifische wissenschaftliche Weg, welcher die Zusammenschau der drei vorhin genannten Erkenntniswege situationsspezifisch verwirklicht und damit das zukunftsweisende Zusammenspiel von Existenz, Struktur und Konstitution feinfühlig auszulegen vermag: die Funktion.

Wir wissen heute, daß jede Methode für sich alleine Zerrbilder der Wirklichkeit zeichnet; dies gilt für die phänomenologische Methode wie für die empirisch-analytische Methode.

Während die phänomenologische Erkenntnismethode uns Ansichten der „Ganzheit" eröffnet, denen es aber an realem Detail mangelt, zeigt der empirisch-analytische Weg nüchterne, reale, verläßliche und überprüfbare Facetten der Welt, denen aber der Sinn, Wert und Liebreiz fehlt.

Das Konzept einer Theoretischen Pathologie erschließt eine wissenschaftliche Sichtung der ideologischen und historischen Krankheitstheorien und fordert gleichzeitig ihre Zusammenschau zu einem komplexen Krankheitsbegriff. Dieser wiederum ist Grundlage für eine basale Krankheitsordnung.

Diese folgende Krankheitsordnung kann nicht die naturwissenschaftliche Krankheitsdifferenzierung ersetzen, soll sie aber ergänzen.

3. Allgemeine Krankheitsdifferenzierung der Theoretischen Pathologie

In diesem Kapitel wird eine natur- und humanwissenschaftliche Ansichten verbindende Krankheitsdifferenzierung dargestellt, womit die Trennung des Menschen in Objekt und Subjekt aufgehoben wird. Zwar versucht auch die gegenwärtige pathologische Anatomie und Pathophysiologie die Spaltung des Menschen in Objekt und Subjekt durch die Beachtung der Einheit von Struktur und Funktion zu überwinden, ihre Krankheitsordnung, als allgemein anerkannte Orientierung für die klinische Medizin, blieb aber weitgehend objektorientiert. So herrscht in der westlichen Medizin bis heute eine organpathologische Krankheitsbenennung und Krankheitsordnung vor, welche die unterschiedlichen Leidens- und Erlebnisdimensionen des Menschen nicht ins klinische Krankheitsverständnis zu integrieren vermag. Dementsprechend erfolgt auch die Sozialisation und Personalisation von MedizinstudentInnen. Den Haupttendenzen ihrer Ausbildung entspricht, daß sie immer weniger Sinn im „Ärztlichen Gespräch" sehen; Computerfragebögen übernehmen exakter diese explorierende Funktion. Die Bedeutung der persönlichen Klage und Krankheitstheorie des Patienten sowie deren tieferer Sinn für die neue Lebensorientierung werden ausgeblendet. Die „Übersetzung der Klage" wurde großteils auf Sachinformation reduziert.

J. Bastiaans (1971) betonte, daß gerade aber die „Klage" des Patienten sein wesentliches Anliegen an den Arzt umfassend ausdrücke. Die Klage ist schmerzlicher Versuch die persönlich nicht verantwortbare Spannung, den persönlich nicht faßbaren Zwiespalt von Körper und Psyche zu benennen. Krankheit ist letztlich immer Zwiespalt zwischen Objekt- und Subjektzustand des Menschen; die pathologischen Symptome sind Zeichen dafür.

Das Konzept einer komplexen Methodologie, natur- und humanwissenschaftliche Methoden verbindend, erschließt eine diesbezüglich differenzierende Sicht vom kranken Menschen. Diagnose (dia-gi-gnoskein, gr.: unterscheidendes Erkennen) im komplexeren Sinn bedeutet, Symptome in ihrem Zusammenhang erkennen; ist Übersetzung der Klage.

Um die Ansätze für eine Theoretische Pathologie zu fassen, stützte W. Doerr sich vor allem auf die Erkenntnisse der Gestalttheorie, der Tiefenpsychologie und auf die grundlegenden Arbeiten der Medizinischen Anthropologie (V. v. Weizsäcker, D. Wyss, Th. Uexküll). In diesen Arbeiten wird die Einheit von Objekt und Subjekt, bzw. von Funktion und Struktur anhand des Modelles vom Gestaltkreis bzw. Situationskreis veranschaulicht. Anhand dieser Modelle wird die psychosomatische Wechselbeziehung verdeutlicht, daß nämlich menschliches Handeln, Denken und Fühlen als Funktionen des Lebens selbst strukturbildend und strukturverändernd wirken; und daß umgekehrt die Strukturen der Organe der gestaltenden Kraft und Funktion der Psyche entsprechen. Weizsäcker formuliert diese Wechselbeziehung folgend: „Durch die Seele werden wir hellsichtig für die unbewußte Vernunft und Leidenschaft des Leibes, durch den Leib werden wir über die natürliche Notwendigkeit der Seele belehrt".

Anders ausgedrückt besagt diese humanwissenschaftliche Grundthese, daß der Mensch nicht nur Organe hat, damit diese ihre Funktion ausüben, sondern, daß dem menschlichen Wesen spezifische Qualitäten inne sind, die sich in Organen und Organsystemen organisierten: Der Mensch hat nicht nur einen Magen, um zu verdauen, sondern eben auch, weil er ein Verdauender ist.

Der Gestaltkreis von „Wahrnehmung und Bewegung" (V. v. Weizsäcker) bzw. von „Objekt und Subjekt" (Th. Uexküll) wird im Ansatz einer komplexen Methodologie wissenschaftstheoretisch seriös weitergeführt und überbrückt die Spaltung in Psyche und Soma.

Die nun folgende Darstellung einer „Theoretischen Pathologie" beschreibt, den vier primären Erkenntnismethoden gemäß, eine genetisch vorgegebene Differenzierung von vier primären Dimensionen des Lebens. Diesen Kategorien oder Dimensionen des Lebens entsprechen jeweils spezifische, objektive und subjektive Facetten.

Dieselbe hierarchische Gliederung von vier primären Lebensthemen oder Temperamenten kennen wir seit der Antike (Hippokrates), und finden sie wieder in der Psychoanalyse, in der Kreativitätsforschung (I. Taylor) und in der Medizinischen Anthropologie (D. Wyss).

Krankheitsdifferenzierung einer Theoretischen Pathologie

Objektebene	Subjektiver Verantwortungsbereich
1. Existentielle Erkrankungen;	Ästhetik und persönlicher Sinn
2. Strukturelle Erkrankungen;	Ethik und persönlicher Wert

3. Konstitutionelle Erkrankungen; Ökonomie und persönliche Arbeit
4. Funktionelle Erkrankungen; Erotik und persönliche Rolle

1. Existentielle Erkrankungen:
Unter existentiellen Erkrankungen sind alle akut lebensbedrohlichen, krankhaften Erscheinungen zu verstehen. Sie gehen einher mit Auflösung vertrauter Strukturen einerseits und einer emergentiven Neuorganisation, bzw. „malignen" Neubildung der Organe, Organsysteme oder des ganzen Menschen andererseits: Karzinome, Organperforationen, Psychosen.

Klinische Beispiele dafür sind:
Herz-Kreislaufsystem: Maligner Myokardinfarkt, Maligne Herzdystrophie.
Magen-Darmtrakt: Magendurchbruch, Magen- oder Darm-Krebs.
Zentralnervensystem: Krebs verschiedener Hirnzellen, maligner zerebraler Insult.
Psyche: Schizophrenie.
Haut: Melanomalignom, AIDS.
Weiters: Komata, bei unterschiedlichen Primärerkrankungen, Organ-, bzw. Systemdurchbrüche.

Das Wesen existentieller Erkrankungen erweist sich gleichzeitig als:

- Existentielle Bedrohung des Lebens
- Auflösung vertrauter Strukturen und damit „Sinnkrise" von Organen oder der Person selbst
- pathische Emergenz der Person, indem mit und durch die Erkrankung neue, bislang nur im „Keime" dagewesene, „genetisch-maligne", eigentlich zeitlose Organisationsformen, neue „Ideen", bislang ungelebten Lebens auftauchen.

Zum Inhalt der existentiellen Klage:
Die existentielle Erkrankung führt an den Abgrund des Lebens und konfrontiert mit ihm. Der „Abgrund" erweist sich biologisch wie psychologisch als noch ungelebte Vorstufe, als „Keimsituation" des Lebens. Individuelle Identität löst sich hier auf, stirbt, und genetisch kollektive Grundmuster des Lebens werden leitend. Der Mensch kann diese „Grenzerfahrung" nicht privat meistern, er bedarf „existentieller" Hilfe.

Tiefste Verzweiflung, Angst und Wut bestimmen und verändern zunächst das Leben. Die existentielle Erkrankung läßt die bewußten und vertrauten Sinne schwinden und birgt paradox in sich dadurch das Potential, sich jene „fremde" Dimension der Wirklichkeit zu erschließen, in welcher auch der Tod ein Prinzip des Lebens ist und die personale Sinnfrage (lebens-)entscheidend wird.

Daß Biologen in ihrer Ursachenforschung hier genetische Urmuster, von ihnen „Gendefekte" genannt, finden, und Tiefenpsychologen psychologische Archaismen entdecken, wird verständlich; sind beide doch Keimsituationen des Lebens.

Tiefste und umfassendste Hilfsmaßnahmen werden nur dort Sinn stiften, wo sie nicht als Fluchtversuche vor dem Tod erscheinen. Nicht gegen den Tod zu kämpfen, sondern angesichts des Todes ein Ja zur eigenen Existenz und zum eigenen „genetischen Code", dem unbewußten „Selbst", zu finden, weckt Hoffnung und Sinn und ist Bedingung für „Neubeginn" (Balint).

Existentielle Erkrankungen sind pathische Lebenserscheinungen, die den jeweils einzelnen Menschen auch über die vom Ich verantwortbare menschliche Grenze führen. Dadurch wird für den einzelnen die eigene phänomenologische Erkenntnishaltung im Sinn des koenästhetischen Schauens schmerzlich aktualisiert. Die existentielle Erkrankung erzwingt förmlich die persönliche Stellungnahme zur zeitlosen, bzw. zeitlos gültigen ästhetischen Frage des Seins: Was ist der Mensch?

Zeitlosigkeit und Transzendenzoffenheit erscheinen zunächst nur als erschütternde Todesahnung, als nicht annehmbare Annäherung an den Tod, an ein (Nicht-)Sein, worüber es kein objektives Wissen gibt (Heidegger). Alleinsein und Einmaligkeit werden zunächst wie Ächtung, soziale Ablehnung, ja Abstoßung erfahren, als sozialer Schmerz, als Zerbrechen vertrauter Bindungen; insgesamt eine Erfahrung, die nach A. Adler das irdisch Schmerzvollste ist. Es gilt die irdisch sichernde Gemeinschaft zugunsten einer Gemeinschaft „sub specie aeternitatis" aufzugeben.

Die Psychoanalyse hat diese Lebenswirklichkeit unter dem Begriff „narzißtisches Thema" beschrieben. Bewältigungsmechanismen des narzißtischen Themas, nämlich Autismus und Narzißmus, sind Abwehr dieser Lebensdimension und zugleich Spiegelung des Abgewehrten, der einmaligen, zeitlosen, ästhetischen Wirklichkeit. Nach K. Jaspers ist existentielles Sein wie existentielles Kranksein spezifisch menschliche Grenzerfahrung. Die sich davon ableitende, schwer annehmbare, aber gleichzeitig selbstverständliche Aussage hat Heidegger mit der Idee formuliert: Sinnerfülltes Leben verwirklicht sich in „Entschlossenheit" zum Tode. Ob, bzw. wie weit der Mensch den Tod ohne Angst und Schmerz je erfahren kann, ja bewußt erleben könne, ist ewiges Thema aller Kulturen (Sterbe- und Toten-Bücher).

Nach der Medizinischen Anthropologie (Weizsäcker, Wyss) ist dieses Lebensthema nur in einer „phänomenologischen Erkundungshaltung", als synästhetische Erfahrung, d.h. als Zusammenfluß von Denken und Fühlen, erkennbar und ertragbar. Hier müssen Objekt und Subjekt wieder verschmelzen, wenn existentielles Da-Sein erlebbar werden soll. Alle anderen Erkenntnismethoden kommen hier, zunächst, zu kurz. Wer nur mit der empirisch-analytischen Erkenntnismethode diese Wirklichkeit erfassen will, erlebt ein verzweifelndes oder zynisches Scheitern. Geht es doch darum, angesichts des Todes ein Ja zu sich selbst und zur Welt zu finden!

2. Strukturelle Erkrankungen:
Unter strukturellen Erkrankungen werden alle mit Strukturänderung einhergehenden, krankhaften Depolarisationen von Organen, Organsystemen oder der Person selbst zusammengefaßt: Infarkte, Ulzera, entzündlich-degenerative Prozesse.

Klinische Beispiele dafür sind:
Herz-Kreislaufsystem: Myokardinfarkt.
Lunge: Lungeninfarkt, Tuberkulose
Zentralnervensystem: Hirninfarkt, Enzephalitis purulenta.
Magen-Darmtrakt: Magengeschwür, Ileitis terminalis, Kolitis ulzerosa.
Muskel-Gelenksystem: entzündlich degenerative Erkrankungen.
Psyche: Depression.

Das Wesen struktureller Erkrankungen erweist sich gleichzeitig als:

- strukturelle Störung des Lebensrhythmus, als objektiv erkennbare strukturelle Änderung, Depolarisation, Einbruch oder Umbruch von Organen, Organsystemen oder der Person selbst (Persönlichkeitsstruktur)
- im Verlauf der Entwicklung notwendig gewordene Struktur- und Identitätsänderung von Organen, Organsystemen und/oder des ganzen Menschen, als Selbstwertkrise

- pathische Innovation der Person, indem durch die Erkrankung sich neue Werte erschließen, bzw. sich neue, bislang für diesen Menschen nicht vertraute Strukturen bilden. Strukturelle Erkrankungen bewirken, einer Metamorphose vergleichbar, strukturelle Charakteränderungen von Organen, Organsystemen oder des ganzen Menschen.

Zum Inhalt der strukturellen Klage:
Erschütternder und schmerzlicher „Einbruch" der Identität, als „Depolarisation" biologisch, bezeichnet, sind das zentrale Thema der strukturellen Erkrankung. Die „klagende" Lebensdimension ist die der umbrechenden, identitätsbildenden Polarität des Lebens. Dem inneren „gespannten" Aufbau des Menschen, seiner Organe und Zellen, entspricht seine Werthaltung, seine ethische Struktur.

Ihr biologischer Ursprung liegt in der Polarität, die dem Lebendigen, das Individualität entwickelt hat, innewohnt. Sobald Einzeller, aber letztlich natürlich auch der Mensch, eine klare Begrenzung und Individualität aufweisen, sind sie von einer asymmetrischen inneren und äußeren Polarität geprägt. Jede menschliche Zelle, am ursprünglichsten die menschliche Keimzelle, zeigt, wie es D. Wyss paradigmatisch betonte, diese innere Polarität im Sinne einer Aufspannung zwischen vegetativem und animalischem Pol, bzw. zwischen trophotropen und ergotropen Stoffwechselprozessen. Aus diesen beiden Polen differenzieren sich das innere und äußere Keimblatt mit ihren zentralen Abkömmlingen. Diese innere Polarität steht als physiologisches Pendant zum philosophischen Prinzip des Dualismus. Sie erscheint synchron mit der äußeren Polarität und läßt damit die Welt auch zu einer Welt der Gegensätze werden.

Beide Pole werden durch das mittlere Keimblatt, den kommunikativen Rhythmusgeber, das „Herz" des Menschen, verbunden.

Mit der beschriebenen Polarisierung besteht in der Zelle wie im ganzen Menschen (in der gemeinsamen Hintergrundgestalt) ein inneres und damit auch ein äußeres Gegensatzpaar zwischen dem trophotropen und ergotropen Stoffwechsel sowie zwischen Unbewußt und Bewußt, zwischen Fühlen und Denken sowie zwischen Subjekt und Objekt.

Die typischen Merkmale der physiologischen Organisation der „Struktur" beschreibt die Psychoanalyse mit der oral-aggressiven

Thematik, die Individualpsychologie mit dem Prinzip „Kampf" und D. Wyss mit dem Modus der „Auseinandersetzung".

Lebendige Struktur bedarf zur Wahrung der Identität der ständigen wertbildenden „Auseinander-Setzung" mit der Umwelt, und bleibt gebunden an die innere und äußere Wirklichkeit einer Polarität. Die Dialektik entspricht als spezifische Erkenntnismethode dieser dualistischen Wirklichkeit.

Strukturelle Krankheiten wie der Herzinfarkt, das Magengeschwür, die sogenannte endogene Depression und alle entzündlich-degenerativen Erkrankungen sind aus der Sicht einer Theoretischen Pathologie Einbrüche des „inneren Aufbaues", die nach einem Strukturwandel des Lebens und der Gesamtperson drängen. Sie in ihrem persönlichen Wesen zu erkennen, um einen individuellen Neubeginn einzuleiten, ist der dialektischen Erkenntnismethode gegeben. Der schmerzlichste Schrei nach schützender Liebe und persönlicher Identität wie die pathische Sehnsucht nach Einheit von Geborgenheit und Freiheit sind Merkmale der Dialektik und des strukturellen Leidens.

3. Konstitutionelle Erkrankungen
Unter konstitutionellen Erkrankungen werden alle schmerzhaften, leidvollen oder mit Entzündung einhergehenden Verfassungsänderungen von Organen, Organsystemen oder der Person zusammengefaßt: Chronische Verfassungsstörungen der persönlichen Autonomie.

Klinische Beispiele dafür sind:
Herz-Kreislaufsystem: Konstitutioneller Hochdruck.
Magen-Darmtrakt: Konstitutionelle Obstipation oder Diarrhoe, Chronische Gastritis.
Lunge: Chronische Bronchitis; fieberhafte Infekte.
Kopf/Zentralnervensystem: Konstitutioneller Kopfschmerz.
Muskel-Gelenksapparat: Lumbalgie, Arthritis.
Sexualorgane: Impotenz.
Psyche: Phobisch-anankastisches Syndrom.

Das Wesen konstitutioneller Erkrankungen erweist sich gleichzeitig als:

- konstitutionelle Störung des Lebens, erkennbar an zu starken oder zu schwachen, zu schnellen oder zu langsamen ergotropen oder

trophotropen Stoffwechselprozessen von Organen, Organsystemen oder des ganzen Menschen.
- notwendig gewordene Verfassungsänderung (Stoffwechseländerung) bzw. Änderung der Leistung und Arbeitshaltung der Organe oder des Menschen zur Wahrung eines ökologischen Gleichgewichtes mit seiner Umwelt.
- pathische Produktivität der Person im Dienste ihrer Behauptung, indem durch die Erkrankung neue, bislang nicht gelebte persönliche und ökonomische Verfassungsmuster bzw. Leistungsvarianten an Organen, Organsystemen oder der ganzen Person sich zu bilden beginnen.

Zum Inhalt der konstitutionelle Klage:
Schmerzliche oder pathische, jedenfalls chronisch-wiederkehrende Beschwerden des Verlustes von Macht und Selbständigkeit sind die typischen Symptome der konstitutionellen Erkrankung. Die Schmerzen sind manchmal sehr heftig, z.B. bei Patienten mit Migräne oder Lumbalgie und zeigen, indem sie die Arbeitsunterbrechung erzwingen, die Bedrohung der persönlichen Autonomie auf. Manchmal stehen die Schmerzen im Hintergrund und die Angst ist leitendes Symptom, wie bei Patienten mit chronischer Obstipation oder Phobien. Oft ist auch die Angst gebunden und nur Zwangssymptome, psychische oder körperliche, wie bei Patienten mit essentieller Hypertonie, verweisen auf die bedrohte Konstitution und Autonomie.

Die Konstitution und die in der konstitutionellen Erkrankung „klagende" Lebensdimension läßt sich als festgeschriebene, zur Verfassung gewordene, ökonomisch-ökologische Grundhaltung des Menschen, bzw. seiner Zellen und Organe erkennen. Die Konstitution ist die objektive Verfassung der Struktur und damit die objektive Form der Verbindung von vegetativer und animalischer Natur.

Die Struktur des Lebens selbst ist per se nur Dynamik, erst die Verfassung, die Konstitution dieser Struktur erschließt uns irdische, d.h. objektiv faßbare Formen des Lebens und des Leibes. Die Wesensmerkmale der „Konstitution" sind mit den Begriffen Selbstorganisation, Autonomie, Leistung, Wirtschaft bzw. Arbeit verbunden. So sind konstitutionelle Erkrankungen Zeichen, daß die Verfassung, die innere „Arbeitshaltung", das ist das Verhältnis von trophotroper zu ergotroper Organisation, in kritischem Zustand sind: Eine Krise der

Arbeitshaltung der Zellen, Organe und Organsysteme, bzw. des ganzen Menschen. Die Klage ist ein schmerzliches Sehnen nach zeitgemäßer Einheit von Autonomie und Abhängigkeit.

Diese dritte basale, eindeutig objektivierbare Organisationsstufe des Leibes, die Konstitution (Verfassung), erschließt sich primär der empirisch-analytischen Erkenntnismethode.

Die Psychoanalyse hat diese Ebene der „Konstitution" bzw. der ökonomisch-ökologischen Verfassung des Menschen mit dem Begriff „anales Thema" benannt. Es wird damit auf die für die Wahrung der Autonomie notwendige persönliche „Verdauung" und „Ausscheidungen" von einverleibten „Gütern", wie Nahrung und Information, hingewiesen.

Das Geben und Nehmen, das innere Umwandeln (Bearbeiten und Verarbeiten), der „Handel", zeigt sich somit nicht nur als Thema der Wirtschaft und der Natur draußen, sondern gleichzeitig immer auch als konstitutionsbildendes Thema des Menschen. Der lebendige Handel ist der Stoffwechsel und Kreislauf in der Person, bzw. der Stoffwechsel zwischen Person und Umwelt, durch Aufnahme und Ausscheidung, über Abbau und Umbau. Das „Autonome Nervensystem" gilt als Verwalter dieser Arbeiten. Daß für den Eiweiß-, Kohlehydrat- und Fettstoffwechsel Fermente und Enzyme zuständig sind, die einmal mehr im trophotropen und dann im ergotropen Stoffwechsel ihre Wirkung entfalten, hat D. Wyss in seinen Arbeiten angedeutet. Verantwortung der Konstitution des Lebens bedeutet, für die eigene Geschichte und die Geschichte der Umwelt durch persönliche Haltung, Achtung, Arbeit und Leistung von Organen und Organsystemen zuständig zu werden.

Konstitutionelle Erkrankungen wie essentielle Hypertonie, chronische Obstipation oder konstitutioneller Kopfschmerz sind organismische Merkmale inadäquater empirisch-analytischer Erkenntnishaltung bzw. inadäquaten produktiven Seins; sind Merkmale des Zuviel oder Zuwenig an verantwortlicher Arbeit von Organen, Organsystemen oder des Menschen insgesamt. Es gilt für konstitutionell erkrankte Menschen, ihre persönliche empirisch-analytische Erkenntnishaltung neu zu bestimmen: Es gilt, auf den Erfahrungen aus der eigenen Geschichte (Empirie) aufbauend, neue ökonomische Muster der Verfassung und des Verhaltens zu entwickeln und zu lernen.

4. Funktionelle Erkrankungen:
Unter funktionellen Erkrankungen werden alle in der Regel flüchtigen, situationsabhängigen, krankhaften Funktionsänderungen, die an meist gut sichtbaren oder kritisch wahrnehmbaren Organen oder Organsystemen in Erscheinung treten, zusammengefaßt: Vegetative Ausdrucksänderungen des Menschen.

Klinische Beispiele dafür sind:
Herz-Kreislaufsystem: Funktionelles Herzsyndrom.
Haut/Gesicht: Funktionelles Erröten oder Erblassen; funktionelles Schwitzen; Tics.
Muskelapparat: vegetativer, flüchtiger Tremor.
Sexualorgane: Dystone Erregung.
Psyche: Hysterisches Konversionssyndrom.

Das Wesen funktioneller Erkrankungen erweist sich gleichzeitig als:
- funktionelle Störung des Lebens, mit objektiv oft nicht leicht faßbarer Veränderung des Ausdrucks und der Darstellung der subjektiven Rolle der Person oder eines Organs.
- notwendig gewordene vegetative und erotische Ausdrucksänderung des Menschen.
- pathische Expression der Person, indem ein neues, bislang nicht gelebtes, geschlechtsspezifisches „Rollenspiel" der Person oder der Organe zur Darstellung kommt.

Zum Inhalt der funktionellen Klage:
Funktionelle Erkrankungen, als Ausdruck eingeengter oder überforderter expressiver Kreativität, zeigen körperlich und psychisch die zur Zeit nicht verantwortete „Erotik" des menschlichen Lebens an. Theatralisches Agieren oder farbloses Verleugnen menschlicher Erotik bestimmen daher oft das Bild der Erkrankung.

Diese vierte ontogenetische Wirklichkeit des Lebens, die „Funktion", zeigt sich als jeweils situationsspezifisches Zusammenspiel aller drei vorhin angeführten Wirklichkeitsbereiche. Die in der funktionellen Erkrankung „klagende" Lebensdimension ist die Spiel-Funktion des Seins, bzw. die expressive Natur des Menschen. Mit dieser Bezeichnung wird angedeutet, daß der Natur selbst die Dimension des „Spieles" innewohnt. Das Rollenspiel des Mannes und das der Frau sind äußere Zeichen dieses physiologischen Themas jeder Zelle des Menschen. Charmantes Verhalten als geschlechtsbewußtes „Funktionieren" ist nicht nur ein Thema der Person, sondern ein primäres Prinzip des Lebens. Die feine Nuancierung im Wechselspiel der Organe und des Stoffwechsels, als abtastendes Einstimmen und sich Mitbewegen, sind ebenfalls Funktionen dieser expressiven Natur. Auch das Mitwirken und Mitspielen der Hormone im Gesamtstoffwechsel der Person und seiner Organe entspricht dem Prinzip des Spieles. Die Existenz, Struktur und Konstitution von Organen und Organsystemen erfährt eine jeweils einmalige und geschlechtsspezifische und situationsspezifische Darstellung in persönlicher Komposition (Wyss). Die Hermeneutik als tastend-deutende Erkenntnismethode entspricht dem erotischen Prinzip des Lebens und ist damit auch die der funktionellen Lebensdimension adäquate Erkenntnishaltung. Mit der Geschlechtsdifferenzierung des Lebens, in seiner so eigentümlichen, gleichzeitigen Polarisierung und Depolarisierung von männlichem und weiblichem Prinzip erweist sich aus der Sicht der theoretischen Pathologie das Spiel als die zentrale physiologische Grundbedingung des Lebens.

So paradox es erscheinen mag, liegt tatsächlich im Spiel jener Anstoß, der uns gesamtpersönlich, wie auch organbezogen, dazu aufruft, die tieferen Lebensthemen zu verantworten. Übernahme und Ausübung von wirtschaftlicher und sozialer Verantwortung, wie von verantworteter Transzendenzpflege haben ihre natürlichen Wurzeln im „Spiel". In diesem Sinn hat D. Wyss recht, wenn er vom Primat der Funktion spricht.

Viele funktionelle Störungen wie „funktionelles Erröten", „funktioneller Tremor", „funktionelle Herzsymptomatik", früher „hysterische Symptomatik" genannt, sind Zeichen der Desintegration des trophotrop geleiteten vegetativen Stoffwechselprinzips. Das menschliche Spielthema ist zusehr, oder zuwenig, „ergotrope" Arbeit geworden und bedarf einer erotisch-expressiven Wiederbelebung. Der zeitlose vegetative Stoffwechsel und der vegetative Rhythmus suchen nach einer persönlichen neuen Ausdrucksform. Der „homo ludens" will mit Respekt, Witz und Feingefühl angesprochen sein.

4. Schluß

Die Spaltung der wissenschaftlichen Orientierung der Medizin in naturwissenschaftliche und humanwissenschaftliche Ansätze bestimmt weiter den klinischen Alltag. Kliniker orientieren sich primär an der objektiven Organpathologie und Psychotherapeuten an der subjektiven Erlebnisdimension; der ganze Mensch bleibt beiden vorenthalten.

W. Doerr erkennt und beantwortet dieses Problem der Spaltung des Menschen in Objekt- und Subjektseite in der Medizin wie folgt: „Die Einheit der menschlichen Natur ist – trotz des Januskopfes – garantiert. Denn für den Menschen ist sein eigener Körper keine für sich allein gegebene Struktur. Er ist (auch) das sich strukturierende Sein des Subjektes".

Um diese Spaltung zu überwinden, plädieren D. Wyss, W. Doerr, H. Schipperges, P. Christian und P. Hahn für eine wissenschaftstheoretische Erweiterung der Erkenntnismethoden in der Medizin, im Sinne einer komplementären Methodologie und schaffen damit die Grundlage einer Theoretischen Pathologie.

Die klassische Forderung, die Beziehung von Gesundheitspolitik und Kulturpolitik in der Medizin zu beachten, wird erkennbar. Krankheiten erweisen sich aus dieser Sicht als objektive Regelkreisstörungen wie als Zeichen subjektiven menschlichen Ringens, die zeitlosen Themen der Kulture persönlich zu gestalten. Die antike Vision einer Synopsis wird erkennbar.

Existentielle Krankheiten	-	Ästhetik
Strukturelle Krankheiten	-	Ethik
Konstitutionelle Krankheiten	-	Ökonomie
Funktionelle Krankheiten	-	Spiel

Im Konzept einer Theoretische Pathologie gelingt es natur- und humanwissenschaftliche Einsichten zu verbinden und damit zumindest in Grundzügen Wirklichkeitsbereiche des Menschen und seiner Kultur auch im Rahmen der Krankheitslehre zu berücksichtigen.

Literatur

Adler A (1914) Heilen und Bilden. Frankfurt am Main: Fischer, 1973
Balint M (1960) Arzt-Patient-Krankheit. Stuttgart: Klett, 1986
Bastiaans J (1971) Die Übersetzung der Klage. Z. Psychother Med 21: 167
Bateson G (1985) Ökologie des Geistes. Frankfurt am Main: Suhrkamp
Bauer A W (1997) Axiome des systematischen Erkenntnisgewinns in der Medizin. Internist 38: 299–306
Bunge M (1984) Das Leib-Seele-Problem. Tübingen: Mohr
Büchner F Letterer E Roulet F (Hrsg) (1969) Prolegomena einer allgemeinen Pathologie. Berlin Heidelberg: Springer
Christian P (1989) Anthropologische Medizin. Berlin Heidelberg New York: Springer
Doerr W Schipperges H.(Hrsg1979) Was ist theoretische Pathologie? Berlin Heidelberg: Springer
Freud S (1974) Gesammelte Schriften. Studienausgabe. Frankfurt am Main: Fischer
Groeben N (1986) Handeln, Tun, Verhalten als Einheit einer verstehend erklärenden Psychologie. Tübingen: Francke
Hahn P (1988) Ärztliche Propädeutik. Berlin: Springer
Heidegger M (1926) Sein und Zeit. Tübingen: Niemeyer, 1957
Jaspers K (1938) Existenzphilosophie. Berlin: Piper, 1974
Lain Entralgo P (1950): Heilkunde in geschichtlicher Entscheidung. Salzburg: Müller, 1956
Pieringer W (1988) Eine anthropologische Krankheitsordnung. Ärztl. Praxis und Psychoth. 10, 5
Pieringer W (1990) Erkenntnis und Sexualität, in Pieringer W und Verlic B (Hg) Sexualität und Erkenntnis. Graz: Leykam
Platon Der Staat. Stuttgart: Reclam, 1958
Popper K, Eccles, I (1982) Das Ich und sein Gehirn. München: Piper
Rahner H (1948) Der spielende Mensch. Einsiedeln: Johannes Verlag 1990
Rothschuh K E (1978) Konzepte der Medizin in Vergangenheit und Gegenwart. Stuttgart: Hippokrates
Taylor I A (1959) The nature of the creative process. In: P Smith (ed.) Creativity. New York: Hasting House Publ.
Uexküll Th Wesiack W (1988) Theorie der Humanmedizin. München: Urban & Schwarzenberg
Vogt R (1979) Wissenschaftstheoretische Leitlinien und ihre Bedeutung für die Psychosomatische Medizin, in: Die Psychologie des 20. Jahrhunderts, Band IX, Hrsg: Hahn P, Zürich: Kindler
Weizsäcker V. v. (1973) Der Gestaltkreis. Frankfurt am Main: Suhrkamp
Wyss D (1973) Beziehung und Gestalt. Göttingen: Vandenhoeck & Ruprecht
Wyss D (1986) Erkranktes Leben – Kranker Leib. Göttingen: Vandenhoeck & Ruprecht

Zur Philosophie der Humanmedizin
Unterschiedlichkeit des Sachbezuges und der diagnostischen Verfahren in den Wissenschaften vom Menschen

*Karl Acham**

Karl Acham, Philosoph, Professor für Soziologie, Vorstand des Institutes für Soziologie der Universität Graz und Mitglied der Akademie der Wissenschaften, gibt in diesem Beitrag eine philosophische Reflexion zu den Begriffen „Gesundheit" und „Krankheit". Er zeigt die Abhängigkeit dieser Begriffe von kulturgeschichtlichen Ideologien auf und verweist auf die Gefahr rein reduktionistischer Ansätze in der Medizin.

Der Titel, den Acham für diesen Beitrag vorsah, lautete: Zur Unterschiedlichkeit des Sachbezuges und der diagnostischen Verfahren in den Wissenschaften vom Menschen.

Daß unterschiedliche ideologische Positionen zu konträren Krankheitsauffassungen führen, und damit unterschiedliche diagnostische und therapeutische Verfahren mit sich bringen, wird differenziert abgehandelt.

Krankheit kann als Gegensatz zur Gesundheit erkannt werden, aus anderer ideologischer Position aber erweisen sich Gesundheit und Krankheit im Prozeß des Lebens als Erscheinungen mit substantieller Identität.

Die berühmte Dialektik von Krankheit in der Gesellschaft und Krankheit der Gesellschaft, könne, wenn diese gegenseitigen Abhängigkeit nicht erkannt werde, zu einem Kulturverfall führen. Alle Verantwortung und Schuld in die Umwelt zu externalisieren, was in modernen Vorsorgekonzepten der Medizin oft geschieht, erweist sich dann als Entmündigung der Person.

Medizinern, die im Rahmen ihrer Tätigkeit das Verhältnis von Natur und Kultur und damit die menschliche Sinnfrage auch als Gegenstand ihres Arztseins verstehen, gibt dieser Beitrag eine grundlegende und differenzierende Reflexion.

K. Acham plädiert in diesem Artikel für den Respekt vor der vielfältigen Bedeutung menschlicher Krankheit.

---

* Ernst Topitsch, dem unbeirrbaren Weltanschauungsanalytiker, zu seinem 80. Geburtstag.

1. Gesundheit und Krankheit

In der durch die industrielle Revolution in Großbritannien und die soziale Revolution in Frankreich charakterisierten Zeitenwende um 1800 und vor dem Hintergrund der großen Entdeckungen in der Biologie, Physiologie und der frisch entstandenen Chemie regte sich das Bestreben, Krankheiten der Gesellschaft und Krankheiten in der Gesellschaft miteinander zu vergleichen. Gerechtfertigt erschien ein Vergleich durch die Tatsache, daß der biologische und der soziale Organismus von einem Mechanismus strukturgleicher Elemente unterschieden sind. Beide sind durch das Ineinandergreifen von unterschiedlichen Elementen bestimmt, die sich im Laufe der ontogenetischen und der phylogenetischen Entwicklung sehr vielgestaltig entwickelt haben. Dennoch besteht auch ein fundamentaler Unterschied zwischen einem biologischen Organismus und dem sozialen Organismus einer Gesellschaft: das Element, aus dem jener sich zusammensetzt, ist die Zelle[1], das Element der Gesellschaft aber ist der Mensch als ein lernfähiges und insbesondere reflektierendes Wesen. Reflektieren heißt: nicht nur wissen, daß man mitunter durch eine objektive Lage unwillkürlich determiniert ist, sondern auch zu erkennen, daß diese als die eigene subjektive Situation deutend zu verstehen ist und willentlich zu ihr Stellung genommen werden kann. Aus der Tatsache, daß der Mensch ein lernfähiges und reflektierendes Wesen ist, erklärt sich auch der fundamentale Unterschied zwischen Natur- und Kulturwissenschaften, wenn es um den logischen Status von Prognosen geht. Während es nämlich beispielsweise in Anbetracht einer astronomischen Prognose keinen auf sie mit Bewußtsein reagierenden Planeten oder Kometen gibt, können publik gemachte Prognosen in der sozialen Welt sosehr das Verhalten der Individuen beeinflussen, auf welche jene sich beziehen, daß das veränderte Verhalten in der Folge gewissermaßen die ursprünglich formulierte falsche Prognose richtig, die ursprünglich formulierte korrekte Extrapolation von Erfahrungswerten aber falsch

---

[1] Die Entdeckung der Zelle – erstmals wies sie R. Hooke 1665 im Korkgewebe nach – wurde möglich durch die Erfindung des Mikroskops. M. Malpighi und N. Grew beschrieben 1675 bzw. 1682 den Aufbau von Pflanzen aus Zellen, R. Brown 1833 den Zellkern bei Pflanzen. Th. Schwann entdeckte 1838 den Zellkern auch bei Tieren. 1858 entdeckte R. Virchow die Kontinuität der Zellfolge, wonach alle Zellen von Zellen abstammen.

werden läßt; wir sprechen dann von sich selbst erfüllenden bzw. sich selbst zerstörenden Vorhersagen.[2] Das Wissen um diese nicht immer klar vergegenwärtigte Differenz sollte jede vergleichende Analyse von Systemen oder Organismen in Medizin und Gesellschaft von Anfang an begleiten.

Die Medizin des 18. Jahrhunderts war insofern noch dem Traditionalismus verbunden geblieben, als der Gesundheit und der Krankheit, wie dem Guten und dem Übel, eine eigene Realität zugeschrieben wurde. Dieser Dualismus war gewissermaßen ein medizinischer Manichäismus: Gesundheit und Krankheit kämpften um den Menschen, wie Gut und Böse um die Welt. Das Denken der Ärzte wurde somit lange Zeit durch eine ontologische Krankheitsauffassung geprägt, der nicht zuletzt auch die Pasteursche Mikrobentheorie der Infektionskrankheiten einen nicht unbedeutenden Teil ihres Erfolges verdankt. Der Optimismus der Infektionstheorien bezüglich ihrer therapeutischen Konsequenz gründete sich auf die Tatsache, daß man – selbst wenn es dazu der komplizierten Mitwirkung des Mikroskops sowie gewisser Farbstoffe und bakterieller Kulturen bedarf – Mikroben sehen und dementsprechend auch gezielte Handlungen ins Auge fassen konnte. Diese Situation änderte sich mit der Entdeckung der Toxine und der Anerkennung der pathogenen Funktion artspezifischer und individueller Dispositionen. Im Rückgriff vor allem auf die Schriften des Hippokrates entwickelte sich eine dynamische Krankheitsauffassung, die im Unterschied zur herkömmlichen ontologischen Konzeption nicht mehr lokalisierend, sondern totalisierend verfuhr. Krankheit bestehe in der Störung von Gleichgewicht und Harmonie. Sie soll nicht immer nur an einer bestimmten Stelle im Menschen angesiedelt sein, vielmehr stecke sie zumeist im ganzen Menschen, wobei äußere Umstände lediglich Anlässe und nicht determinierende Ursachen für den Krankheitszustand seien.

Das Denken der Ärzte lief lange Zeit zwischen diesen beiden Krankheitsvorstellungen hin und her, wobei sich für jede von ihnen gute Argumente in einer um ein weiteres Stück aufgeklärten und empirisch angereicherten Pathogenese finden sollten: infektiöse und parasitäre Krankheiten sowie Mangelkrankheiten fungierten als Beweis

---

[2] Vgl. dazu Robert K. Merton, „The self-fulfilling prophecy", In: ders., *Social Theory and Social Structure*, 2. Aufl., New York: The Free Press of Glencoe 1957, S. 421–436

für die ontologische Theorie, endokrine Störungen hingegen sowie alle Krankheiten, welche sogenannte dysfunktionale Störungen anzeigen, stützten die dynamische Theorie. Es war insbesondere der Einfluß Auguste Comtes und Claude Bernards, der dieser dynamischen Theorie unter Medizinern und Sozialwissenschaftlern des 19. und beginnenden 20. Jahrhunderts zum Durchbruch verholfen hat, – zugleich damit aber auch einer nicht notwendig mit dieser Theorie verbundenen Auffassung von der substantiellen Identität von Gesundheit und Krankheit.

Auguste Comte, der im Jahr 1838 erstmals den Namen „Soziologie" für eine Disziplin zur Anwendung brachte, die er gerne lieber als „Sozialphysik" bezeichnet hätte, wäre ihm hierin nicht bereits der belgische Sozialstatistiker Adolphe Quételet zuvorgekommen, hat sich im Jahre 1828 als Parteigänger François Joseph Victor Broussais' deklariert, der, wie schon Philippe Pinel und Xavier Bichat zuvor, die Ansicht vertrat, daß alle Krankheiten im Übermaß oder Mangel an Reizung der entsprechenden Gewebe im Verhältnis zum Normalzustand bestünden. Krankheiten wurden somit als das Ergebnis bloßer Intensitätsveränderungen der zur Erhaltung der Gesundheit nötigen Reize angesehen.[3] Vor allem in dem 1851 erschienenen ersten Band seines Système de politique positive äußert sich Comte über das „großartige Prinzip" von Broussais, der nachgewiesen habe, daß die Krankheitsphänomene substantiell mit denen der Gesundheit identisch und lediglich der Intensität nach von ihnen unterschieden seien.[4] Auch in der 40. Vorlesung seines berühmten Cours de philosophie positive, wo er seine Philosophie der Biologie entwickelt, welche er als eine vortreffliche logische Vorbereitung auf ähnliche Schritte in der Gesellschaftswissenschaft ansah, erklärt er, daß der pathologische Zustand keineswegs absolut vom physiologischen Zustand unterschie-

---

[3] Zu den einschlägigen Auffassungen von Comte und Bernard vgl. Georges Canguilhem, „Versuch über einige Probleme, das Normale und das Pathologische betreffend", in: ders., *Das Normale und das Pathologische* (2. frz. Aufl. 1972), Frankfurt a. M. Berlin Wien: Ullstein 1977, S. 15–156, hier S. 25–57. Dieses bedeutsame Buch enthält auch das Vorwort zur zweiten Auflage von 1950 sowie drei aus den Jahren 1963 bis 1966 stammende Betrachtungen, samt einem Vorwort und einem Epilog, unter dem Titel „Neue Überlegungen zum Normalen und zum Pathologischen".

[4] Vgl. Auguste Comte, *Système de politique positive* (1851–54), 4 Bde., 4. Aufl., Paris: Crès 1912, Bd. I, S. 651f

den sei. Nun sind die sogenannten normalen und die pathologischen Phänomene in der Wissenschaft von den Lebensvorgängen insofern von gleicher theoretischer Relevanz, als sie allesamt der Kausalanalyse zugänglich gemacht werden können. Dies besagt jedoch keineswegs, daß die Pathologie sich in nichts von der Physiologie unterscheidet und daß die Krankheit im Verhältnis zum Normalzustand lediglich eine Übersteigerung oder Abschwächung wäre. „Für die Zustände des Organismus gilt indessen dasselbe wie für die Musik: die akustischen Gesetze werden zwar durch einen Mißklang keineswegs verletzt, doch dies bedeutet nicht, daß jede Kombination von Tönen dem Ohr angenehm klingt."[5] Das Leben kennt keine Indifferenz gegenüber den ihm vorgegebenen Bedingungen, in der Kunst wie in der Physiologie ist es auf bestimmte Normen und Werte hin orientiert: „Wenn zum Beispiel die Verdauungsrückstände von einem Organismus nicht mehr ausgeschieden werden und das innere Milieu verstopfen oder vergiften, so verläuft all dies zwar nach (physikalischen, chemischen o. ä.) Gesetzen, doch nichts daran entspricht jener Norm, welche die Tätigkeit des Organismus selbst darstellt. Diesen einfachen Tatbestand meinen wir, wenn wir von biologischer Normativität sprechen."[6]

So gesehen ist die These unhaltbar, wonach der Krankheitszustand in Wirklichkeit bloß die quantitative Abweichung vom physiologischen Zustand nach oben oder unten ist. Der Logik der biologischen Wissenschaften kann es nicht darum zu tun sein, die vielgestaltige Realität mit Quantität gleichzusetzen, um dadurch die Homogenität jener Elemente herzustellen, die zueinander in ein Vergleichs- oder

---

[5] Georges Canguilhem, op.cit. Anm. 3, S. 31

[6] Ebd., S. 84. – Vgl. in diesem Zusammenhang auch die folgenden Feststellungen Canguilhems: „Die Gesetze der Physik und der Chemie sind im Gesundheitswie Krankheitszustand unverändert dieselben. Hält man jedoch vom biologischen Standpunkt daran fest, daß das Leben keinen Unterschied zwischen jenen Zuständen macht, dann ist man zwangsläufig nicht einmal mehr in der Lage, ein Nahrungsmittel von einem Ausscheidungsprodukt zu unterscheiden. Das Exkrement eines Lebewesens kann zwar einem anderen Lebewesen als Nahrungsmittel dienen, keineswegs aber ihm selber. Was das Nahrungsmittel vom Exkrement unterscheidet, ist keine physikalisch-chemische Beschaffenheit, vielmehr ein biologischer Wert. Und so sind denn auch Physiologisches und Pathologisches nicht deshalb unterschieden, weil ihnen eine andere objektive, nämlich physikalisch-chemische Realität, sondern ein anderer biologischer Wert zukommt." (Ebd., S. 149)

Reduktionsverhältnis gebracht werden sollen. Vor allem kann sie dort nicht bloß graduelle Übergänge akzeptieren, wo es um kategoriale Differenzen geht. Auch Anomalie oder Mutation – als Abweichungen von der statistischen Norm – sind nicht per se pathologisch. Sie zeugen vielmehr von möglichen anderen Lebensnormen. So wäre man mit einem Defekt wie Astigmatismus oder Kurzsichtigkeit in einer Viehzucht- oder Ackerbaugesellschaft durchaus normal, unter Seeleuten oder Piloten allerdings anormal. Normativität oder Gesundheit hingegen bedeutet Normalität unter verschiedenen Umweltbedingungen. „Gesundheit", so führt in diesem Zusammenhang Canguilhem aus, „ist ein Komplex von [...] Sicherungen, Absicherungen in der Gegenwart und Versicherungen gegenüber der Zukunft. [...] Gesundheit ist eine Sicherheitsreserve an Reaktionsmöglichkeiten. [...] Spezifikum der Krankheit ist umgekehrt eine Reduktion der Toleranzbreite gegenüber der Unverläßlichkeit der Umwelt. [...] Reduktion bedeutet hier, daß man nur noch in einer anderen Umwelt, schon nicht mehr in Resten der alten leben kann. [...] Jede Krankheit mindert die Fähigkeit, sich anderer Krankheiten zu erwehren, bedeutet einen Verschleiß der ursprünglichen biologischen Sicherung, ohne die es Leben gar nicht gäbe."[7]

Wir sind mit unseren historisch-systematischen Betrachtungen an einer Stelle angelangt, wo jüngere Überlegungen für die Nosologie von Bedeutung werden können, die in einem anderen Sinne, als dies bei Auguste Comte der Fall war, auf Ordnung und Chaos Bezug nehmen. Ordnung war für Comte ein Äquivalent der Normalität, während wir Heutigen im Wissen um bestimmte Konsequenzen von Ordnun-

---

[7] Ebd., S. 134. An anderer Stelle bemerkt Canguilhem, daß der Normativität des Gesunden kein Standard zugrundezulegen sei und daß – ontogenetisch betrachtet – jedes Lebensstadium seine spezifische Normativitäts-Extension hat: „Jeder von uns legt seine Normen fest, indem er seine Aktionsmodelle auswählt. Die Norm des Langstreckenläufers ist nicht die des Sprinters. Jeder von uns ändert seine Normen entsprechend seinem Alter und seinen früheren Normen. Die Norm des ehemaligen Kurzstreckenläufers ist nicht mehr die des Meisterläufers. Es ist normal (d. h. entspricht dem biologischen Gesetz des Alterns), daß die allmähliche Reduktion der Sicherheitsmargen eine Senkung der Resistenzschwelle gegenüber Aggressionen der Umwelt zur Folge hat. Die Normen des Greises hätten beim erwachsenen Mann als Mangel gegolten. Diese Anerkennung der individuellen und zeitlichen Relativität der Normen bedeutet durchaus nicht Skepsis angesichts der Fülle, sondern Toleranz gegenüber den Unterschieden." (Ebd., S. 199f.)

gen in Biologie und Gesellschaft, welche sich in einem statischen Gleichgewicht befinden, nicht von vornherein mit dem Ordnungsbegriff eine positive Wertschätzung verbinden. In diesem Zusammenhang sei auf eine Anregung Bezug genommen, die Wolfgang Gerok in seinem Festvortrag vor der Gesellschaft Deutscher Naturforscher und Ärzte im September 1988 in Freiburg im Breisgau gegeben hat.[8]

Gerok versucht zu zeigen, daß im Zustand der Gesundheit sowohl Elemente der Ordnung als auch des Chaos enthalten sind, ja erst gemeinsam diesen Zustand hervorbringen. Auf modifiziert hippokratische Weise macht auch bei Gerok die Störung von Gleichgewicht und Harmonie die Krankheit aus: Krankheit wird durch das Übergewicht oder die Unterentwicklung der beiden Elemente Ordnung und Chaos charakterisiert. An Beispielen stellt er eine Krankheit einmal als Folge einer erstarrten Ordnung, dann aber als Konsequenz der Herrschaft der Unordnung dar. Gerok konstatiert unter normalen Bedingungen die Kopräsenz dreier verschiedener Reaktionsweisen in lebenden Systemen: Reaktionen im oder nahe beim Gleichgewicht, oszillierende Reaktionen, schließlich chaotische Reaktionen. Die geordneten Reaktionen verleihen den biologischen Systemen Stabilität und Konstanz; die oszillierenden Reaktionen dienen außerdem als extrem „stoßsichere" innere Uhr; und die chaotischen Reaktionen ermöglichen die Flexibilität eines biologischen Systems, seine rasche Anpassung an veränderte Umweltbedingungen gemäß dem Prinzip ‚Versuch und Irrtum', sowie die Kreation neuer Eigenschaften des Systems. „Stabilisierung des Bewährten und Konstanz einerseits, Flexibilität und Kreativität andererseits – dies sind die Eigenschaften, die von den verschiedenen Reaktionstypen lebender Systeme gewährleistet werden. Gesundheit ist die Wanderung auf dem Grat, auf dem sich Chaos und Ordnung ständig die Waage halten."[9]

Am Beispiel der Osteoporose zeigt Gerok, wie Krankheit durch eine erstarrte Ordnung, durch den Verlust der Möglichkeit zu chaotischen Reaktionen, gekennzeichnet sein kann.[10] An der Osteoporose

---

[8] Wolfgang Gerok, „Ordnung und Chaos als Elemente von Gesundheit und Krankheit". In: *Ordnung und Chaos in der unbelebten und belebten Natur* (= Verhandlungen der Gesellschaft Deutscher Naturforscher und Ärzte, 115. Versammlung, 17. bis 20. September 1988, Freiburg i.Br.), Stuttgart: Wissenschaftliche Verlagsgesellschaft 1989, S. 19–41
[9] Ebd., S. 27
[10] Vgl. ebd., S. 27–30

erweise es sich, daß beim Gesunden eine Ordnung (repräsentiert durch die konstante mittlere Calcium- und Hormonkonzentration) mit einem chaotischen Verhalten (gekennzeichnet durch die regellosen Oszillationen) kombiniert sein muß, um eine normale Dynamik und Struktur des Knochens zu garantieren, während ein Verlust des Regellosen eine erstarrte Ordnung und den krankhaften Zustand kennzeichne. Wie sich andererseits Krankheit durch Übergewicht des Chaos einstellen kann, sucht der Autor unter anderem am Beispiel der Cholestase darzustellen, also an einem Phänomen der Leberkrankheiten. Man versteht darunter eine Abnahme oder ein völliges Versiegen des Gallenflusses von der Leber in den Darm.[11] An dem genannten Beispiel wird dargestellt, wie eine Störung der Zuordnung von Stoffwechselvorgängen zu bestimmten Lebensphasen (metabolische Retrodifferenzierung), in Verbindung mit einer Reaktionsschleife der Selbstverstärkung, zu chaotischen metabolischen Situationen, und damit zu Krankheitsphänomenen führen kann.

Wie Gerok selbst bemerkt, liegt es nahe, Parallelen zu anderen Lebensbereichen zu ziehen. Im folgenden Abschnitt soll es gerade darum gehen, einige Parallelen zwischen der Erörterung des Normalen und Pathologischen in der Medizin und der sozialen Welt darzustellen.

2. Krankheitsanalogien in der Gesellschaft und in den Sozialwissenschaften

Mit Comte wurde eine Denkform wiederbelebt, die schon in der griechischen Antike von Bedeutung war: die Analogiebildung zwischen der Welt des Biologischen und der des Sozialen. Wir treffen sie in Platons *Staat* gleichermaßen an wie etwa bei Konrad Lorenz in dessen Buch *Die acht Todsünden der zivilisierten Menschheit*.[12] Die Analogien sind von sehr unterschiedlicher Art, und dies gilt nicht nur für den Vergleich von antiken und zeitgenössischen Analogiebildungen.

---

[11] Vgl. ebd., S. 31–34

[12] Konrad Lorenz, *Die acht Todsünden der zivilisierten Menschheit*, München Zürich: Piper 1973; für die ungeheure Wirksamkeit dieser Art von Literatur spricht, daß dieses Buch allein in deutscher Sprache innerhalb von 20 Jahren eine Auflage von mehr als 500.000 Stück erlebte

Vorhin wurde mit Blick auf eine exemplarische Analyse von Wolfgang Gerok ausgeführt, daß Ordnung *und* Chaos gemeinsam als Elemente von Gesundheit wirksam sind, daß jedoch Krankheit ebenso durch eine erstarrte Ordnung wie durch ein ungesteuertes Chaos gekennzeichnet sein kann. Eine ähnliche Auffassung vertrat der bereits 1963 verstorbene polnische Soziologe Stanislaw Ossowski in einer vergleichenden Studie über Typen sozialer Ordnung.[13] Er unterscheidet vier Systeme kollektiven Verhaltens: traditionelle Gesellschaften, in denen das soziale Verhalten durch verinnerlichte soziale Normen koordiniert wird; polyzentrische Beziehungen unkoordinierter Handlungen in einem liberalen System; ein monozentrisches System, in welchem das kollektive Verhalten durch Entscheidungen und Anordnungen eines zentral operierenden Machtzentrums bestimmt wird; schließlich eine Form der begrenzten Spontaneität, bei welcher polyzentrische Beziehungen zwar bestehen, jedoch durch bestimmte Rahmenbedingungen koordiniert werden. Wir haben es also nach Ossowski mit zwei Ordnungen der kollektiven Vorstellungen zu tun: Ordnung eins und Ordnung vier, von denen die eine auf eingelebten Traditionen, die sich nicht beliebig erneuern lassen, beruht, die andere jedoch auf der Grundlage von Verfahren wirksam wird, die sich ein Gemeinwesen selbst auferlegt; ferner haben wir es noch mit einer monozentrischen Ordnung zu tun, bei welcher das soziale Leben durch zentrale Entscheidungen mithilfe einer Planungsorganisation reguliert wird; schließlich mit einer polyzentrischen Ordnung, bei welcher das soziale Gleichgewicht – dank einer scheinbar naturgesetzlich wirksamen Selbstorganisation: dem Prinzip der „unsichtbaren Hand" – durch individuelle, unkoordinierte Entscheidungen erreicht werden soll. Nach Ossowski stellen die monozentrische und die polyzentrische Ordnung ein Übermaß an Steuerung bzw. an Unkoordiniertheit dar. Gerok würde im einen Fall von einem Übermaß an Ordnung und einem Mangel an Chaos, im anderen Fall von einem Übermaß an Chaos und einem Mangel an Ordnung sprechen. Deutlich wird, daß Ossowskis Sympathie – unter den modernen Bedingungen nachtraditionaler Gesellschaftsordnungen – dem vorhin genannten vierten Typus gilt: jener organisierten Kooperation, wel-

---

[13] Vgl. Stanislaw Ossowski, „Konzeptionen der sozialen Ordnung und Typen der Verhersage". In: ders., *Die Besonderheiten der Sozialwissenschaften* (aus d. Poln.), Frankfurt a.M.: Suhrkamp 1973, S. 64–88

che die polyzentrische Interferenz mit kollektiv akzeptierten Rahmenbedingungen kombiniert und jene durch diese koordiniert. Diese vierte Konzeption der sozialen Ordnung sucht Spontaneität und rationale Planung miteinander zu versöhnen. Sie stellt uns nach Ansicht dieses Autors vor gewichtige Aufgaben und eröffnet der sozialwissenschaftlichen Forschung sowie der sozialen Phantasie ein weites Feld, geht es doch um die Auflösung des Konflikts zwischen der Effektivität einer einheitlichen Leitung und den zentralen Werten des Polyzentrismus.[14]

Nun zu einer weiteren Gemeinsamkeit zwischen Medizinischem und Sozialwissenschaftlichem bzw. zwischen Klinikern und Gesellschaftsanalytikern! Wie wir wissen, neigen Kliniker eher dazu, den Standpunkt des Physiologen als den des Kranken einzunehmen. Dies hat seinen Grund in jener entscheidenden medizinischen Erfahrung, daß subjektive und objektive Krankheitssymptome keineswegs immer übereinstimmen. So ist es nicht nur ein Scherz, wenn die Urologen sagen, daß ein Patient, der über Schmerzen an den Nieren klagt, gar nichts an den Nieren hat.[15] Die bekannte Tatsache der projizierten Schmerzen, vor allem jedoch die längere Latenz bestimmter Degenerationserscheinungen sowie der Invasions- und Infektionskrankheiten sind es, die den Mediziner dazu verleiten, die unmittelbare Krankheitserfahrung des Patienten gelegentlich für unerheblich zu halten, ja in ihr sogar eine systematische Verfälschung des objektiven pathologischen Befundes zu sehen. Auch in den Sozialwissenschaften wird zwischen „manifesten" und „latenten" Funktionen unterschieden, wobei man die Möglichkeit ins Auge faßt, daß ein faktischer Dauerzustand einer Gesellschaft, also ihre Persistenz, entgegen dem ersten Augenschein gerade ein krisenhaftes Symptom dafür sein kann, daß ihr die Fähigkeit zur Selbstregulation bereits abhanden gekommen ist. Eine solche Gesellschaft hat, wie man sagen könnte, die soziale Normativität verloren, sie bleibt sich ändernden Bedingungen endogener oder exogener Art gegenüber indifferent, statt durch neue Normsetzung auf sie aktiv einzuwirken. In verschiedenen Bereichen des öffentlichen Lebens: in der Bevölkerungsentwicklung, der Familien-

---

[14] Vgl. ebd., S. 88
[15] Dies deshalb, weil die Nieren für den Kranken ein Haut- und Muskelgebiet in der Lendengegend sind, während der Mediziner sie als innere Organe betrachtet, die mit anderen in Beziehung stehen.

politik, der Arbeitsmarktpolitik und der Sozialpolitik, weisen derzeit verschiedene europäische Staaten und Gesellschaften ein derartiges normatives Defizit auf.

Besonders deutlich zeigt sich dieses Defizit an der Frage der Finanzierbarkeit von Sozialversicherungen. Unsere Rentner werden immer älter – grob geschätzt alle zehn Jahre um ein Jahr – und beziehen somit länger Rente. Gleichzeitig hat sich das Verhältnis der Beitragszahler zu den Rentnern aus demographischen Gründen massiv verschlechtert. Liegt das Verhältnis heute – und ich nehme als Beispiel die Schweiz, wo es auf den Mai 1998 bezogene aktualisierte Werte gibt[16] – bei 4:1, so wird sich dieses Verhältnis gegen das Jahr 2040 auf 2,4:1 verschlechtern. Eine massive Mehrbelastung der aktiven Generation ist wegen des Umlageverfahrens deshalb unvermeidlich. Ohne entscheidende Maßnahmen werden ihr gewaltige Sozialkosten in Form von Steuern, Lohn- und Mehrwertsteuerbeiträgen hinterlassen oder gar ein gefährlicher Schuldenberg, wenn es nämlich nicht gelingt, Einnahmen und Ausgaben in verschiedenen Zweigen wieder in ein Gleichgewicht zu bringen. Das derzeitige Wohlbehagen mit den geltenden sozialversicherungsrechtlichen Bestimmungen und den entsprechenden Beitragssätzen bedeutet in der Tat nichts anderes als eine soziale Defizienz in der Latenzphase.

Im Hinblick auf das subjektive Wohlbehagen, aber auch auf das subjektive Leid der jeweils physisch, psychisch oder sozial Betroffenen ist hier dennoch ein kurzes Wort am Platz. Gewiß ist es das gute Recht des Pathologen – und Analoges gilt auch für den Sozialpathologen –, der Behauptung des Kranken, der, nur weil er sich anders fühlt, auch gleich zu wissen meint, wodurch er anders ist, zu mißtrauen und diese Behauptung notfalls richtigzustellen. Doch daraus, daß der Kranke sich bezüglich der Ursachen seines veränderten Befindens irren mag, folgt noch lange nicht, daß er auch den Wandel seines Befindens falsch empfinden muß. Vielleicht ist sein Empfinden oder sein diffuses Gefühl eine Vorahnung dessen, was die zeitgenössische Pathologie in Ansätzen zu sehen beginnt: daß nämlich der Krankheitszustand nicht bloß eine quantitativ abweichende Fortsetzung

---

[16] Vgl. Peter Hasler, „Sind die Sozialversicherungen noch finanzierbar? Plädoyer für einen entschlossenen Kurswechsel", Neue Zürcher Zeitung, 2./3. Mai 1998, S. 15

des physiologischen Zustandes ist, sondern etwas durchaus anderes.[17] Jedenfalls sollte man stets das Befinden des Patienten berücksichtigen, wenn man einen Meßwert beurteilt. Selbst wenn in einer Wunde die gefährlichen Gasbrandbazillen nachgewiesen werden, so führte Georg Peters von der Universität Münster auf dem Deutschen Internistenkongreß im April d. J. aus, sei das normal, solange keine Krankheitszeichen vorhanden sind.

Und wie verhält es sich mit der sozialen Welt? Ähnlich, wenn auch mit dem signifikanten Unterschied, daß wir hier mit einer Form der Realitätsverweigerung gegenüber induktiven Extrapolationen rechnen müssen: mit Wohlbefinden oder Hedonismus aufgrund des Unvermögens zur Imagination oder aber aufgrund ihrer bewußten Verdrängung.

3. Medizinische und soziale Diagnostik

3.1 Über Sozialpathologien

Die Herstellung von Analogien zwischen organischen und sozialen Systemen ist alten Ursprungs, sie findet sich in einer Vielzahl von biomorphen Interpretationen des Kosmos und der Gesellschaft.[18] Besonders im 18. Jahrhundert wurden Analogisierungen zwischen biologischen und sozialen Phänomenen üblich, so etwa zwischen dem doppelten Blutkreislauf auf der einen, dem Waren- und dem Geldstrom auf der anderen Seite. Auch das Denken in Kategorien der sozialen Pathologie nahm in dieser Zeit einen Aufschwung, zumal man einmal im Alten Regime der Zeit vor 1789, dann aber in der Französischen Revolution selbst den Inbegriff der deformierten Ordnung bzw. der Ordnungslosigkeit erblickte. Für viele Zeitgenossen, aber auch für spätere Historiker, leitete die Hinrichtung Ludwigs XVI. im

---

[17] Vgl. dazu Georges Canguilhem, op. cit. Anm. 3, S. 57
[18] In einer Vielzahl von Arbeiten hat Ernst Topitsch auf die verschiedenen Formen und Funktionen der Natur-, Gesellschafts- und Selbstinterpretationen Bezug genommen und dabei insbesondere die biomorphen, soziomorphen und technomorphen Deutungsmodelle untersucht. Einen guten Überblick vermittelt folgender Sammelband, welcher Aufsätze aus nahezu fünf Jahrzehnten enthält: Ernst Topitsch, *Studien zur Weltanschauungsanalyse*, Wien: Turia und Kant o. J. [1996].

Jänner 1793 keineswegs die dann in Frankreich und Europa zu verzeichnende Unordnung ein, sie sei vielmehr gerade deren Ausdruck gewesen. Insbesondere in den Jahren nach der Revolution, also nach 1799, erschien vielen eine soziale Therapeutik nötig, da man davon überzeugt war, gerade eine Sozialpathologie größten Ausmaßes hinter sich zu haben. Das Denken in diesen Begriffen überdauerte allerdings die Zeit der Restauration.

In Frankreich waren es in der zweiten Hälfte des 19. Jahrhunderts vor allem René Worms, in Deutschland insbesondere Paul von Lilienfeld, die sich den Fragen einer Pathologie der Gesellschaft zuwandten. Nach Lilienfeld treten soziale Pathologien in drei Bereichen auf: in der Wirtschaft, im Recht und in der Politik. Und Lilienfeld meint, daß diesen Krankheiten, da die Gesellschaft nur aus Nervensystemen bestehe, drei Arten von Gehirnkrankheiten entsprechen müßten: der kranken Wirtschaft die Dementia, dem kranken Recht das Delirium, der kranken Politik die Paralyse.[19] Außer diesen Erkrankungen ist auch Verfall möglich, der dem Altwerden und Absterben des Körpers vergleichbar sei. Eine über diese Korrelationen hinausgehende Ätiologie dieser pathologischen Zustände und Prozesse fehlt bei Lilienfeld. Obwohl Lilienfeld glaubt eingesehen und dargestellt zu haben, wie das Ideale real und das Reale ideal sei, und wie das Wirkliche diese beiden Seiten bilde, ist nicht zu übersehen, daß bei ihm Tatsachen- und Werturteile beinahe unentwirrbar ineinander verstrickt sind, wobei zumeist Wertungen als Konstatierungen präsentiert werden. Bei René Worms ist die Sachlage in dieser Hinsicht keineswegs besser.

Trotz aller Unzulänglichkeit biologistischer Deutungen des Sozialen und soziologischer Deutungen des Biologischen wird man nicht von vornherein in allen Fällen die heuristische Fruchtbarkeit von Analogiebildungen bestreiten. So liegt es für einen Sozialwissenschaftler nahe, den in der Biologie benutzten Begriff der Ordnung samt seinem Gegenbegriff des Chaos mit dem einer Wirtschaftsordnung in Beziehung zu bringen, die funktional auf den Wohlstand, oder allgemeiner: das Wohlbefinden der Mitglieder der Gesellschaft und seine

---

[19] Vgl. Paul von Lilienfeld, *La pathologie sociale*, Paris: Giard et Bière 1896, S. 55 Bei diesem Werk handelt es sich um eine kürzere und darum in gewisser Hinsicht bestimmtere Darstellung der Ansichten dieses Autors, die er in dem in fünf Bänden zwischen 1873 und 1881 erschienenen Werk *Gedanken über die Sozialwissenschaft der Zukunft* (Hamburg-Mitau: Gebrüder Behre) entwickelt hat.

Maximierung, ausgerichtet ist.[20] Auch in der Wirtschaft stehen einander – ähnlich biologischen Systemen – gewisse Vereinseitigungen von starren Ordnungen und regellosen, chaotischen Zuständen gegenüber. Davon war bereits kurz die Rede.

Eine andere für den Vergleich von Biologischem und Sozialem wichtige Grundannahme betrifft ein seit den Forschungen von Herbert Spencer und Charles Darwin verändertes Verständnis jener Umwelt, im Hinblick auf welche im allgemeinen Normalitätsfestlegungen vorgenommen werden. Denn Lebewesen und Umwelt sind nicht unabhängig voneinander betrachtet normal, sondern durch ihre wechselseitige Beziehung: Normal ist eine *Umwelt* für ein bestimmtes Lebewesen in dem Maße, wie dessen Formenreichtum gesichert ist, so daß das Leben in einer seiner Formen bei Umweltveränderungen eine Lösung für das ihm unvermittelt entgegentretende Anpassungsproblem finden kann; umgekehrt ist ein *Lebewesen* normal in dem Maße, wie es die vom Leben gefundene morphologische und funktionelle Antwort auf sämtliche Anforderungen der Umwelt darstellt.

Ein Beispiel für eine Umwelt, mit der man im politisch-gesellschaftlichen Bereich nicht zu Rande kommt, weil sie auf dysfunktionale Weise den Formenreichtum beeinträchtigt, der sich unter andersartigen politischen und geopolitisch-ökologischen Gegebenheiten herausentwickelt hat, geben aktuelle Vorkommnisse in afrikanischen Staaten. Im Unterschied zu Europa, welches aus eigener Entscheidung zusammenwachsen will, wurden die Afrikaner vor hundert bis hundertvierzig Jahren von Fremden, den Kolonialherren, aus Gründen, die nichts mit Afrika, wohl jedoch mit europäischer Machtpolitik zu tun hatten, in die heutigen Territorialstaaten hineingepreßt. Vor der Kolonialzeit gab es nur lokale Kontakte benachbarter Sippen und Stämme, wie exemplarisch das Beispiel Kenias belegt. Hatten vor der Festlegung bestimmter territorialer Grenzen die afrikanischen Stämme und Völkerschaften die Möglichkeit, zwischen Autarkie und flexibler Interaktion mit anderen Völkerschaften ihr Leben zu gestalten, so wurden sie durch den Kolonialismus zu Vielvölkerstaaten, die keineswegs noch ein „Volk" von gleicher Kultur, Sprache, Geschichte und Tradition bilden, sondern nur ein durch die Staatsangehörigkeit

---

[20] Vgl. in diesem Zusammenhang Carl Christian von Weizsäcker, „Ordnung und Chaos in der Wirtschaft". In: *Ordnung und Chaos in der unbelebten und belebten Natur*, op. cit. Anm. 8, S. 45–57, hier v. a. S. 51f

verbundenes Staatsvolk. Kenia, dessen Völker 25 verschiedene Sprachen sprechen, ist dadurch charakterisiert, daß verschiedene Völkerschaften versuchen, sich über die jeweils anderen – zum Teil unter Herstellung sehr diffiziler Koalitionen – zu erheben.[21] So gab es nur wenige Versuche, aus den Kikuyu und Kalenjin, Luo und Kamba, den Somalen, Massai und den Staatsangehörigen anderer Volkszugehörigkeit so etwas wie nationalbewußte Staatsbürger, also Kenianer zu machen. Was unternommen wurde, geschah bestenfalls halbherzig. Wir können uns die afrikanischen Zustände am ehesten noch analogisierend dadurch verständlich machen, daß wir uns die im Anschluß an die Friedensverträge von Saint Germain und Trianon erfolgenden Grenzziehungen in Mitteleuropa nach dem Ersten Weltkrieg vergegenwärtigen, welche in Rumänien, in der Tschechoslowakei, aber auch in Südtirol alles andere als die Selbstbestimmung der nun als ungarische oder deutsche Minoritäten integrierten Völkerschaften zur Folge hatten. Der nationale Konflikt war damals gleichsam vorprogrammiert worden – und dies auf einem Kontinent, der in wissenschaftlich-technischer und kultureller Hinsicht ungleich homogener war als es afrikanische Großflächenstaaten derzeit in der Regel sind.

3.2 Zur medizinischen und sozialen Diagnostik

Ein und dieselbe Krankheit, die mit ein und demselben Diagnosebegriff benannt wird, kann, wie man weiß, individuell extrem unterschiedliche Verlaufsformen haben.[22] So wissen wir heute aufgrund der Ergebnisse der Konstitutionsforschung, insbesondere auch der immunologischen Forschung, daß der Befall mit einem bakteriellen oder viralen Erreger allein noch kein Krankheitsgeschehen auslösen muß. Verschiedene Erreger können gleiche, gleiche Erreger aber verschiedene Krankheitserscheinungen hervorrufen. In dieser Hinsicht finden sich Entsprechungen in der geschichtlich-gesellschaftlichen

---

[21] Dabei ist Kenia natürlich ebensowenig typisch für das riesige Afrika wie etwa Portugal in kultureller, wirtschaftlicher und politischer Hinsicht für das Europa vom Atlantik bis zum Ural.

[22] Vgl. in diesem Zusammenhang exemplarisch Friedrich Martius, *Konstitution und Vererbung in ihren Beziehungen zur Pathologie*, Berlin: Springer 1914; Friedrich Curtius, *Individuum und Krankheit. Grundzüge einer Individualpathologie*, Berlin Göttingen Heidelberg: Springer 1959

Welt: auch für sie gilt, daß gleiche Ursachen verschiedene Wirkungen haben können, und verschiedene Ursachen gleiche Wirkungen. So ist, wie es Golo Mann einmal formulierte, „Schlachtflottenbau [...] gleich Schlachtflottenbau, aber die Bedingungen, unter denen es in Deutschland um 1900, in Rußland um 1965 zu ihm kam, waren gründlich verschieden voneinander."[23]

Als absolut unzureichend erweist sich in der medizinischen Diagnostik der Rekurs lediglich auf statistische Verfahren. Gegenüber der Statistik-Euphorie erklärte es schon Claude Bernard, der Begründer der experimentellen Physiologie, zur Aufgabe des Arztes, im Einzelfall exakt festzustellen, wodurch eine Krankheit verursacht wurde, aber auch, was sie heilt. Der Statistiker mag zwar etwa berichten, daß 80 Prozent der auf eine bestimmte Weise behandelten Kranken gesundheitlich wiederhergestellt werden, aber der einzelne Patient wünscht zu wissen: „Werde *ich* geheilt, werde *ich* überleben?"[24] Als völlig unbefriedigend erscheint also Bernard die bloße Subsumption eines individuellen Falles unter statistische Hypothesen. Mit dieser Intention ist dieser französische Physiologe ganz nahe den Auffassungen des deutschen Soziologen Max Weber, dem es keineswegs in erster Linie um die Entdeckung von – auch statistischen – nomologischen Hypothesen und um die anschließende Subsumption von singulären sozialen und historischen Tatsachen und Ereignissen unter sie gegangen ist. Vielmehr kennzeichnete er seine sozialwissenschaftliche Intention unzweideutig folgendermaßen: „Die Sozialwissenschaft, die *wir* treiben wollen, ist eine Wirklichkeitswissenschaft. Wir wollen die uns umgebende Wirklichkeit des Lebens, in welches wir hineingestellt sind, in ihrer Eigenart verstehen – den Zusammenhang und die Kulturbedeutung ihrer einzelnen Erscheinungen in ihrer heutigen Gestaltung einerseits, die Gründe ihres geschichtlichen So-und-nicht-anders-Gewordenseins andererseits."[25]

---

[23] Golo Mann, „Plädoyer für die historische Erzählung", In: Jürgen Kocka/ Thomas Nipperdey (Hg.), *Theorie und Erzählung in der Geschichte* (=Theorie der Geschichte. Beiträge zur Historik, Bd. 3), München: Deutscher Taschenbuch Verlag 1979, S. 40–56, hier S. 56

[24] Vgl. Georges Canguilhems Ausführungen zu Claude Bernard, op. cit. Anm. 3, S. 38–57

[25] Max Weber, „Die ‚Objektivität' sozialwissenschaftlicher und sozialpolitischer Erkenntnis" (1904). In: ders., *Gesammelte Aufsätze zur Wissenschaftslehre*, 3. Aufl., Tübingen: Mohr 1968, S. 146–214, hier S. 170f

Wie sich für eine nach Art von Max Weber betriebene Geschichts- und Sozialwissenschaft die erwähnte Subsumptionsforderung als unhaltbar erwies, da mit ihr nahezu durchgehend eine monokausale Ursachenforschung verknüpft ist, so wich auch in der Biologie und Medizin der Zeit um 1900 der Uni- oder Monokausalismus dem Konditionalismus. Es entwickelte sich die Lehre von der psychophysischen Verschränktheit aller krankmachenden Bedingungen und man betonte die Interdependenzen zwischen somatischen, seelischen, soziokulturellen und ökologischen Faktoren in der Ätiologie. Daraus resultiert auch die Vielgestaltigkeit ärztlicher Erkenntnisse und Urteile. Die ärztliche Diagnostik bewegt sich zwischen Wissenschaft und Kunstfertigkeit: zwischen den Konfinien der exakten Naturwissenschaften und der durch den behandelnden Arzt vorzunehmenden Wertung des sozialen und lebensgeschichtlichen Hintergrundes des Patienten. So sind es heute verschiedenste Diagnoseverfahren der angewandten Physik (etwa die modernen bildgebenden Verfahren) und Chemie, welche in der Analyse des Einzelfalls einen besonders prominenten Platz behaupten und den auf das individuelle Verstehen bezogenen hermeneutischen Methoden in der Rekonstruktion der individualpsychischen, der familiären und der beruflichen Lebenslage des Patienten – je nach Krankheitstypus – vor- oder nachgeordnet sind.[26]

Natürlich gestattet es der der multifaktoriellen Betrachtung verpflichtete Konditionalismus, einzelne Faktoren eines Bedingungsgefüges nach beliebigen Gesichtspunkten zu akzentuieren. Er macht zwar keinen grundsätzlichen Unterschied zwischen Ursachen und Bedingungen (hinreichenden und notwendigen Bedingungen), läßt es aber durchaus als zweckmäßig erscheinen, zwischen auslösenden und persistierenden Bedingungen zu unterscheiden. Persistierende Bedingungen sind statisch, sie halten einen Zustand aufrecht, der nur solange dauert, wie die entsprechende Bedingung Bestand hat.

Die Situation ist auch in dieser Hinsicht in den Sozialwissenschaften sehr ähnlich. Hier wird oftmals eine bestimmte Perspektive erkenntnisleitend für die Auszeichnung gewisser erklärender Variablen. Dagegen ist solange nichts einzuwenden, als die Perspektivierung

---

[26] Vgl. in diesem Zusammenhang Rudolf Gross, „Geistige Grundlagen der Erkenntnisfindung in der Medizin". In: ders. (Hg.), *Geistige Grundlagen der Medizin*, Berlin Heidelberg New York Tokyo: Springer 1985, S. 73–89, hier v.a. S. 76f

nicht zugleich eine unmerkliche, der Sache aber widersprechende Gewichtung der in Betracht stehenden Variablen zur Folge hat. Erst dann wird der Tendenz zu monokausalen Erklärungen die Ehre eines methodologischen Prinzips zuteil.[27] Ossowski erläutert an einem medizinischen Beispiel die sich in verschiedenen wissenschaftlichen Disziplinen, vor allem aber in den Geistes- und Sozialwissenschaften vollziehende Auswahl der Aspekte unter praktischen (oder „praxeologischen") Direktiven. „Der Satz, die wahre Ursache des Todes eines Kranken sei eine zu große Dosis der Arznei gewesen, ist genausoviel wert wie der Satz, die wahre Ursache des Todes dieses Kranken sei der Zustand seines Herzens in dem Augenblick gewesen, als er die Arznei einnahm, oder das Fehlen bestimmter Magensäfte, die die Wirkung der Medizin verringert hätten oder eine psychische Depression und mangelnde Resistenz des Organismus, oder chemische Eigenschaften des Blutes oder der Verdauungssäfte. Es ist wahrscheinlich, auch wenn es sich nicht verifizieren läßt, daß dies notwendige Bedingungen waren, damit in diesem Falle der Tod eintrat. Doch kann die Behauptung, die wahre Ursache für den Tod des Kranken sei eine allzu große Dosis der Arznei gewesen, aufgrund ihrer impressiven Funktion das Verhalten der Ärzte beeinflussen, größere Vorsicht bei der Dosierung von Medikamenten erzwingen und künftigen Katastrophen vorbeugen."[28] Gegen derartige perspektivische Deutungen und Ätiologien ist nur dann ein Einwand zu erheben, wenn ihre Geltungsbedingung – hier: der praxeologische Erklärungsrahmen – verschwiegen wird, wodurch für sie ein Unbedingtheitsanspruch reklamiert werden kann.

Natürlich gibt es, wie nicht nur Ossowski wußte, auch eine Reihe von unmittelbar ideologischen Gründen, aus einem Perspektivismus eine ontologische Suprematie abzuleiten. Schon Max Weber hat dies im Hinblick auf ökonomistische Deutungen in den Sozialwissenschaften sehr klar erkannt und zum Ausdruck gebracht. Die vermeintliche Eleganz unikausaler oder monistischer Erklärungen in den Humanwissenschaften hat häufig auch damit zu tun, daß das Mensch-Umwelt-Verhältnis auf eine streng deterministische Weise ausgelegt wird. Die Funktionen sowohl der biologischen als auch der sozialen Organismen und Systeme bleiben jedoch unverständlich, wenn man von ihnen glaubt, daß sie lediglich die verschiedenen Zu-

---

[27] Vgl. in diesem Zusammenhang Stanislaw Ossowksi, op.cit. Anm. 13, S. 109f
[28] Ebd., S. 113f

stände eines gegenüber den Umweltveränderungen passiv reagierenden biologischen oder sozialen Organismus wiedergeben. In Wirklichkeit ist die Umwelt zum Teil immer auch dessen Werk, weil er sich stets bestimmten Einflüssen entzieht und anderen aussetzt, und weil er sie nicht selten entscheidend modifiziert.

4. Gesundheit und Krankheit als Ideologie

Die Definition des Normalen in Psychologie und Soziologie impliziert häufig allein schon dadurch eine ganz bestimmte Gesellschaftsauffassung, daß einerseits das Normale als Angepaßtes bestimmt wird, andererseits die Gesellschaft als Umwelt verstanden und mit einem System von Determinanten gleichgesetzt wird. So definiert Talcott Parsons ‚Gesundheit' als „Zustand optimaler Leistungsfähigkeit eines Individuums für die wirksame Erfüllung der Rollen und Aufgaben, für die es sozialisiert worden ist."[29] Gemeint mag damit implizit sein, daß ‚Krankheit' die Abweichung von diesem Optimum bedeutet, wobei sie extensional vom Indisponiertsein über die Bagatelle bis zum sozialen Leistungsminimum des Schwerstkranken reicht. Aber es ist doch nicht zu übersehen, daß dabei stillschweigend Normalität und Gesundheit als Verhalten der sozialen Subordination bestimmt werden.

Umwelt ist jedoch als etwas zu Schaffendes anzusehen, und nicht bloß als etwas Geschaffenes. So betrachtet wird der biologische, aber auch der soziale Organismus nicht in eine Umwelt hineingeworfen, der er sich zu fügen hat, vielmehr strukturiert er seine Umwelt und entwickelt zugleich damit seine Fähigkeiten als biologischer bzw. als lernfähiger sozialer Organismus. Ist denn zum Beispiel der Bevölkerungsrückgang in entwickelten Industrienationen nichts anderes als eine unausweichliche Anpassungsreaktion auf eine Wettbewerbsgesellschaft, wie etwa Herwig Birg[30] meint, in der Kinder, die zu Opportunitätskosten führen können, Luxus sind? „Anpassung" im

---

[29] Talcott Parsons, „Definition of Health and Illness in the Light of American Values and Social Structure", ins Dt. übersetzt in: Alexander Mitscherlich u.a. (Hg.)., *Der Kranke in der modernen Gesellschaft*, Köln Berlin: Kiepenheuer & Witsch 1967, S. 57–87, hier S. 71

[30] Vgl. Herwig Birg, *Die Weltbevölkerung*, München: Beck 1996, Kap. 6

Gebiet der geschichtlich-gesellschaftlichen Welt, wo es bekanntlich weniger um ein Reflexverhalten, sondern um ein durch Wertorientierungen angeleitetes Handeln geht, kann nämlich alles und nichts bedeuten; jedenfalls wäre es verkehrt, der Ideologie der „Sachzwänge" in diesem Zusammenhang allzu schnell zu erliegen.

Diese Ideologie begegnet uns auch in jenen Formen der Selbstentlastung, welche nicht selten mit der Deklaration einhergeht, daß die äußeren, umweltlichen Bedingungen das Wesentliche, die dem individuellen Akteur zurechenbaren Handlungen aber nur das Akzidentelle seien. Zwei Implikationen sind mit einer derartigen Argumentation verknüpft: eine wissenschaftstheoretische und eine moralische. In wissenschaftstheoretischer Hinsicht handelt es sich wieder einmal um den Versuch, aus Bedingungen, die in einem Geflecht mit vielen anderen Bedingungen gemeinsam wirken, ganz bestimmte Ursachen als die allein signifikanten in den Vordergrund zu rücken. Abermals wird hier auf ganz unangemessene Weise das unikausale Modell praktiziert – diesmal im Sinne der Milieutheorie oder des soziologischen Strukturalismus.[31] – Was andererseits den moralischen Aspekt der erwähnten Argumentation anlangt, so zeigt sich, daß eine auf die persistierenden Bedingungen abzielende strukturalistische Betrachtung des Sozialgeschehens die Hinweise auf das individuelle Versagen durch die Pathologisierung der sozialen Umstände ersetzt, unter denen sich individuelles Handeln vollzieht. Soziale Krankheit figuriert in einer derartigen „kritischen Theorie der Gesellschaft" als Ursache von individueller Schuld. Dazu abschließend noch einige kurze Überlegungen in kulturkritischer Absicht.

Gewisse US-amerikanische Psychoanalytiker kamen, wie Christopher Lasch zeigt, zu der Überzeugung, daß ihre Praxis ein Aussetzen des moralischen Urteils verlange: „Zumindest war es notwendig, eine offene, permissive Atmosphäre zu etablieren, in der die Patienten frei und ohne Angst vor moralischer Verurteilung sprechen konnten. Wenn das im Behandlungszimmer angemessen war, so war es natürlich nicht

---

[31] Die allgemeine „strukturalistische" Behauptung, die man in sozialpolitisch motivierten Diskussionen gelegentlich hören kann, daß psychische oder soziale Faktoren die „eigentlichen" Bedingungen bestimmter krankhafter Prozesse darstellen, ist in dieser Allgemeinheit weder eindeutig wahr noch falsch, sondern, weil nicht hinreichend spezifiziert, unbrauchbar. Hier gilt das oben über die Geltungsbedingungen für „perspektivische" Erklärungen Gesagte.

notwendigerweise auch in der alltäglichen Welt draußen angemessen, aber nachdem die Gewohnheit der Nachsicht sich als oberstes Prinzip der psychoanalytischen Therapie etabliert hatte, wurde sie bald zu einer Art automatischem Reflex, der alle Formen des zwischenmenschlichen Austauschs zu bestimmen begann. Eine nicht-urteilende Haltung, leicht mit der liberalen Tugend der Toleranz zu verwechseln, wurde zunehmend als Conditio sine qua non des gesellschaftlichen Umgangs betrachtet."[32] In der Folge wurde in einer durchaus nicht ideologiefreien Weise häufig das Individuum von der Schuld freigesprochen, und gleichzeitig wurden politische Strategien gerechtfertigt, die zur Entlastung aller, angeblich schuldlos Leidenden bestimmt waren. Die generalisierte Vorstellung von einer kranken Gesellschaft, die Heilung braucht, wurde auf diese Weise erhellender als Konzepte, die die menschliche Willenskraft, die menschliche Autonomie und die individuelle Verantwortung in den Vordergrund stellten.[33] Es scheint sogar, daß die hypertrophierte kritische Haltung gegenüber den Umständen bei gleichzeitiger Selbstentlastung oftmals ein zuverlässiger Indikator für die Charakterstörung psychologisierender Intellektueller ist. Denn Woyzecks sind sie ja im Regelfall wohl keine.

Natürlich wird Menschen, die Toleranz als die höchste Tugend betrachten und die Liebe mit Permissivität verwechseln, so eine Bemerkung abschreckend erscheinen. Aber Kultur ist in entscheidender Weise ein Komplex moralischer Forderungen, und in ihr kann es, solange ihr noch normative Kraft zukommt, nicht darum gehen, jene, die *alle* Verantwortung und Schuld in die Umwelt hin externalisieren, als soziale Leitfiguren zu akzeptieren. Erstaunlich bleibt gleichwohl die Tatsache, daß es den von den Apologeten der milieutheoretischen Selbstentlastung als Gegner Angesehenen in der Regel nicht gestattet wird, auf determinierende Umstände zu verweisen, aus denen sich ihr kritisiertes Handeln erklären lasse – sie haben für sich selbst geradezustehen. Paradoxerweise wird ihnen aber damit attestiert, nicht bloß *reaktiv*, sondern im eigentlichen Sinn *normativ* tätig zu sein.

---

[32] Christopher Lasch, *Die blinde Elite. Macht ohne Verantwortung* (aus dem Amerik.), Hamburg: Hoffmann und Campe 1995, S. 240

[33] An dieser Stelle erschiene es angebracht, einiges über aktuelle Formen der Kulturpathologie zu sagen. Vgl. dazu Eduard Spranger, „Kulturpathologie?" (1947). In: ders., *Kulturphilosophie und Kulturkritik*, (= Gesammelte Schriften V), Tübingen: Niemeyer 1969, S. 173–193

Schlußbemerkungen

Die hier angestellten Betrachtungen haben uns von Überlegungen zu Fragen der Gesundheit, der Krankheit und der Normalität bis hin zu kulturkritischen Erörterungen geführt. Grundlagentheoretische Überlegungen zu Fragen der Medizintheorie waren es, die dabei ein oft hilfreiches Deutungsmuster für die Erörterung sozialwissenschaftlicher Grundlagenprobleme abgegeben haben.

Grundlagentheoretische oder methodologische Überlegungen können im Einzelfall natürlich keine konkrete Hilfe geben, wenn es darum geht, neue Formen der Diagnostik und der medizinischen bzw. sozialwissenschaftlichen Urteilskraft zu entwickeln. Sie können aber etwas anderes leisten, was in praktischer Hinsicht nicht völlig unbedeutend ist: sie können uns, wie der Arzt und Philosoph Wolfgang Wieland einmal bemerkte, zeigen, wie die jeweils geltenden Grundbegriffe und Grundanschauungen immer unter Voraussetzungen gelten, die keineswegs durchgehend invariant geblieben sind. „So können sie den verbreiteten Irrglauben erschüttern, daß das, was unter bestimmten Voraussetzungen richtig und nützlich ist, auch dann noch verteidigt und konserviert werden müßte, wenn diese Voraussetzungen nicht mehr gegeben sind."[34] Diese Voraussetzungen führen uns einmal mehr in den vergleichsweise invarianten Bereich des Genoms, dann aber in die vergleichsweise veränderliche Sphäre des Wertgeschehens. Die angemessene Sicht dieses Verhältnisses von Wandel und Dauer, von Biologischem und Sozialem sowie von Natur und Kultur verleiht uns erst jenes Verständnis für Harmonie und Gleichgewicht, das implizit jeder medizinischen und sozialwissenschaftlichen Deutung zugrundeliegt.

---

[34] Wolfgang Wieland, *Diagnose. Überlegungen zur Medizintheorie*, Berlin New York: De Gruyter 1975, S. 173

Die Welt als Maschine, der Markt als Maß
(Der Wissenschaftsbegriff der sogenannten „Angewandten Forschung")

Bernhard Pelzl

Dr. **Bernhard Pelzl,** Philosoph und Wissenschaftsjournalist, langjähriger Leiter des Wissenschaftsressorts im ORF und nun Direktor der Forschungsgesellschaft Joanneum, zeichnet in diesem zeitkritischen Artikel das große Problem marktorientierter Forschung auf.

Marktorientierte Forschung in der Medizin birgt die Gefahr nur quantitative Anliegen, wie z.B. die Verkürzung des Krankenstandes, zu verfolgen, aber Sinn- und Wertaspekte des menschlichen Lebens zu vernachlässigen.

Große Wirtschaftskonzerne, wie die Hersteller biomedizinischer Technik und die Pharmaindustrie, orientieren sich nach wie vor an einem materialistischen Weltbild, doch wird dessen ideologische und wissenschaftstheoretische Einseitigkeit innerhalb dieser Konzerne klar erkannt und durch komplementäre Wissenschaftsmethoden zu erweitern versucht. Ob innerhalb der Medizin die Verführung durch materialistische Forschungskonzepte schon überwunden ist, wird vom Autor und von den Herausgebern bezweifelt.

Da gerade die gegenwärtige Medizin um Belebung ethischer Leitlinien ringt, ist die kritische Analyse möglicher Widerstände wesentlich. Daß der Direktor einer renommierten Forschungsgesellschaft Mut zu dieser Reflexion findet, erweist sich als erfreuliches Phänomen europäischer Zeitkritik.

„Angewandte Forschung" hat den Erfordernissen des Marktes zu dienen, das heißt, sie ist genau soviel wert, wie ihre Ergebnisse monetarisierbar sind. Dementsprechend sieht der Wissenschaftsbegriff aus, der dahinter steht: Ausgehend von einem radikal materialistischen Weltbild wird Wissenschaft als Methode begriffen, jene Mechanismen zu erforschen, nach denen die „Maschine Welt" funktioniert, um mit deren Kenntnis dann Produkte zu erzeugen, nach denen Nachfrage besteht.

Das ist vorweggenommen und auf den Punkt gebracht das Ergebnis der folgenden Analyse, deren Ziel es war, zu untersuchen, an welchen konkreten Wert- und Lebensauffassungen[1] sich die Tätigkeit der sogenannten „Angewandten Forschung" orientiert, und – darauf aufbauend – welchen Wissenschaftsbegriff sie annehmen muß, um diese Tätigkeit den Vorgaben der Wert- und Lebensauffassungen entsprechend durchführen zu können. Beides zusammen – die Wert- und Lebensauffassungen als bewußt oder unbewußt akzeptierte Bewertungsrahmen für ihren Erfolg und der Wissenschaftsbegriff als Axiomatensystem für die konkrete Arbeit – umreißen die Semantik des Begriffs „Angewandte Forschung".

Das Material, aus denen die folgenden Aussagen abgeleitet und verallgemeinert wurden, besteht aus Medienberichten sowie aus den Antworten einer konkreten Befragung von 72 „Anwendungsforschern". Die Fragen lauteten:

– Was tut „Angewandte Forschung"?
– Warum (mit welchem Ziel als Begründung) wird „Angewandte Forschung" betrieben?
– Auf welchen wissenschaftlichen Prinzipien beruht „Angewandte Forschung" (Wissenschaftsbegriff)?

In den Antworten auf diese Fragen, die inhaltlich vollkommen mit den verglichenen Medienberichten übereinstimmten und inhaltlich vollständig in diese Analyse eingeflossen sind, ließen sich fünf Aspekte der „Angewandten Forschung" unterscheiden:

1. Ein Fortschrittsaspekt,
2. Ein Machbarkeitsaspekt,
3. Ein Wirtschafts-(Nutz-)Aspekt,
4. Ein Sicherheitsaspekt,
5. Ein sozialer Aspekt.

Aus diesem Material wurde das Weltbild der „Angewandten Forschung" und damit ihr Wissenschaftsbegriff deduziert.

---

[1] Diese Begriffe verwendet Hellmuth Benesch: *Und wenn ich wüßte, daß morgen die Welt unterginge. Zur Psychologie der Weltanschauungen*, Weinheim und Basel: Beltz Verlag, 1984, um die Sichtweise der Welt konkreter Menschen zu beschreiben, die mangels „Helligkeit des Bewußtseins" (Schopenhauer) nicht zu einem reflektierten Weltbild gefügt ist.

Die fünf Aspekte der „Angewandten Forschung" dargestellt an einem medialen Fallbeispiel

Im Jänner 1997 veröffentlichte das österreichische Wochenmagazin „News" einen zweiteiligen Artikel[2], in dem Forscher ein konkretes Szenario entwarfen, wie sich die Welt schon in der nahen Zukunft des Jahres 2010 aufgrund des wissenschaftlich-technischen Fortschritts verändern werde: Franz Leberl zum Beispiel, Professor an der Technischen Universität Graz und damals noch Direktor des der „Angewandten Forschung" verpflichteten Forschungszentrums Seibersdorf bei Wien, erwartet einen vollständig globalisierten Markt, in dem – dank modernster Kommunikationstechnologien – „auch Klein- und Mittelbetriebe ihre Waren und Dienstleistungen weltweit anbieten", sprich: im Wettbewerb mithalten „werden können" (*Wirtschaftsaspekt*) – zumindest, was die Information über ihre Angebote betrifft. Bernd Marin von der Universität Wien verbrämt zwar seine Prognose mit der Sorge über gesellschaftliche Nachteile der Automation durch Wegfall traditioneller Berufe, kann aber trotzdem den in naher Zukunft verfügbaren Haushaltsrobotern, die der Hausfrau „alle lästigen Arbeiten vom Putzen bis zum Bügeln abnehmen (*sozialer Aspekt*) und möglicherweise sogar Berufe wie Kellner und Tankwart ersetzen werden", seine Bewunderung nicht versagen. Josef Fröhlich, der Leiter des Bereichs Systemforschung im Forschungszentrum Seibersdorf, entwirft ein grünes Energieparadies, in dem Supraleiter aus einem Edelgasgemisch, das auf minus 160 Grad Celsius abgekühlt ist, nahezu verlustfrei unbegrenzt Energie aus Solarkraftwerken in der Sahara, Wasserkraftwerken aus Sibirien und Kanada und Windkraftwerken aus den Dauerwindregionen der Erde in die Ballungsräume transportieren werden (*Fortschrittsaspekt*). Auf dem medizinischen Sektor schließlich, so Bernd Marin weiter, werde der technische Fortschritt zum Beispiel dazu führen, daß kranke Organe durch in den Körper eingebaute Maschinen ersetzt und die Menschen dadurch von Krankheiten wieder geheilt werden können (*sozialer* und *Fortschrittsaspekt*), oder daß aufgrund der erwarteten Möglichkeiten der Pränatalmedizin und der In-vitro-Fertilisation (Stichwort „Sperma-

---

[2] 9. Jänner 1997, S. 84–88: „Innovationen '97", verfaßt von Ute Watzlawick und Christian Neuhold

waschmaschine") nur noch gesunde Kinder geboren werden, undsoweiter.

Ein anderes Medium, das kontinuierlich Meldungen von außergewöhnlichen Forschungsleistungen im Interesse des Fortschritts verbreitet, ist der auf seine Wissenschaftsberichterstattung besonders stolze ORF. Einer der Höhepunkte war zweifellos Anfang Juli 1998 eine Fernsehreportage über Shoemaker-Levy, in der auch ausführlich über Pläne der internationalen Space Research Community berichtet wurde, durch welche die Kollision der Erde mit einem gigantischen Asteroiden verhindert werden soll: Man werde ihm eine sowjetische Riesenrakete mit einem gewaltigen amerikanischen Atomsprengsatz entgegensenden, um den Asteroiden vom Kollisionskurs abzulenken und damit die Menschheit vorm Untergang zu retten (*Sicherheitsaspekt*).

Die Unterstellung, die gerade von Forschern gerne gemacht wird, nämlich daß solche Aussagen gezielte Mißverständnisse journalistischer Sensationsberichterstattung seien, ist deshalb unhaltbar, weil die Aussagen im einen Fall als Originalton im Interview zu hören und im anderen im gedruckten Text als wörtlich übernommene Zitate von Forschern gekennzeichnet waren. Authentizität und Autorität der befragten Personen versprachen geradezu, daß diese Leistungen von der „Angewandten Forschung" auch tatsächlich erbracht werden können. Die 72 befragten „Anwendungsforscher" bezeichneten ausnahmslos alle gerade diese Ziele als wesentliche Triebfedern ihrer Arbeit, wobei die meisten allerdings darauf hinwiesen, daß es nicht leicht sein werde, solches zu erreichen – weniger aus technischen (*Machbarkeitsaspekt*) denn aus gesellschaftlichen Gründen. Daran erkennt man auch, daß Medien nicht prinzipiell anderes vermitteln können, als sie vorher von Autoritäten in Erfahrung gebracht haben.

Ein Vergleich mit rund 200 einschlägigen Medienerzeugnissen von 1994 bis 1998 auf der Grundlage von Aussagen wirtschaftlich erfolgreicher Forscher vornehmlich des naturwissenschaftlich-technischen Bereichs, von Politikern und verantwortlichen Beamten – jedenfalls von denen, die derzeit in Europa die Kriterien für die Verteilung von Forschungsmitteln festsetzen – zeigt, daß der zweiteilige „News"- Artikel und der Bericht im ORF-Fernsehen keine Besonderheit sind, sondern vielmehr einen Konsens repräsentieren. Wie wäre sonst folgende Kritik im offiziösen „Grünbuch für Innovation" der EU-Kommission erklärbar? „Die größte Schwäche des europäischen Forschungssystems", heißt es darin wörtlich, „ist seine vergleichsweise beschränkte Fähigkeit zur Umsetzung der wissenschaftlichen Ergebnisse und technologischen Errungenschaften in industrielle und kommerzielle Erfolge."[3] (*Wirtschaftsaspekt*)

Das Ziel der „Angewandten Forschung"

Aus dem angeführten medialen Fallbeispiel kann *pars pro toto* für viele weitere identische Befunde folgendes Ziel der „Angewandten Forschung" abstrahiert werden: Das Ziel der „Angewandten Forschung" besteht deklariert darin, die Mängel der konkreten menschlichen Existenz – individuell wie gesellschaftlich (*sozialer Aspekt*) – in allen denkbaren Bereichen zu kompensieren (*Fortschrittsaspekt*, Beispiel: „Ersatz für kranke Organe"), die materielle Existenz des Menschen zu sichern (*Wirtschaftsaspekt*), Gefahren zu minimieren (*Sicherheitsaspekt*, Beispiel: „Asteroidenablenkung") und ein Höchstmaß an Luxus und Bequemlichkeit für alle (*sozialer Aspekt*) zu erzeugen (Beispiel: „Haushaltsroboter").

Die Dominanz des Wirtschaftsaspekts der „Angewandten Forschung"

Dieses genannte Ziel konkretisiert sich, wie auch die handfesten Beispiele des ausgewerteten „News"-Artikels zeigen, logisch zwingend in „Anwendbarem", also in konkreten Produkten, mit deren Hilfe die angestrebten Ziele erreicht werden sollen. Als Produkte unterliegen sie aber den Kriterien des Marktes und haben den üblichen Produktanforderungen – gleich wie etwa Waschmittel, Kleidungsstücke oder Medikamente – zu genügen, um entsprechend den Marktmechanismen erzeugt und gehandelt werden zu können: Dabei entspricht dem Begriff „Bedarf" in der Terminologie des Marktes der Begriff „Problembewußtsein" in der Terminologie der Forschung, dem impliziten der „Nachfrage" der „Problemlösungswunsch". Die Produkte,

---
[3] Zitiert in „Österreichische Hochschulzeitung", April-Ausgabe 1996, im Artikel „Erkenntnisdurst und bare Münze" von Kurt Riha

in diesem Fall mit Hilfe von Forschung entwickelte Instrumente zur Problemlösung, werden zur Befriedigung dieser Nachfrage am Forschungsmarkt erzeugt. Ob diese Produkte aber schließlich von den Konsumenten angenommen werden und daher für den Erzeuger profitabel sind, liegt – nicht anders als bei Waschmitteln, Kleidungsstücken oder Medikamenten – einerseits an ihrer Kosten-/Nutzenrelation, das heißt, ihr Preis muß in einem wirtschaftlichen Verhältnis zur Problemlösungskapazität stehen, andererseits daran, inwieweit die Erwartungen der Kunden, was die Problemlösungsqualität betrifft, erfüllt werden („Kundenzufriedenheit"), wobei sich diese Erwartungen oft nur aus deren Wert- und Lebensauffassungen rekonstruieren lassen, weil sie unausgesprochen bleiben.

„Kundenzufriedenheit" als sozialer Aspekt der „Angewandten Forschung"

Geht man davon aus, daß in der „Angewandten Forschung" „Kundenzufriedenheit" dann eintritt, wenn ein mit Hilfe von Forschung entwickeltes Instrument zur Lösung eines Problems tatsächlich das Problem des Kunden „löst", ist damit auch der soziale Aspekt der „Angewandten Forschung" umschrieben: Dem Menschen wird „genützt" – zum Beispiel nützt ein künstliches Herz dem schwer Herzkranken, ein wirksames Medikament dem Leidenden, ein Haushaltsroboter der Hausfrau, die dadurch Zeit und Möglichkeit gewinnt, sich anderen ihrer Persönlichkeitsentwicklung dienlichen Tätigkeiten zuzuwenden. Allgemein ausgedrückt besteht dieser Nutzen der „Angewandten Forschung" darin, Produkte zu entwickeln, durch die individuelle wie strukturelle soziale und ökonomische Nachteile, unter denen Menschen leiden, behoben werden, wobei auch die Herstellung der Produkte selber für das Soziale der „Angewandten Forschung" in Anspruch genommen wird: Durch die Produktion werden Arbeitsplätze gesichert oder sogar geschaffen, sowohl für die Forscher, welche die Produkte erdenken und entwerfen, als auch für diejenigen, die diese Produkte fertigen.

Das Verhältnis zwischen sozialem Aspekt der „Angewandten Forschung" und Fortschritt

Wie beschrieben bestehen die Ziele der „Angewandte Forschung" darin, die Mängel der konkreten menschlichen Existenz – individuell wie gesellschaftlich – in allen denkbaren Bereichen möglichst vollkommen zu kompensieren und damit den Menschen zu nützen. Die Mängel manifestieren sich in erfahrbarer Weise in der biologischen (Krankheit) und materiellen Existenz (Befriedigung der Grund- wie Luxusbedürfnisse) und im Ausgeliefertsein an äußere Bedrohungen.

Aus dieser Zieldefinition ergibt sich als Maßstab für den sozialen Wert der „Angewandten Forschung" der Grad der Kompensation von Mängeln mit technischen Mitteln – etwa der Ersatz des eigenen kranken Herzens durch ein Kunstherz – und die damit verbundene Erleichterung (*sozialer Aspekt*). Durch solche Problemlösungen mithilfe der „Angewandten Forschung" wird außerdem ein „sicherer" Zustand (*Sicherheitsaspekt*) für den Menschen hergestellt, als er vorher bestand – ein Mensch bleibt möglicherweise mit dem Kunstherz länger am Leben, als mit dem kranken eigenen, und empfindet wahrscheinlich auch eine höhere Lebensqualität als vor dem Organersatz, das heißt, das durch „Angewandte Forschung" geschaffene Produkt stellt einen Fortschritt gegenüber einem früheren Zustand dar (*Fortschrittsaspekt*).

Der Schluß daraus: „Angewandte Forschung" bezieht ihre Legitimation daraus, daß sie den Fortschritt vorantreibt, indem sie Teilerfolge auf dem Weg zur vollkommenen Kompensation der Mängel der menschlichen Existenz schafft.

Fortschritt und Zukunft

Weil alle Ziele der „Angewandten Forschung" – Kompensation der Mängel der menschlichen Existenz – wesenhaft in der Zukunft liegen, jede „Angewandte Forschung" also im Hinblick auf eine Verringerung der Mangelsituation Zukunftsforschung ist, ist auch die Zukunft selbst Gegenstandsbereich der „Angewandten Forschung". Dabei wird die Zukunft wie ein Mangel behandelt, ein Mangel an Kenntnis der auf Gesetzen beruhenden Mechanismen, wie Zukunft auch auf jenen Gebieten, wo sie nicht unmittelbar dem technischen Fortschritt unterworfen erscheint, errechnet werden kann.

Und weil „Angewandte Forschung", wie gezeigt, Wirtschaftskriterien unterliegt, konnte sie auch ein Forschungsfeld der Wirtschafts- und Sozialwissenschaften werden, die das Ziel ihrer Arbeit gleich wie die naturwissenschaftlich-technischen Disziplinen begründen kann und so als einziges zusätzliches Fachgebiet ihre Analysen und Prognosen monetarisieren kann, wie die Nachfrage nach solchen Studien zeigt – sei es als Grundlage für politische Entscheidungen oder zu deren Legitimation.

Analog zu obigem Schluß formuliert: „Angewandte Sozial- und Wirtschaftsforschung" bezieht ihre Legitimation daraus, daß sie den Fortschritt vorausplant, indem sie mögliche oder gar nötige Maßnahmen zur Erreichung der vollkommenen Kompensation der Mängel der menschlichen Existenz vorschlägt oder Problemlösungsbedürfnisse vorhersagt. „Angewandte Sozial- und Wirtschaftsforschung" ist gewissermaßen die „Marktforschungs- und Produktfindungsabteilung" der „Angewandten Forschung".

Der Metabegriff der „Angewandten Forschung": „Soziale Forschungsmarktwirtschaft"

„Angewandte Forschung" bewegt sich unter den beschriebenen Bedingungen also im Rahmen einer Art „sozialen Marktwirtschaft": Im Bedarf an Produkten zur Mängelkompensation ist der treibende Marktmechanismus zu sehen, in der Forderung, daß sie möglichst vielen Menschen Nutzen schafft – entweder unmittelbar als Produkt selber oder über den Umweg der Beteiligung an der Produktion – die soziale Komponente. Tatsächlich wird ganz nach diesen Kriterien „Anwendungsforschung" erdacht, angeboten, beauftragt und staatlich gefördert: Die Fördermittel werden nur als Vorausfinanzierung verstanden, die später durch den Verkauf des Produkts zur Mängelkompensation wieder – wenigstens volkswirtschaftlich – zurückfließen sollen.

Diese Beschreibung, in der alle Aspekte der „Angewandten Forschung" enthalten sind, läßt sich mit dem Metabegriff „soziale Forschungsmarktwirtschaft" zusammenfassen und mit einigen konkreten

Beispielen leicht illustrieren: Telemedizin etwa soll es ermöglichen, daß Menschen auch außerhalb der Zentren mit medizinischer Spitzentechnologie in den Genuß des medizinischen Fortschritts gelangen, Gentechnik soll die Ernährung der ständig wachsenden Weltbevölkerung sicherstellen und Heilung bei bisher unheilbaren Krankheiten bringen, Automation soll die Qualität von Produkten verbessern und gleichzeitig deren Stückkosten verringern, um Wirtschaftsstandorte konkurrenzfähig zu halten und so volkswirtschaftlich die materielle Existenz von Menschen zu sichern; Verfahren zur Gewinnung erneuerbarer Energien sollen die Umweltbelastungen minimieren und so die Lebensgrundlagen der Menschheit erhalten.

Die Erfahrung der Machbarkeit

Fast vierhundert Jahre erfolgreiche Wissenschaftsgeschichte[4] seit dem Beginn der Moderne beweisen, daß dieser Fortschritt auch tatsächlich machbar ist: Während vor zwei-, dreihundert Jahren noch Epidemien ganze Landstriche leerfegten, wurde aus vielen Infektionen durch die Entdeckung der Impfung und die Entwicklung wirkungsvoller Antibiotika geradezu eine Bagatellkrankheit. Großtechnische Rohstoffgewinnungs-, Energieerzeugungs- und Produktionsverfahren haben in den Industriestaaten dazu geführt, daß am Wohlstand, den früher nur eine privilegierte Minderheit besaß, heute eine große Mehrheit der Bevölkerung selbstverständlich teilhat. Waren früher Menschen den Naturkräften weitgehend hilflos ausgeliefert, können heute Verluste an Menschenleben durch Frühwarnsysteme, Hochsicherheitsanlagen und eine weitgediehene technische Infrastruktur jedenfalls (wiederum) in den Industriestaaten relativ gering gehalten werden.

---

[4] Wissenschaft und „Angewandte Forschung" im modernen Sinn gibt es allerdings nicht erst seit der Neuzeit. Sie wurde – außer in Griechenland ab dem 4. vorchristl. Jahrhundert – schon viel früher, nämlich im Alten Orient und in Ägypten, wenn auch unter anderen weltanschaulichen Voraussetzungen, erfolgreich betrieben. Ohne Vorarbeiten lange vor der Neuzeit (etwa die Erfindung des Sextanten zur Navigation auf dem Meer) hätte sie kaum seit Beginn der Aufklärung so schnell so große Erfolge erreicht. Siehe André Pichot: *Die Geburt der Wissenschaft. Von den Babyloniern zu den frühen Griechen*, Frankfurt/New York: Campus Verlag, 1995

Wurde der Ausbruch der Französischen Revolution 1789, wie Historiker annehmen[5], noch durch eine Hungersnot mitverschuldet, wäre es heute aufgrund hochentwickelter Lagerhaltungs- und Transporttechnologien bei nur etwas gutem Willen möglich, ganze Bevölkerungen zumindest mit dem Nötigsten zu versorgen. War bis vor noch gar nicht langer Zeit die Mondfahrt nur eine Münchhauseniade, sichern heute allein die Spin offs aus der Weltraumforschung große Teile der amerikanischen Volkswirtschaft und damit die materielle Existenz ihrer Beschäftigten, und was für Jules Verne noch phantastische und gefährliche Abenteuer waren, ist heute vielfach Forscheralltag geworden, etwa in der Meeresforschung und ihrem übergeordneten Ziel Ressourcengewinnung. – Die Geschichte der Wissenschaft ist tatsächlich eine Erfolgsstory der „Angewandten Forschung", und ihre Unterwerfung unter die Gesetze des Marktes, das heißt: die Monetarisierung ihrer Ergebnisse sowie die Ausrichtung der „Angewandten Sozial- und Wirtschaftsforschung" auf Forschungsmarktforschung und wissenschaftliche Produktfindung, sind eine logische Konsequenz aus den Erfolgen.

Das Weltbild dahinter

Der Prozeß „Angewandte Forschung", als Kompensationsversuch von Mängeln der menschlichen Existenz[6], aus dem er auch seine Legitimationen bezieht, unter Marktbedingungen beschreibbar, setzt stillschweigend ein bestimmtes Verständnis von Welt, Mensch und Gesellschaft voraus, das im folgenden aus der mithilfe der Analyse der Ziele und Tätigkeiten der „Angewandten Forschung" gewonnenen Beschreibung deduziert wird.

---

[5] Joe H. Kirchberger: *Die Französische Revolution. Eine Chronik in Daten und Zitaten*, Bergisch-Gladbach: Lübbe, 1988

[6] Mit dem Menschen als „Mängelwesen" und wie er diese Mängel kompensiert, hat sich in besonderer Weise der Philosoph Odo Marquard auseinandergesetzt und eine philosophische „Kompensationstheorie" entwickelt: *Abschied vom Prinzipiellen. Philosophische Studien*, Stuttgart: Reclam, 1981 (= Universal-Bibliothek Nr. 7724), *Apologie des Zufälligen. Philosophische Studien*, Stuttgart: Reclam, 1986 (= Universal-Bibliothek Nr. 8351), *Schwierigkeiten mit der Geschichtsphilosophie*, Frankfurt am Main: Suhrkamp, 1982 (= stw 394); eine Zusammenfassung der Kompensationstheorie von Nikolaus Halmer. In: *Offene Horizonte. Über Weltbilder*, Wien: Verlag Der Apfel, 1997

Als erstes läßt sich ein Wertesystem erkennen, wie es als ethisches Teilsystem auch in den Religionen, aber nur dort explizit und klar formuliert, vorliegt: In der Vorgabe, durch die Entwicklung von Instrumenten und Techniken Beschwernisse und Leiden zu mindern, die ihre Ursache in der Unvollkommenheit des Menschen haben, bekennt sich „Angewandte Forschung" zu einer Ethik, die sich von den ethischen Systemen der Religionen nur dadurch unterscheidet, daß sie auf eine transzendentale Letztbegründung verzichtet. Die zentralen (letzten) Werte wie individuelle Mängelkompensation, existentielle Sicherheit und Wohlbefinden gelten im Gegensatz zu denen der Religionen nicht als geoffenbart, weil dort auf ein letztes außerhalb der irdischen Existenz liegendes und damit prinzipiell unerforschliches Ziel hin orientiert, sondern werden, weil auf der materiellen (einzigen) Welt zu erreichen, evident gesetzt. Sie sind allgemein gültig und einsichtig, nicht mehr weiter begründbar und begründungsbedürftig, gewissermaßen objektive Erkenntnis, möglicherweise Funktionen von Genen oder Supergenen. Daher gibt es auch keinen wirklichen Widerspruch zu den Mechanismen des Marktes, dem über die Kategorien „Problem-(= Mängel-)bewußtsein" und „Problemlösungsbedarf" nicht weniger zugestanden wird als die Konkretisierung dieser allgemeinen, grundlegenden Werte.

Während nach den Religionen letztlich jedes Individuum die Vollkommenheit erreichen kann – wenn nicht während seiner Lebenszeit, dann wenigstens nach dem Tod (oder nach vielen Leben und Toden) in vielfältig vorgestellten „Paradiesen" –, ist „Angewandte Forschung" nicht in der Lage, dem Individuum solches zu verheißen. Sie kann daher auch nicht trösten. Dessenungeachtet ist sie aber nicht weniger einer Paradiesesvorstellung verhaftet: Ihr ständiges Bestreben, Mängel zu kompensieren und dadurch zu einer „besseren", weil weniger an Mängeln leidenden, Welt fortzuschreiten, ist nur daraus verständlich. Sie kann zwar nicht das Paradies für jetzt lebende Individuen schaffen, aber möglicherweise für spätere. Nicht die Vollkommenheit des Individuums steht also als Ziel an, sondern die des Kollektivs Menschheit, als dessen Teil dann möglicherweise auch das einzelne Individuum seine Vollkommenheit erreicht. Daß heißt freilich nicht, daß das Individuum jetzt der Forschung gleichgültig sei: Eindringliche Zeichen dafür sind die großen Forschungsprogramme zur Auffindung des Todesgens und der Ursachen des Alters, damit der Einzelne vielleicht doch einmal so lange im Vollbesitz seiner geistigen und körperlichen Kräfte leben kann, um am zu erreichenden Endzustand der kollektiven Vollkommenheit der Menschheit teilzuhaben.

Forschung geht in ihrem Weltbild also zwar – wiederum ganz gleich wie die Religionen – von der Erfahrung der Unvollkommenheit der menschlichen Existenz aus, glaubt aber – im Gegensatz zu den Religionen –, diese Mängel langfristig vollkommen kompensieren zu können. Ohne diese Annahme wäre das wissenschaftliche Fortschrittsstreben nicht verstehbar. Dann könnte man sich ja auch mit dem Erreichten einmal zufrieden geben und den ungelösten Rest dem Transzendenten hoffnungsvoll anheimstellen.

Dieser Befund wiederum legt ein Geschichtsverständnis offen, das ebenfalls einer langen Denktradition entspricht, theologisch begründet bereits von Orosius[7] in seiner „Drei-Reiche-Theorie" beschrieben wurde und auch – wie die Zielvorstellung vom Paradies auf Erden – in den philosophischen Systemen Hegels und des Marxismus als jüngste Vertreter der Idee enthalten ist[8]: die Geschichte als „aufsteigende" Entwicklung der Menschheit zu immer höherer Vollkommenheit. Die Science-fiction-Filmindustrie hat in mehreren Folgen der Fernsehserie „Raumschiff Enterprise" das schlichte Bild von kosmischen Geistwesen dafür gefunden, die sich aus menschenähnlichen biologischen Lebewesen zur Vollkommenheit entwickelten, nun keine körperlichen Bedürfnisse mehr haben, absolut gut sind und, weil reine Energie (als die sie sich je nach Bedarf zu beliebigen Formen der Materie „kondensieren" können), ewig leben. – Das Geschichtsverständnis der „Angewandten Forschung" (möglicherweise der Forschung überhaupt) erweist sich also als das einer Religion ohne Transzendenz – so wie sie Anselm Feuerbach verstanden hat: Religion umfaßt das, was die Wissenschaft noch nicht erklären kann.

---

[7] Orosius aus Braga in Portugal lebte im 5. Jahrhundert n. Chr. und wurde von Augustinus' *Civitas Dei* angeregt, nach dem Modell des biblischen Buches Daniel die Weltgeschichte zu periodisieren. Seine Systematik beeinflußt die Vorstellungen der Geschichtsphilosophie bis heute. – Bemerkenswert ist, daß die Entwicklung der Geschichte in den vorchristlichen Religionen im Gegensatz dazu *absteigend* gesehen wurde: vom goldenen zum eisernen Zeitalter in Ovids „Metamorphosen", die Zerstörung des Kosmos durch den Brand der germanischen Götterburg Walhalla im Niebelungenlied.

[8] Dazu hat der Grazer Philosoph Ernst Topitsch mehrere weltbildanalytische Arbeiten verfaßt.

Der Wissenschaftsbegriff der „Angewandten Forschung"

Mängelkompensation als Methode der Vervollkommnung des Menschen und damit der Welt setzt nicht nur die Kenntnis der Mängel voraus – diese werden aus dem Weltbild heraus bestimmt –, sondern braucht auch ein grundsätzliches Wissen darüber, wie die Welt funktioniert – nicht anders als ein Mechaniker, der ein Getriebe, oder ein Uhrmacher, der eine Uhr repariert.

Dieses Wissen haben die Forscher aus als Erfolge empfundenen Mängelkompensationen im Laufe der Wissenschaftsgeschichte nach und nach abgeleitet. Dabei wurde als Wissen nur das akzeptiert, was die Wiederholung des Erfolges möglich machte, so daß heute die uneingeschränkte *Wiederholbarkeit* eine *conditio sine qua non* dafür geworden ist, ob eine Lösung wissenschaftlich genannt werden darf.

Der Wissenschaftsbegriff definiert sich aus dem kleinsten gemeinsamen Nenner aller dieser Erfolge. Was er an Grundannahmen umfaßt, kann wie folgt auf den Punkt gebracht werden:

1. Der Kosmos besteht aus realer Materie (Annahme einer realen Existenz).
2. Diese Materie ist aus einer endlichen Zahl von gegeneinander abgrenzbaren und identifizierbaren Teilchen zusammengesetzt (die man leider noch nicht alle gefunden hat) (Annahme der Partikularität).
3. Diese Teilchen stehen zueinander in gesetzmäßigen Beziehungen (die man leider noch nicht alle erkannt hat) (Annahme der Kausalität). Daraus folgt:
4. Alle Phänomene sind aus diesen gesetzmäßigen Beziehungen prinzipiell erklärbar (auch Raum und Zeit) und durch Anwendung dieser gesetzmäßigen Beziehungen beeinflußbar (Kausalität).

Aus diesen vier Grundannahmen läßt sich das menschliche Bewußtsein als Folge des geregelten Zusammenspiels der zu großen Systemen verbundenen Teilchen, das so kompliziert ist, daß man es nicht beschreiben kann, genauso ableiten wie das Verhalten von Keramik unter extremer Kälte, oder wie man die Schwerkraft überwindet, was die Expeditionen in den Weltraum ermöglicht hat.

Dieses Wissen hat auch eine historische Dimension: Es wurde über Zeiträume, die länger dauern als Lebenszeiten, nach und nach aus verschiedenen Erfolgen abgeleitet und akkumuliert. Wissen mußte zu diesem Zwecke kommuniziert werden, eine notwendige Voraussetzung für seine Akkumulierung. Dieser Vorgang der Wissensakkumulierung setzt als 5. Grundannahme voraus, daß sich die reale Welt in der realen Sprache spiegelt, das heißt: Immer wenn einer einen Begriff hört oder liest, muß er darauf vertrauen dürfen, daß er diesen Begriff genauso versteht, wie ihn derjenige verstanden hat, der ihn gesprochen oder geschrieben hat. Diese Grundannahme, ohne die es keine Intersubjektivität gäbe, wird oft vergessen.

Alle diese Grundannahmen spiegeln sich vollkommen in den Aussagen der befragten Forscher: Alle sind vollkommen überzeugt davon, daß die Wirklichkeit, die Welt, so ist, wie sie sie wahrnehmen, und daß Erkenntnis dadurch entsteht, daß sie diese Wirklichkeit durch Beobachten und Messen erforschen. Deshalb sagten sie auch ohne Rücksicht auf Sir Karl Poppers Einschränkung, daß Theorien nie wahr, sondern nur *bewährt* sein können, die Theorie der Thermodynamik stimme mit der Wirklichkeit überein, sie sei wahr. Oder: Bestimmte Krankheiten könne wirklich nur die wissenschaftliche Medizin heilen, z.B. einen Blinddarmdurchbruch die Chirurgie, oder eine Angina sei nur durch Antibiotika heilbar, was ja sehr vernünftig ist. Kognitivisten gehen also davon aus, daß das Wissen, das sie sammeln, auch unabhängig von ihrer Existenz gelte, weil es ja ein Wissen über die Wirklichkeit sei. Und keiner vergaß hinzuzufügen, daß dieses Wissen neutral, das heißt *per se* weder gut noch böse sei – mit allen dazugehörigen Implikationen für die Verantwortung, bzw. mehr noch für die Nichtverantwortung der Wissenschafter.

Man darf annehmen, daß es gerade diese moralische Neutralität des *kognitivistischen* oder *szientistischen* Wissenschaftsbegriffs ist, die ihn so erfolgreich gemacht hat. Die ethische Komponente trägt erst die „Angewandte Forschung" dazu bei.

Zwei abschließende Anmerkungen

Obwohl das Ziel dieser Arbeit ausschließlich war, ausgehend von der Analyse der Tätigkeiten und Begründungen der „Angewandten Forschung", wie sie in Medienberichten und durch Aussagen von angewandt tätigen Forschern beschrieben werden, deren Weltbild und Wissenschaftsbegriff zu rekonstruieren (und nicht zu bewerten), sei es am Schluß erlaubt, auf einige Widersprüche innerhalb dieses Weltbildes aufmerksam zu machen, die zugegeben möglicherweise vielleicht gar nicht im Weltbild der „Angewandten Forschung"[9], sondern im Verständnis des Analysierenden liegen.

1. Die Marktkategorie der „Kundenerwartung", die in der „Angewandten Forschung" im Hinblick auf ihren Erfolg eine so große Rolle spielt, läßt sich aus dem Modell der „Fragmentierten Gesellschaft" erklären, welches auf der Grundlage von Ergebnissen der „Moderneforschung" des Grazer Historikers Moritz Csáky formuliert wurde[10] und das Ziel hat, die Vielfalt gesellschaftlich widersprüchlicher Phänomene aus inhaltlichen Kriterien zu erklären: Nach dem Modell bestehen Gesellschaften aus Fragmenten, die durch vorwiegend gemeinsame Sprache, gemeinsame Symbole, gemeinsame Wert- und Lebensauffassungen, gemeinsamen Nutzen und gemeinsamen Anteil an der Macht in der Gesamtgesellschaft gekennzeichnet sind.

Die Erklärung der „Kundenerwartung" bezieht sich auf das Fragmentunterscheidungskriterium „Wert- und Lebensauffassungen": Jeder, der schon einmal von einem Freund um Rat gebeten wurde, weiß, daß es weniger schwer ist, solche Ratschläge zu geben, als es zu ertragen, daß sie der Freund dann nicht befolgt. Gerade diese Erfahrung muß aber jeder, der Ratschläge gibt – und durch Forschung entwickelte wissenschaftliche Problemlösungsinstrumente sind als Produkte des Forschungsmarktes nichts anderes als solche „Ratschläge" –, häufig machen, und das liegt daran, daß jeder sein ganz persönliches Leben als allgemeinen und auch allgemeingültigen Bezugsrahmen für Ratschläge nimmt, so als ob alle Werte, nach denen er sich richtet, auch für jeden anderen die gleiche Bedeutung haben müßten wie für den Ratgeber. Das vor allem ist der Grund, warum in vielen Fällen Gespräche

---

[9] *Widerspruchsfreiheit* ist in der Wissenschaft mindestens eine genau so wichtige Forderung wie *Intersubjektivität*.

[10] Eine Zusammenfassung des Modells der fragmentierten Gesellschaft im Beitrag „Bildersprechen. Anmerkungen zur politischen Kommunikation in einer fragmentierten Gesellschaft". In: Oswald Panagl, Horst Stürmer (Hrsg.): *Fahnenwörter der Politik – Kontinuitäten und Brüche* (Reihe: Studien zu Politik und Verwaltung), Wien Köln Weimar: Böhlau Verlag, 1998, S. 23-31

nichts bewirken: weil nämlich das Menschenbild oder der Lebensentwurf, oder die Werte zwischen den Gesprächspartnern nicht übereinstimmen, sie das aber in ihren Gesprächen nicht bemerken und so weniger miteinander als gegeneinander reden.

Das bedeutet aber auch, daß jeder, der ein Problem hat, das er allein nicht lösen kann, trotzdem Bedingungen an dessen Lösung stellt, die vor allem durch seine „Wert- und Lebensauffassungen" bestimmt sind.

Auf die Beziehung „Angewandte Forschung" – Forschungsmarkt als Beispiel angewendet ergibt sich daraus: Wenn das vom konsultierten Spezialisten angebotene Lösungsinstrument in wesentlichen Punkten nicht diese Bedingungen berücksichtigt, ist die Wahrscheinlichkeit hoch, daß sie der Ratsuchende trotz seines Problemlösungswunsches nicht annimmt, vielmehr die Lösung ablehnt und sich einen anderen Forscher sucht, von dem er einen seinen Bedingungen adäquaten Lösungsvorschlag erwarten kann. – Ein Beispiel: Gesetzt den Fall, ein Angehöriger der Glaubensgemeinschaft Zeugen Jehovas leidet an einer Krankheit, die mit einer aufwendigen Operation behandelt werden kann. Der Eingriff ist jedoch mit einem so großen Blutverlust verbunden, daß Transfusionen notwendig sind, um ihn erfolgreich durchzuführen. Der Patient wird auf jeden Fall die Transfusion ablehnen, so daß möglicherweise die vorgeschlagene Operation nicht durchgeführt werden kann, obwohl sie aus der Sicht der Spezialisten die optimale Problemlösung wäre.

Darin liegt auch ein besonderes und durchaus aktuelles Risiko der „Angewandten Forschung": Es könnte nämlich der Fall eintreten, daß durch einen Wandel der Wert- und Lebensauffassungen, dem sich große Fragmente anschließen, ihre Angebote zur Mängelkompensation nicht mehr angenommen werden. Bereits jetzt stellen einfache Menschen wie Wissenschaftskritiker oft mit Nachdruck die Frage, ob die „Angewandte Forschung" in vielen Fällen nicht eher die Bedrohungen der menschlichen Existenz schafft, etwa durch Automation oder Großanlagen, als sie zu kompensieren. – Das ist die andere Seite des Marktes als Maß für den Erfolg der „Angewandten Forschung", die sich auch gegen sie selber richten kann – was der Supermarkt esoterischer Weltdeutungen und Problemlösungen vielleicht schon andeutet – und was mit der folgenden zweiten Anmerkung in engem Zusammenhang steht.

2. Durch die gesamte Geschichte der Wissenschaften, und zwar von Anfang an, zieht sich parallel zu den Erfolgen der kognitivistischen Wissenschaftsauffassung der grundlegende Zweifel an der Erkennbarkeit jener Wirklichkeit, welche die Grundlage des Weltverständnisses der Kognitivisten ist.

Die zeitgemäße Theorie dieses Zweifels wurde unter dem Namen *Konstruktivismus* von Ernst von Glasersfeld formuliert und unter anderem vom Kommunikationswissenschafter und Psychotherapeuten Paul Watzlawick[11] populär gemacht. Ganz alltäglich formuliert besagt der *Konstruktivismus*, daß die Wirklichkeit nicht intersubjektiv wahrgenommen, sondern von den wahrnehmenden Hirnen erst gestaltet, konstruiert wird, und viele Phänomene der Wahrnehmung scheinen sich gar nicht anders erklären zu lassen. Die Konsequenz aus diesen Erfahrungen, von denen Kognitivisten hoffen, sie durchaus einmal im Rahmen der Grundannahmen ihres Wissenschaftsbegriffs erklären zu können, spiegelt sich zunächst einmal in der Sprache der Konstruktivisten wieder. Ein Konstruktivist sagt nie: „So ist die Welt", sondern: „So ist meine Vorstellung von der Welt", auch wenn er durch die gleichen Methoden wie ein Kognitivist zu ähnlichen Ergebnissen gelangt sein sollte wie dieser.

Der Unterschied zwischen Kognitivisten und Konstruktivisten liegt also nicht in der Art der Erkenntnisgewinnung, sondern im Umgang mit diesen Ergebnissen. Weil der Konstruktivist davon ausgeht, daß er sich nur eine Vorstellung von der Wirklichkeit schaffen kann, muß er immer bereit sein, auch gegenteilige Vorstellungen von dieser Wirklichkeit zu akzeptieren. Und das führt auf gesellschaftlicher Ebene zur Toleranz.

Dieses Sich-eine-Vorstellung-von-der-Welt-Machen hat aber nicht nur eine individuelle Seite, sondern durchaus auch eine kollektive, gesellschaftliche. Faktum ist, daß es durchaus unter vielen Menschen, unter den Menschen einer ganzen Gesellschaft möglicherweise, einen Konsens über ihre Vorstellungen der Wirklichkeit geben kann, eine Folge der Kommunikation – niemals aber in allen, wie sich schnell herausstellt, etwa wenn man sich das politische Spektrum eines demokratischen Landes ansieht. Damit bekommt dieses gemeinsame

---

[11] Siehe vor allem *Wie wirklich ist die Wirklichkeit? Wahn, Täuschung, Verstehen*. München: Piper, 16. Aufl. 1988, und den Bestseller *Anleitung zum Unglücklichsein*. München: Piper, 14. Aufl. 1984.

Sich-Vorstellen eine soziologische Dimension, weil sie Grundlage für unterschiedliches gemeinsames gesellschaftliches Handeln wird.

Diese konstruktivistische Sicht muß auch der späte Wittgenstein gehabt haben, als er über „Sprachspiele" schrieb, während er in seinem Tractatus logico-philosophicus noch der reinen Abbildtheorie, dem reinen Kognitivismus huldigt, wenn auch sein berühmter siebenter Satz: „Worüber man nicht sprechen kann, darüber muß man schweigen" auf seine spätere Sinnesänderung hinweist.

Es ist jedenfalls ein Faktum, daß es stark divergierende Wert- und Lebensauffassungen und Weltbilder gibt. Gäbe es nun die konstruktivistische Auffassung nicht, müßte davon ausgegangen werden, daß die Mehrzahl dieser Bilder von der Welt auf kognitivistisch Unerforschtem beruhen oder schlicht falsch seien: Wenn es nämlich eine Wirklichkeit gibt, die man klar erkennen kann, aber trotzdem Fragmente der Gesellschaft diese Wirklichkeit unterschiedlich sehen, könnte dies dann nur daran liegen, daß die Angehörigen einiger dieser Fragmente unter einer Wahrnehmungsstörung leiden oder daß sie einen niederen Bildungsstand (aus der Sicht der Wissenschafter) haben. Wüßten nämlich alle, was es über Wirklichkeit insgesamt zu wissen gäbe, müßten alle die Welt gleich sehen. Die Konsequenz daraus: die Sicht der Welt würde ausschließlich zu einer bildungspolitischen Frage – eine Ansicht, die viele Forscher tatsächlich vertreten, wenn es darum geht, ihre Interessen durchzusetzen.

Mit diesen Anmerkungen sollte darauf aufmerksam gemacht werden, daß es wohl noch andere Dimensionen der Forschung und ihrer Verantwortung gibt, die – ungeachtet des Erfolgs der „Angewandten Forschung" und ihrer zweifellos vorhandenen Ethik – zu bedenken sind, wenn man der widersprüchlichen Vielfalt der menschlichen Existenz gerecht werden will.

Methoden und Bereiche der Naturwissenschaft und der Humanwissenschaft

Reinhard Kamitz

Der Professor für Philosophie an der Karl-Franzens-Universität Graz, mit Schwerpunkt systematische Philosophie und Logik, **Reinhard Kamitz**, beschreibt in diesem Artikel, warum es notwendig und schwierig ist, die Naturwissenschaft und die Humanwissenschaft nach ihren Methoden zu differenzieren. Die klassische Empfehlung sah eine methodologische Differenzierung vor, wonach die Naturwissenschaften vor allem wertfrei und nomothetisch, und die Humanwissenschaften vor allem wertend und idiographisch seien. Diese Differenzierung wird hier kritisch hinterfragt.

Kamitz vertritt darüber hinaus die Auffassung, daß die auch für die Medizin wesentlichen „verstehenden Methoden" überhaupt keiner wissenschaftlichen Disziplin vorbehalten sein dürften. Der spezifische Kontext sei hier entscheidend.

Jedenfalls wird die Sinnhaftigkeit der Unterscheidung zwischen solchen wissenschaftlichen Methoden, die den Entdeckungszusammenhang verfolgen, und solchen, die den Begründungszusammenhang beschreiben wollen, betont.

Nur zögernd ergreife ich hier die Feder. Ich bin Philosoph, aber kein Mediziner, und ich weiß, wieviel Schaden von Leuten angerichtet wurde und wird, die über Dinge reden, von denen sie nichts verstehen. Nun soll sich aber diese Schrift vor allem der Frage widmen, ob die Medizin eine reine Naturwissenschaft sei oder ob in der Medizin – zumindest auf bestimmten Gebieten – auch humanwissenschaftliche Methoden zur Anwendung gelangen oder gelangen müßten. Im Hinblick auf diese Thematik sind auch einige grundsätzliche, philosophische Betrachtungen über natur- und humanwissenschaftliche Methoden am Platze; die methodologische Charakterisierung der Medizin könne aber selbstverständlich nur von Medizinern – evtl. in Zusammenarbeit mit Philosophen – vorgenommen werden. Mit den folgenden Bemerkungen über Methoden in den Natur- und Humanwissenschaften erhebe ich nicht den Anspruch, etwas Neues zu sagen. Der Standpunkt, den ich vertreten werde, entspricht einer bekannten philosophischen Position, die allerdings in der Philosophie nicht unumstritten ist. Meine Ausführungen dürfen also nicht als offizielle Lehrmeinung der Philosophie verstanden werden. Solche Lehrmeinungen gibt es in der Philosophie so gut wie gar nicht.

Eine in der Philosophie ziemlich populäre Einteilung der Wissenschaften unterteilt die Klasse aller Wissenschaften in zwei disjunkte Teilklassen: in die Klasse der Formalwissenschaften und in die Klasse der Realwissenschaften. Zu den Formalwissenschaften gehören vor allem Logik und Mathematik, während es sich bei den Realwissenschaften um die Erfahrungswissenschaften handelt. Eine wissenschaftliche Disziplin ist dann und nur dann eine Erfahrungswissenschaft – oder, wie man statt dessen meist sagt, eine empirische Wissenschaft –, wenn sie zur Lösung ihrer Probleme Hypothesen und Theorien aufstellt, die durch Beobachtung und Experiment bestätigt oder erschüttert werden können. Dabei ist es eine philosophische Streitfrage, wie der soeben verwendete Begriff der Bestätigung bzw. Erschütterung näher zu kennzeichnen ist. Das Gebiet der Realwissenschaften wird nun gewöhnlich weiter unterteilt in die Klasse der Naturwissenschaften und in die Klasse der Geistes-, Human-, Kultur- und Sozialwissenschaften. Statt der komplizierten Bezeichnung „Geistes-, Human-, Kultur- und Sozialwissenschaften" will ich im folgenden einfach den Terminus „Humanwissenschaften" verwenden, wohl wissend, daß dieser Terminus von Philosophen nicht selten in einem engeren Sinne verstanden wird, der nicht das gesamte Gebiet der Geistes-, Human-, Kultur- und Sozialwissenschaften abdeckt.

Die Humanwissenschaften unterscheiden sich von den Naturwissenschaften in ihrem Gegenstandsbereich. Als Untersuchungsobjekte der Humanwissenschaften gelten im allgemeinen jene Dinge, die ohne Bezugnahme auf menschliche Vorstellungen, Wertsetzungen, Ziele etc. nicht adäquat beschrieben und erklärt werden können. Die menschlichen Sprachen, jede Art der menschlichen Lebensform (Familie,

Staat ...), Recht, Wirtschaft, Religion, Wissenschaft und Kunst (Literatur, Malerei ...) sind zentrale Themen humanwissenschaftlicher Forschung. Im Gegensatz dazu lassen sich die Untersuchungsobjekte von Physik, Chemie, Biologie usf. beschreiben und erklären, ohne daß man dabei auf menschliche Vorstellungen, Wertsetzungen, Ziele usw. verweisen müßte.

Schon vor mehr als zweitausend Jahren hat der griechische Philosoph Aristoteles gefordert, daß die in einem bestimmten Wissensgebiet zur Anwendung gelangenden Methoden dem Gegenstandsbereich dieses Wissensgebiets angepaßt sein müssen. Dieser Auffassung entsprechend können also die Methoden der Humanwissenschaften nicht identisch sein mit denen der Naturwissenschaften. Unter einer Methode will ich im vorliegenden Zusammenhang einen mehr oder weniger genau beschreibbaren Weg – etwas konkreter: eine endliche Folge von mehr oder weniger genauen Handlungsanweisungen oder strategischen Maximen – zur Realisierung eines bestimmten Zieles bzw. zur Lösung einer bestimmten Aufgabe verstehen. Diese Charakterisierung ist natürlich alles andere als exakt, aber Präziseres läßt sich kaum sagen, wenn unter dem Wort „Methode" all das subsumiert werden soll, was im wissenschaftlichen und vor allem auch im philosophischen Sprachgebrauch als Methode bezeichnet wird.

Als methodologische – d.h. die angewendeten Methoden betreffende – Unterschiede zwischen Natur- und Humanwissenschaften werden häufig vor allem die folgenden Gegensätze genannt:

Während in der Formulierung naturwissenschaftlicher Hypothesen und Theorien auf die Verwendung von Wertprädikaten verzichtet werden kann (u. daher auch verzichtet werden sollte), läßt sich z.B. eine adäquate, von Historikern angestrebte Schilderung der grauenhaften Vorgänge in nationalsozialistischen Konzentrationslagern oder aber eine literaturwissenschaftliche Interpretation eines Gedichts nur mit Hilfe von Wertprädikaten geben. Humanwissenschaften sind also wertend, Naturwissenschaften hingegen wertfrei.[1]

---

[1] Damit soll nicht geleugnet werden, daß auch Naturwissenschaftler im praktischen Wissenschaftsbetrieb werten: auch sie bezeichnen Probleme als *interessant* oder *uninteressant*, Methoden als *fruchtbar* oder *nutzlos*, Beweise als *elegant* oder *kompliziert*, Hypothesen und Theorien als *wahr* oder *falsch*

Während in den Naturwissenschaften die Gewinnung möglichst allgemeiner Gesetzmäßigkeiten ein wichtiges Forschungsziel darstellt, sind größere Teile der Humanwissenschaften – mit Ausnahme der Wirtschafts- und Sozialwissenschaften – auf die Beschreibung, Bewertung, Erklärung und Interpretation einzelner, unwiederholbarer Phänomene (einzelner Kunstwerke, singulärer historischer Ereignisse, ...) gerichtet. Diesen Unterschied hat man in der Philosophie manchmal so ausgedrückt, daß man sagte, die Naturwissenschaften seien nomothetisch, viele Humanwissenschaften dagegen idiographisch.

Die in den Naturwissenschaften gewonnenen Gesetze werden in diesen Wissenschaftsdisziplinen zur Erklärung ablaufender oder abgelaufener und zur Prognose zukünftiger Vorgänge herangezogen. Naturwissenschaftliche Erklärungen bestehen eigentlich immer darin, daß ein zu erklärendes Phänomen einem oder mehreren Gesetzen untergeordnet wird. Anders verhält es sich in weiten Bereichen der Humanwissenschaften. Wo keine allgemeinen Gesetze bekannt sind, können solche auch nicht zu Erklärungs- oder Prognosezwecken herangezogen werden. In diesen Disziplinen müssen an die Stelle nomologischer Erklärungen andere Methoden treten. Häufig wird von Philosophen in diesem Zusammenhang als spezifisch humanwissenschaftliche Methode die sog. Verstehende Methode genannt. Um beispielsweise erklären zu können, warum Caesar ermordet wurde, muß man sich – diesem Standpunkt zufolge – in die aristokratischen Senatoren und in die politische Situation im damaligen Rom hineinversetzen und die Angst der Senatoren vor der zunehmenden, gleichsam erdrückenden Machtfülle Caesars nachvollziehen. Da es keine allgemeinen Gesetze über die Ermordung von Diktatoren gibt, d.h. keine halbwegs gut bestätigten Hypothesen der Art „immer dann (bzw. meistens dann), wenn in einer Diktatur das der Fall ist, wird der Diktator ermordet", so muß der Historiker die Ermordung Caesars zu erklären versuchen, indem er sich in bestimmte Personen und Situationen hineinversetzt und bestimmte Emotionen, Wünsche und Verhaltensweisen nachvollzieht, kurz: indem er die Akteure und deren Situation zu verstehen sucht.

Die drei kurz erwähnten methodologischen Gegensätze, die nach Auffassung vieler Philosophen zwischen Naturwissenschaften (N)

---

usw. Aber in den von ihnen aufgestellten *Hypothesen* und *Theorien* kommen Wertprädikate, wenn überhaupt, nur unwesentlich vor.

und Humanwissenschaften (H) bestehen – nämlich (1) N wertfrei und H wertend, (2) N nomothetisch und H idiographisch, (3) N nomologisch erklärend und H verstehend –, sind allerdings in der Philosophie nicht unumstritten. Zu jedem der drei Gegensatzpaare existiert eine umfängliche philosophische Diskussion. Eine Erörterung auch nur der wichtigsten Pros und Contras würde den Rahmen der vorliegenden Arbeit bei weitem sprengen und müßte einem eigens mit dieser Thematik befaßten Buch vorbehalten bleiben. Hier wird es nur möglich sein, mit einigen Worten auf die verstehende Methode einzugehen. Diese thematische Beschränkung scheint mir nicht nur im Hinblick auf den Umfang meiner Arbeit berechtigt zu sein, sondern auch im Hinblick darauf, daß es vor allem die verstehende Methode sein dürfte, die nach Auffassung mancher auch in der Medizin zur Anwendung gelangen sollte. Die Erfahrung der letzten Jahre hat mir jedenfalls gezeigt, daß bei einer Reihe von Medizinern der rein naturwissenschaftliche Charakter ihrer Wissenschaft fraglich geworden ist und für eine Ergänzung der naturwissenschaftlichen Methoden durch humanwissenschaftliche Methoden, insbesondere durch die verstehende Methode plädiert wird. In den folgenden Erörterungen über die verstehende Methode werde ich mich nur – wie schon in dem oben angeführten Beispiel über die Ermordung Caesars – auf das Verstehen menschlichen Verhaltens konzentrieren und Anwendungen der verstehenden Methode im Rahmen von Textinterpretationen unberücksichtigt lassen. Ich denke, daß auch diese Einschränkung legitim ist, wenn man bedenkt, daß in der Medizin die Interpretation von Texten keine besondere Rolle spielt, hingegen die Deutung und Erklärung menschlichen Verhaltens schon.

Um den Gegensatz deutlich zu machen, der nach der Überzeugung vieler Philosophen zwischen nomologischer Erklärung und verstehender Methode besteht, möchte ich kurz zwei Situationen miteinander vergleichen:

Situation 1: Eisenfeilspäne bewegen sich auf einen Magneten zu.
Situation 2: Menschen bewegen sich auf ein Zirkuszelt zu.

Das Phänomen in Situation 1 kann erklärt werden unter Berufung auf die Gesetze des Magnetismus und auf bestimmte Randbedingungen (der Magnet ist nicht zu weit von den Eisenfeilspänen entfernt, die Eisenfeilspäne sind nicht an der Unterlage festgeklebt ...). Unter diesen Randbedingungen muß im Hinblick auf die Gesetze des Magnetismus die Bewegung der Eisenfeilspäne mit naturwissenschaftlicher Notwendigkeit erfolgen. Im Unterschied dazu kann es, so wird jedenfalls behauptet, für das Phänomen in Situation 2 keine befriedigende nomologische Erklärung geben, Gesetze, die in dieser Situation den Gesetzen des Magnetismus entsprächen, sind – angeblich oder tatsächlich – unbekannt. Das Verhalten der Menschen könne nur durch Anwendung der verstehenden Methode erklärt werden: man müsse sich in die Menschen und in deren Lage hineinversetzen, ihren Wunsch nach Abwechslung, Unterhaltung und Sensation nachvollziehen – ein Verfahren, das zur Erklärung des Phänomens in Situation 1 absolut untauglich ist.

Der Terminus „verstehen" ist in der Bedeutung, in der er in der vorliegenden Arbeit verwendet wird, ein Terminus technicus. In einem durchaus üblichen Sinne des Wortes „verstehen", der aber mit der hier gemeinten Bedeutung dieses Wortes nicht identisch ist, könnte man nach erfolgter nomologischer Erklärung für das Phänomen in Situation 1 sagen: „Jetzt verstehe ich, warum die Eisenfeilspäne sich auf den Magneten zubewegen". Ähnlich könnte ich, nachdem mir jemand einen komplizierten mathematischen Beweis erklärt hat, sagen: „Jetzt endlich verstehe ich diesen Beweis". Wie man aber leicht erkennt, haben solche Verwendungen des Wortes „verstehen" wenig mit jenem Verstehen zu tun, das durch Ausdrücke wie „hineinversetzen" und „nachvollziehen" umschrieben wurde und von dem in dieser Arbeit die Rede ist.

Gegen die verstehende Methode als Alternative zur nomologischen Erklärung sind in der Philosophie mehrere Einwände vorgebracht worden, die Wolfgang Stegmüller in seinem klassischen mehrbändigen Werk über Probleme und Resultate der Wissenschaftstheorie und Analytischen Philosophie[2] anschaulich zusammengefaßt hat, und die ich

---

[2] W. Stegmüller, Probleme und Resultate der Wissenschaftstheorie und Analytischen Philosophie, Berlin Heidelberg New York: Springer 1983/2, Band I, S. 414 ff

im großen und ganzen für zutreffend halte. Ich will diese Einwände hier nicht Wort für Wort und Beispiel für Beispiel wiederholen, sondern nur schlagwortartig skizzieren. Die beiden einzigen Beispiele, die ich anführen werde – das Holzhackerbeispiel und das Rebellionsbeispiel – sind dem Werk Stegmüllers entnommen (stammen aber nicht von Stegmüller).

Gegen die verstehende Methode – insofern sie in den Humanwissenschaften die nomologische Erklärung ersetzen soll – lassen sich verschiedene mehr oder weniger triftige Einwände erheben:

Die Handlungsanweisungen, die diese Methode ausmachen (vor allem „hineinversetzen" und „nachvollziehen"), sind ziemlich ungenau und dehnbar.

Die verstehende Methode dürfte in vielen Fällen überhaupt nicht durchführbar sein. Es ist jedenfalls höchst fraglich, inwieweit wir in der Lage sind, uns z.B. in primitive Kulturen hineinzuversetzen oder die Gedankengänge eines Psychopathen nachzuvollziehen.

Die Tatsache, daß Menschen sich auf ein Zirkuszelt zubewegen, läßt sich auch mit Hilfe von Gesetzen und durch Hinweis auf bestimmte Randbedingungen erklären. Allerdings müßte man in dieser nomologischen Erklärung auch auf statistische Gesetze zurückgreifen und würde – im Gegensatz zu vielen physikalischen Erklärungen – nicht allein mit deterministischen – Gesetzen (d.h. mit Gesetzen der Form „Alle A sind B") das Auslangen finden. Oftmals wird im Hinblick auf derartige Fälle gegen die verstehende Methode eingewendet, daß sie zur Erklärung menschlichen Verhaltens gar nicht notwendig sei.

Die verstehende Methode führt häufig zu falschen Ergebnissen. Wenn Mitte April eine Frostperiode einsetzt und ich von meinem Fenster aus sehe, wie mein Nachbar in seinen Garten geht, von dem dort befindlichen Holzstoß einige Scheiter in einen Korb legt und diesen in sein Haus trägt, dann kann ich – so scheint es – das von mir beobachtete Verhalten meines Nachbarn erklären, indem ich es verstehe: ich versetze mich in ihn und seine Situation hinein, ich kann verstehen, daß ihm kalt ist, ich kann sein Unbehagen nachvollziehen und gelange so zu dem Ergebnis, daß mein Nachbar Holz aus dem Garten geholt hat, weil ihm kalt war und er mit dem Holz Feuer in seinem Kamin machen wollte, um nicht länger frieren zu müssen. Das ist alles sehr gut verständlich, aber möglicherweise völlig falsch. Vielleicht war ihm selbst gar nicht kalt, sondern er hat das Holz geholt, weil er Gäste erwartet, von denen er annimmt, sie würden frieren. Eventuell ist ihm sogar gleichgültig, ob seine Gäste frieren und er heizt den Kamin nur an, um den Gästen mit dem neuen Kamin imponieren zu können.

Damit hängt eng zusammen, daß in vielen Situationen gegensätzliche Verhaltensweisen gleich gut verstehbar sind – ein Umstand, der die verstehende Methode fast unbegrenzt elastisch macht, wodurch die Brauchbarkeit dieser Methode als einer Alternative zur nomologischen Erklärung gegen Null konvergiert. Wenn in einem Land eine Rebellion ausbricht und die regierende Partei mit allen ihr zur Verfügung stehenden Mitteln (Entlassungen, Folter, Hinrichtungen ...) diese Rebellion brutal zu unterdrücken sucht, dann kann man einerseits gut verstehen, daß die Aufständischen ihre Sache verloren geben und die Rebellion zusammenbricht, andererseits aber kann man ebensogut verstehen, daß der Widerstand der Rebellen heftiger, hartnäckiger und entschlossener wird und aufgrund dessen die Rebellion obsiegt!

Allgemeine (deterministische oder statistische) Gesetze kann man sowohl für Erklärungen als auch für Prognosen verwenden: die Gesetze des Magnetismus eignen sich nicht nur zur Erklärung, warum sich gerade jetzt Eisenfeilspäne auf den Magneten zubewegen, sondern auch zur Vorhersage, daß morgen (oder in 100 Jahren) unter den entsprechenden Randbedingungen Eisenfeilspäne sich auf den Magneten zubewegen werden. Wegen ihrer fast unbegrenzten Elastizität fehlt aber der verstehenden Methode jede prognostische Relevanz. Was läßt sich mit Hilfe der verstehenden Methode über den Ausgang einer Rebellion bzw. über die Hartnäckigkeit der Rebellen vorhersagen, wenn man weiß, daß die regierende Partei die Rebellion mit allen Mitteln zu unterdrücken sucht?

Gibt es also in den Humanwissenschaften keinen Platz für die verstehende Methode? Die Antwort darauf darf auch für denjenigen, der die soeben vorgebrachten Bedenken im wesentlichen teilt, kein undifferenziertes „Nein" sein. Vielmehr sollte man zwei Klassen wissenschaftlicher Methoden unterscheiden:

Methoden zur Hypothesengewinnung und
Methoden zur Hypothesenüberprüfung

Wird man gefragt, wie man zu einer bestimmten Hypothese gelangt sei, so wird die Antwort auf eine Methode der ersten Klasse verweisen müssen. Geht es aber um die Frage, was für oder gegen eine – auf welchem Wege auch immer gewonnene – Hypothese spricht, d.h., was uns berechtigt, diese Hypothese zu glauben bzw. abzulehnen, so wird man sich auf eine Methode der zweiten Klasse berufen müssen. Die Unterscheidung zwischen diesen beiden Klassen wissenschaftlicher Methoden entspricht im wesentlichen der in der Philosophie sehr bekannten – allerdings auch nicht unumstrittenen – Unterscheidung zwischen dem Entdeckungs- oder Entstehungszusammenhang („context of discovery") und dem Begründungszusammenhang („context of justification") von wissenschaftlichen Hypothesen und Theorien. Die Verfechter dieser Unterscheidung, zu denen auch ich mich zähle, vertreten den Standpunkt, daß es aus der Perspektive der zuständigen Wissenschaftsdisziplin gleichgültig ist, auf welche Weise eine wissenschaftliche Erkenntnis entdeckt wurde und daß es eigentlich nur darauf ankommt, ob sie sich beweisen läßt (Formalwissenschaft) bzw. ob sie strenger erfahrungswissenschaftlicher Überprüfung standhält und wie sie sich in das System der schon bekannten, gut bewährten empirischen Hypothesen und Theorien einfügen läßt (Realwissenschaft). Berichte berühmter Wissenschaftler darüber, wie sie zu ihren epochemachenden Einsichten gelangten, sind zweifellos interessant – in biographischer, psychologischer und wissenschaftshistorischer Hinsicht. Da ist von schlagartigen Einfällen die Rede, von Intuitionen und Ahnungen, ferner davon, daß es einem plötzlich wie Schuppen von den Augen fällt oder von einem Blitzstrahl, der augenblicklich Licht ins Dunkel bringt. Manche erzählen, daß ihnen die entscheidende Erleuchtung im Schlaf gekommen sei. Wie auch immer – all das ist irrelevant aus der Sicht jenes wissenschaftlichen Fachgebiets, dem die betreffende Erkenntnis inhaltlich zuzurechnen ist.

Die Einteilung der wissenschaftlichen Methoden in Methoden zur Hypothesengewinnung und Methoden zur Hypothesenüberprüfung ist allerdings nicht disjunkt. Ungeachtet dessen, was soeben über Intuitionen und plötzliche Erleuchtungen gesagt wurde, ist es natürlich möglich, daß in bestimmten Fällen eine Erkenntnis durch Anwendung einer Methode gewonnen wird, die auch der Hypothesenüberprüfung dient. Worauf es mir im vorliegenden Zusammenhang lediglich ankommt, ist der Hinweis darauf, daß es jedenfalls

Methoden gibt, die nur zur Hypothesengewinnung, aber nicht zur Hypothesenprüfung taugen. Die verstehende Methode ist m.E. eine solche Methode. Die im vorigen Abschnitt kurz skizzierten Einwände machen in meinen Augen deutlich, daß man Hypothesen nicht durch Anwendung der verstehenden Methoden überprüfen kann, da uns die verstehende Methode bestenfalls zeigt, daß es so sein bzw. gewesen sein könnte aber nicht, daß es wirklich ist bzw. war. Wenn aber die Anwendbarkeit der verstehenden Methode auf den Entdeckungszusammenhang beschränkt ist, dann ist es meiner Meinung nach nicht berechtigt, der Medizin im Hinblick auf gewisse – tatsächliche oder wünschenswerte – Anwendungen dieser Methode den Charakter einer Naturwissenschaft abzusprechen.

Über das dialogische Prinzip in der Medizin – Der Mensch als Objekt und Subjekt

Guiseppe Galli

Der Arzt und Professor für Philosophie an der Universität Macerata, Italien, **Giuseppe Galli**, beleuchtet in diesem Beitrag nochmals das europäische Dilemma: Die Neigung Objekt und Subjekt, äußere und innere Welt in der Medizin aufzuspalten.

Die tragischen Folgen der Entwertung des Patienten werden skizziert. Wege, diese Spaltung zu überwinden, sieht Galli in Konzepten einer verstehenden Methodologie. Die Unterschiede phänomenologischer und naturwissenschaftlicher Annäherungen an den Patienten werden einfühlsam aufgezeigt.

Das Thema des dialogischen Prinzips gliedert sich in drei zusammenhängende Aspekte:

1. das dialogische Prinzip als methodologisches Prinzip,
2. das dialogische Prinzip als hermeneutisches Prinzip,
3. das dialogische Prinzip als therapeutisches Prinzip.

1. Das dialogische Prinzip als methodologisches Prinzip

Um die erste Seite des Themas darzustellen, werde ich mich auf einige wissenschaftstheoretische Schriften von M. Bachtin (1941, 1974) beziehen:

„Die exakten Wissenschaften bilden die monologische Form des Wissens; der *Intellekt* nimmt ein Ding wahr und macht darüber Aussagen. Hier gibt es nur *ein* Subjekt – das erkennende (wahrnehmende) und sprechende (Aussagen machende). Ihm gegenüber steht lediglich *ein Ding ohne Stimme.* Jedes beliebige Objekt des Wissens (darunter auch der Mensch) kann als Ding wahrgenommen und erkannt werden. Das Subjekt (die Persönlichkeit) selbst jedoch kann nicht als Ding wahrgenommen und untersucht werden, denn als Subjekt kann es nicht, wenn es Subjekt bleibt, *ohne Stimme* sein; folglich kann seine Erkenntnis nur *dialogisch* sein. (...) Die dialogische Erkenntnis ist eine Begegnung."

Die von Bachtin vorgeschlagene Unterscheidung zwischen monologischen und dialogischen Wissenschaften scheint mir einleuchtender als andere Unterteilungen zu sein, weil hier das konkrete Verfahren der Forschung als Parameter gewählt wird und die Verfahren nämlich dialogisch oder nichtdialogisch sein können, je nach der Forschungsebene, die man untersuchen will. Wenn man den Körper eines Patienten als materielle Struktur, als „humanis corporis fabrica" im Sinne der alten Anatomiker analysiert, dann sind die nichtdialogischen Verfahren wie die der somatischen Untersuchung, der Radiologie, der Biochemie usw. am geeignesten. Wenn wir aber das Körper-Ich, d.h. das Erleben des eigenen Körpers kennenlernen wollen, dann ist das dialogische Verfahren unerläßlich. Dazu zitiere ich nochmals Bachtin:

„Die Aktivität des Erkennenden verbindet sich mit der Aktivität des Sich-Öffnenden (Dialogizität), das Vermögen, etwas zu erkennen, mit dem Vermögen, sich auszudrücken ... Hier ist die freie Selbstoffenbarung der Persönlichkeit unerläßlich. Hier gibt es einen inneren Kern, den man nicht aufzehren, verbrauchen kann (hier wird immer Distanz gewahrt) – einen Kern, in bezug auf den lediglich Uneigennützigkeit möglich ist; indem er sich für den anderen öffnet, bleibt er zugleich stets für sich. (...) Das Kriterium ist hier nicht die *Genauigkeit* der Erkenntnis, sondern die *Tiefe* des Eindringens. Die Erkenntnis ist hier auf Individuelles gerichtet. (...) Das Wichtigste ist hier die Tiefe – die Notwendigkeit, vorzudringen, sich zu vertiefen in den schöpferischen Kern der Persönlichkeit, in dem sie ihr Leben bewahrt, das heißt unsterblich sein. (...) Das sich selbst offenbarende Sein kann nicht erzwungen und unfrei sein. Es ist frei und bietet deshalb keinerlei Garantien. Daher kann uns die Erkenntnis hier nichts schenken und garantieren."

Von nun an muß der Wissenschaftler als erkennende Person seine eigene Aktivität von der Haltung der Ehrfurcht leiten lassen. Diese

Haltung äußert sich vor allem darin, daß der Stimme der Person als Ausdruck ihrer inneren Wirklichkeit eine eigene Würde zugeschrieben wird.

Weiterhin führt die Haltung der Ehrfurcht dazu, jede Bewertung bezüglich der inneren Realität der Person an ihren ureigensten Charakteristika festzumachen.

Die bislang beschriebene Einstellung ist typisch für eine Gedankenströmung, jene der Phänomenologie, die zu Anfang unseres Jahrhunderts philosophische Schulen (besonders die Schule Husserls) wie psychologische Schulen (die der Gestalttheorie), des weiteren psychiatrische Schulen (von Weizsäcker, Jaspers, Binswanger) und einige Richtungen der Kulturanthropologie wie der Soziologie durchdrungen hat. Gerade von einem Vertreter der Gestaltpsychologie, von Wolfgang Metzger (1975), stammt eine der prägnantesten Formulierungen der Haltung der Ehrfurcht:

„Das Vorgefundene zunächst einfach hinzunehmen, wie es ist; auch wenn es ungewohnt, unerwartet, unlogisch, widersinnig erscheint und unbezweifelten Annahmen oder vertrauten Gedankengängen widerspricht. Die Dinge selbst sprechen zu lassen, ohne Seitenblicke auf Bekanntes, früher Gelerntes, Selbstverständliches, auf inhaltliches Wissen, Forderungen der Logik, Voreingenommenheiten des Sprachgebrauchs und Lücken des Wortschatzes. Der Sache mit Ehrfurcht und Liebe gegenüberzutreten, Zweifel und Mißtrauen aber gegebenenfalls zunächst vor allem gegen die Voraussetzungen und Begriffe zu richten, mit denen man das Gegebene bis dahin zu fassen suchte." (Kap. I, § 3).

In diesem Ansatz werden zwei Einstellungen geschildert: einerseits die der *Ehrfurcht*, mit der der Wissenschaftler die Erlebnisse der Person annehmen muß, andererseits jene des *Verdachts*, die man gegen die eigenen Vorverständnisse richten muß.

Das Prinzip der Ehrfurcht bedeutet auf der konkreten Ebene des Zuhörens, daß sich die innere Realität der Person mit der ihr eigenen Struktur (Verbindung, Zentrierung, Bezugssysteme) im Gespräch zeigen darf, ohne daß mit Fragen oder Einwänden eingegriffen wird (z.B. indem bestimmte Themen fokussiert werden, was die Struktur durcheinander bringen könnte. So verstanden verhält sich diese phänomenologische Einstellung der Ehrfurcht konträr zu jener naturwissenschaftlichen des Arztes, der mittels geeigneter Fragen die Aspekte hervorzuheben versucht, die mit seiner diagnostischen Orientierung übereinstimmen. Schon als Medizinstudenten haben wir z.B. gelernt, die Anamnese des Patienten ausschließlich durch die Tatsachen seiner äußeren Welt zu erfassen. Seine innere Welt (die der Erlebnisse, der Phantasie, der Träume usw.) haben wir dagegen vernachlässigt. Diese Vernachlässigung hat aber schwere Folgen für die Diagnose und Therapie, wie Freud in seiner *Selbstdarstellung* am klarsten ausgedrückt hat: „Als ich mich gefaßt hatte, zog ich aus meiner Erfahrung die richtigen Schlüsse, daß die neurotischen Symptome nicht direkt an wirkliche Erlebnisse anknüpften, sondern an Wunschphantasien, und daß für die Neurose die psychische Realität mehr bedeute als eine materielle." Daher schreibt Freud an anderer Stelle (*Zur Geschichte der psychoanalytischen Bewegung*): „Die psychische Realität verlangt neben der praktischen Realität gewürdigt zu werden."

2. Das dialogische Prinzip als hermeneutisches Prinzip

Hat sich der Wissenschaftler dem Redefluß seines Mitsprechers mit Ehrfurcht überlassen, dann entsteht nach und nach ein Text, der analysiert und interpretiert werden muß. Es handelt sich um einen Text, der lebendige Qualitäten besitzt, weil er aus einer dialogischen Beziehung entstanden ist. Daher kann dieser Text nur in gemeinsamer Arbeit von Therapeut und Patient interpretiert werden. Um diese Interpretation zu machen, können wir uns der Hilfe dreier Quellen bedienen: der Psychoanalyse, der Hermeneutik und der Linguistik. Von diesen drei Schulen werde ich nun einige Grundbegriffe andeuten, um dann ein Beispiel eines klinischen Gesprächs darzustellen. Die hermeneutischen Schulen haben die Unmöglichkeit unterstrichen, jedes Vorverständnis des Beobachters auszuschließen. Um es mit den Worten Martin Heideggers (1926) zu sagen: „Das Entscheidende ist nicht, aus dem Zirkel heraus-, sondern in ihn nach der rechten Weise hineinzukommen." D.h., man sollte sich über die eigenen Vorverständnisse bewußt werden, um diese in klarer Weise zu benutzen. Diese Vorverständnisse sollten aber nicht nur als kognitive, sondern auch als affektive Phänomene aufgefaßt werden, wie die Psychoanalyse mit der Lehre der Übrtragung-Gegenübertragung uns gelehrt hat.

Die Linguistik hat uns gezeigt, daß neben der Interpretation der semantischen Ebene des Textes auch jene der Pragmatik desselben Textes nötig ist. Die Pragmatik betrifft die Ereignisse, die sich im „Hier und Jetzt" des Kommunikationsverlaufs abspielen. Unter diesen Ereignissen sind jene, die mit der Appellfunktion der Sprache in Verbindung stehen, besonders wichtig. Ich beziehe mich auf die Funktionen der Sprache, wie sie von dem Wiener Psychologen Karl Bühler definiert wurden (Fig.1): Darstellungsfunktion (das, worüber man spricht), Funktion des Ausdrucks (was der Sprechende von sich selbst sagt), Funktion des Appells (was der Sprechende mit dem, was er sagt, vom Gesprächspartner erreichen möchte).

Die Phänomene der Appellfunktion wurden im angelsächsischen Gebiet als *speech-acts* untersucht (Austin, Searle u.a.).

Zum Zweck der Interpretation der Pragmatik finde ich als sehr einleuchtend jene Art von ganzheitlicher Analyse, die Alfred Lorenzer *szenisches Verstehen* genannt hat. Man muß bestimmte Szenen im Dialog entdecken, die aus Gestalten zwischenmenschlicher Beziehungen oder „Interaktionsmustern" bestehen. Diese Szenen werden vom Patienten erstellt, indem er im Gespräch sich selbst und dem Partner bestimmte Rollen zuteilt.

Nun ein Beispiel aus einem klinischem Gespräch:

Nachdem der Psychotherapeut (Pt) in der vorhergehenden Sitzung die Sprechstundenzeit verschoben hatte, kommt der Patient (P) ausnahmsweise fünf Minuten zu spät zur Sitzung und sagt:

P: Ich kann gewisse Programme **nicht** vorwärtsbringen, sie ziehen sich hin ...

die Freiheit, Arbeitsverpflichtungen einzugehen, habe ich **nie** gehabt ...

Vielleicht auch eine Arbeit, die mir wissenschaftlich **nichts** einbringt ...

Ich nahm alles dies wahr ... daß ich die Arbeit **nicht** zu Ende bringe ... Es ist mir **nie** gelungen, Arbeiten in kürzerer Zeit zu erfassen ...

Es ist immer ein Tabu für mich gewesen.

Ich habe **nie** klar gesehen, wie ich das Einkommen verbessern könnte.

Pt: Wie Sie denken, daß ich es tue.

P: Ja.

Pt: Rühren diese Gedanken von der neuen Sprechstundenzeit her?
Der Patient stimmt zu.

Die negativen Aussagen scheinen aus dem Vergleich entstanden zu sein, den der Sprecher zwischen seinem Selbstbild und dem Bild anstellt, das er sich vom Psychologen, von der Änderung der Sprechstundenzeit ausgehend, gemacht hat: Das Bild einer Person, die als Gegenpol des Sprechers es versteht, ihre Zeit gut einzuteilen, ihre Verpflichtungen einzuhalten, ihre Arbeit in kurzer Zeit zu programmieren, und die aus ihrer Arbeit Profit schöpft.

Aufgrund dieser Äußerungen und anderer negativer Selbstdarstellungen, die in der Reihenfolge der Sitzungen nach und nach entstehen, wurde das szenische Modell von Fig. 2 erarbeitet. In der Figur gibt es zwei getrennte Personengruppen: Eine Gruppe ist die der *konkaven* Menschen, zu denen der Patient gehört; die andere ist die der *konvexen* Menschen, zu denen der Psychologe gehört. Diese konvexe Menschen besitzen die positiven idealen Eigenschaften, von denen der Patient in sich selbst keine Spur zu finden scheint. Es handelt sich um dieselbe Bipolarität, die Kafka in einem *Brief an den Vater* beschrieben hat: „Ich mager, schwach, schmal. Du stark, groß, breit."

Wenn wir diese negativen Selbstdarstellungen vom dynamischen Gesichtspunkt aus betrachten, können wir folgende explikative Hypothese aufstellen:

a) Der Patient beschreibt sich als ein Mängelwesen, um unterirdisch fortzuschreiten und keine Rivalitäts- und Neidgefühle im Partner zu erwecken. Die Funktion der Selbstdarstellung ist jene der „beruhigenden Pose" im Sinne der Ethologen oder jene der „Maske" (im Sinne von Nietzsche).

b) Der Patient benutzt die negative Selbstdarstellung, um den Partner in das eigene Scheitern miteinzubeziehen. Wie Nietzsche sagt: „Alles Klagen ist Anklagen". Welche von diesen beiden Hypothesen gilt, kann nur durch die Reihe der Sitzungen bestimmt werden.

Wie kann sich der Psychologe im klinischen Gespräch verhalten? Eine besondere Art von „szenischer Kohärenz" verlangte, daß der Mitsprecher eine jener des Sprechers (Partners) komplementäre Rolle übernehmen sollte. Das geschieht normalerweise im täglichen Leben. Wenn ein Freund zum anderen sagt: „Ich kann gewisse Programme nicht vorwärtsbringen ...", kann der Mitsprecher die Rolle des ‚Ermutigers' übernehmen und sagen: „mit Geduld und Ausdauer wirst du sicher deine Pläne zu Ende bringen", oder die Rolle des Seelsorgers und sagen: „Alle Pläne können verwirklicht werden, wenn man mit Ausdauer arbeitet usw."

In der klinischen Situation aber muß der Psychologe sich in diesem Rollenspiel nur bis zu einem bestimmten Punkt hineinziehen lassen, d.h. er muß die von dem Patienten vorgeschlagenen szenischen Rollen, im Sinne von Lorenzer, verstehen, darf aber nicht mitspielen. Sprechend oder schweigend, in jedem Fall aber die Regeln der klinischen Geduld befolgend, wird der Psychologe sich so verhalten, daß der Patient sich der Appellfunktion seiner Selbstdarstellungen bewußt wird.

3. Das dialogische Prinzip als therapeutisches Prinzip

Mit dem dargestellten Beispiel haben wir den dritten Aspekt unseres Themas eingeführt. Das klinische Gespräch wurde schon von der berühmten Patientin von Josef Breuer, Anne O., als *talking cure* bezeichnet. Aber durch welche Prozesse wird die Heilung erreicht? Wir haben hier zwei Haupttypen von Erklärungen, die monopersonale und die relationale. Als Beispiel des ersten Typs gilt das alte kathartische Modell, das sich gut an das der somatischen Medizin anpaßt. Nach Breuer und Freud war das Entscheidende in dieser Behandlung: „Erinnerung erwecken und dem Affekt Worte geben." In Beziehung auf das Organonmodell der Sprache von Bühler wurden hier nur zwei Funktionen bewertet, die der Darstellung und die des Ausdrucks. Die Appellfunktion und die Rolle des Mitsprechers wurden dagegen außer acht gelassen.

Als Beispiel der relationalen Erklärung kann man das oben zitierte szenische Verstehen von Lorenzer erwähnen, wo alle drei Funktionen der Sprache bewertet werden.

Eine weitere relationale Erklärung des therapeutischen Effekts des Dialogs findet man in jener Richtung der Psychoanalyse, die die Aktivität des Erzählens bewertet. Nach Paul Ricoeur ist das Leiden des Patienten auf seine Unfähigkeit, das eigene Leben zu erzählen, zurückzuführen. Wenn die Person eine Geringschätzung, eine Abscheu seiner selbst zeigt, kann die dialogische Kooperation zwischen Patient und Therapeut dem Patienten die Möglichkeit bieten, von sich selbst zu erzählen, und damit einen neuen Sinn seines Lebenszusammenhangs (im Sinne Diltheys) und eine neue Identität zu finden. „Die Geschichte der konkreten Selbsterkenntnis ist ohne die Rolle, die darin der Andere spielt, ohne daß man sich im Anderen widerspiegelt, undenkbar" (Bachtin).

4. Erzieherische Schlußfolgerungen

Am Ende meines Referats möchte ich auf das Problem der Erziehung der Medizinstudenten und junger Ärzte zum Dialog mit dem Patienten hinweisen. Die Dialogizität ist etwas, das man nicht lehren kann; es handelt sich um etwas, was man nur lernen kann – durch Erfahrung. Doch um diese persönliche Erfahrung zu gewinnen, ist es nützlich, daß der junge Arzt über eine theoretische Kultur verfügt, die neben den Naturwissenschaften auch die Geisteswissenschaften umfaßt. In der österreichischen Medizinerausbildung des vorigen Jahrhunderts war das in den Lehrplänen der Medizinstudenten vorgesehen. Auf jeden Fall muß der Schwerpunkt des Lernens auf eine größere Sensibilität für die menschlichen Beziehungen gelegt werden. Dazu fällt mir ein, daß in Graz Fritz Heider geboren ist, dessen Hauptwerk *The Psychology of Interpersonal Relation* hier seinen Ausgangspunkt hatte, und an dem er sein Leben lang gearbeitet hat.

Als praktische Übungen denke ich einerseits an die berühmten Ärztegruppen Balints, andererseits an die Fernsehübertragungen klinischer Interviews, welche H. E. Richter an der Psychosomatischen Klinik der Universität Gießen realisiert hat. Richter bestätigt, daß dann, wenn „die Interviewer sich nachträglich ihre eigenen Interviews vom Band vorspielen lassen, ... diese Selbstkontrolle überraschende pädagogische Effekte für das Verständnis der Interaktionsprozesse zwischen Arzt und Patient (erbringt)" (S.339). Diese Effekte können verstärkt werden, wenn der Interviewer die Möglichkeit hat, mit einem erfahrenen Arzt diese Kontrolle zusammen zu machen. In dieser

Situation entsteht eine Art von Metadialog, in dem wir als Lehrer eine wichtige Rolle ausüben können. Am Ende meines Referats lassen Sie mich etwas über die Medizinerausbildung zitieren, was mein verehrter Lehrer Renzo Canestrari, der als erster in Bologna Psychologie an der Medizinischen Fakultät lehrte, geschrieben hat:

„Der Hauptzweck der Ärzteausbildung sollte die Integration des mechanistischen Modells mit einem globalen Verstehen der Person des Patienten sein: d.h. *Behandlung* des Patienten zusammen mit der *Sorge* um den Patienten. Ein solcher Arzt kann eine somatische Untersuchung machen, kann aber auch die interpersonale Beziehung mit dem Patienten interpretieren und leiten. Mit dem klinischen Gespräch ist er fähig, die Verteidigungsprozesse des Patienten zu mildern, indem er ihm die Möglichkeit zu kommunizieren bietet. So können jene Somatisierungen vermieden werden, die so oft auftauchen, wenn das mechanistische Modell als das einzige Bezugssystem der ärztlichen Praxis gilt."

Literatur

Bachtin M (1975) K filosofskim osnovam gumanitarnych nauk. In: Kontekst 1974, Moskau
Bachtin M (1975) K metodologij gumanitarnych nauk. In: Kontekst 1974, Moskau (z.T. In: Bachtin (1979) Die Ästhetik des Wortes. Frankfurt am Main: 349 ff)
Balint M (1970) Der Arzt, sein Patient und die Krankheit. Frankfurt am Main
Breuer S, Freud S (1895) Studien über Hysterie. Wien
Bühler K (1934) Sprachtheorie. Jena
Canestrari R (1990) Psicologia e Medicina. Padova
Freud S, Erinnern, Wiederholen und Durcharbeiten. Gesammelte Werke 1914
Galli G (1997) Beziehungen zwischen Lewins wissenschaftstheoretischen Begriffen und der Psychoanalyse. In: Gestalt Theory: 1997/2, 80–89
Galli G (1996) Gestalttheorie und Hermeneutik. In: Gestalt Theory 1996/4: 276–281
M. Heidegger (1926), Sein und Zeit
Galli G (1994) Über die Dialogizität in der Psychologie. In: Gestalt Theory 1994/4, 271–275
Metzger W (1954) Psychologie, Darmstadt
Lai G (1978) Die Worte des ersten Gesprächs. Bern
Lorenzer A (1971) Sprachzerstörung und Rekonstruktion. Frankfurt am Main
Richter HE Fernsehübertragung psychoanalytischer Interviews. In: Psyche, Bd. 21
Ricoeur P (1988) La componente della psicanalisi. In: Metaxu

Die evolutionäre Erkenntnistheorie und der biopsychosoziale Krankheitsbegriff in der Medizin

Josef Egger

In dieser Skizze zeichnet Dr. **Josef Egger**, Professor für Medizinische Psychologie und Dozent für Klinische Psychologie an der Universität Graz, die komplexe Struktur eines bio-psycho-sozialen Modells der Medizin. Obgleich die Zustimmungen zu einem bio-psycho-sozialen Modell auf breiter Ebene in der Gesundheitspolitik und in der Medizin vorliegen, sind wissenschaftliche Zugänge dafür noch sehr spärlich. Die Evolutionäre Erkenntnistheorie, die Systemtheorie und die „organic unity theory" werden von J. Egger als dafür hilfreiche Theorien angeführt.

Die „organic unity theory" erweist sich dabei als schlüssige Fortführung des Gestaltkreises von Weizsäcker. Es wird hier sichtbar, daß die Begriffe Subjekt und Objekt als einander ergänzende Perspektiven vorliegen, welche keine Trennung in Biologie und Psychologie bedingen dürfen. Im Gegenteil, bio-psycho-soziale Medizin bedarf jener Forschungsansätze, in welchen objektivistische und subjektivistische Perspektiven einander treffen. Daß dies zunächst zu komplex und zu schwierig erscheinen mag, daß dies aber auch notwendig und möglich ist, wird in diesem Artikel dargestellt.

1. Evolution und Erkenntnis
Das Konzept der evolutionären Erkenntnistheorie (EE)

Wie Riedl (1987, 1990), Biologe und hierzulande bekannter Vertreter der evolutionären Erkenntnistheorie, eindrucksvoll zusammenfaßt, sind unsere *angeborenen Anschauungsformen* an dem bescheidenen

Ursachenmilieu unserer tierischen Vorfahren ausgewählt und erworben worden. Unser *eindimensionales Ursachendenken* reicht jedoch zur Lösung von Problemen, die wir mit unserer heutigen Technologie schaffen, längst nicht mehr aus. Unser Gehirn diente – evolutionär betrachtet – der alles entscheidenden Aufgabe des Überlebens und ist nicht dazu entwickelt worden, hochkomplexe bzw. virtuelle Probleme zu lösen (wenngleich es auch dazu unter Berücksichtigung etlicher inhärenter Begrenzungen eingesetzt werden kann).

Es ist interessant, daß unabhängig von der ganzen Philosophiegeschichte, inklusive Kant, sich die Apriori-Kategorien als jene Anschauungsformen beschreiben lassen, die als Aposteriori-Lernprodukte unseres Erbmaterials – also als Selektionsprodukte an den grundlegenden Ordnungsmustern dieser Welt – entstanden sind. Sie extrahieren gewissermaßen deren Grundgesetze, gehen mit dem bedeutenden Selektionsvorteil einer verbesserten Anpassung einher und legen diesen Erfahrungsgewinn in Erbprogrammen fest, und zwar lange, bevor in der Evolution *Bewußtsein* und *Reflexion* entstehen konnten.

Erst mit dem *Bewußtsein* nehmen sie dann die Form von *Anschauungsformen* an, welche als *Erwartungen* oder Hypothesen beschrieben werden können, und zwar Erwartungen darüber, wie sich die Dinge in dieser Welt verhalten werden. Der Erfolg dieser Programme (oder Erwartungen) spricht wiederum dafür, daß es eine ausreichende Übereinstimmung, also Isomorphien, mit der realen Welt geben muß. (Die EE liefert solcherart auch die Bestätigung einer real existierenden Welt und ist natürlicher Gegenspieler des radikalen Konstruktivismus oder Idealismus.) Allerdings gelten diese Übereinstimmungen nur für unsere Mikrowelt im Kosmos und auch nur als zureichende Näherung. So läßt sich das Raum-Zeit-Kontinuum zwar errechnen, aber eine Anschauung davon zu bilden, vermögen wir nicht. Folglich bleibt unserem Anschauen auch eine Vorstellung vom Beginn der Zeit oder vom Ende des Raumes wohl für immer verwehrt. Das heißt aber nicht, daß wir nicht mit mathematischen Instrumenten Wissen davon erlangen könnten – die Möglichkeit, dies mit unseren Sinnen nachzuvollziehen, erscheint jedoch aussichtslos.

Im Rahmen der *Naturwissenschaften* hat bekanntlich Einstein die Grenzen unserer angeborenen Raum- und Zeitvorstellung überwunden und damit deren Begrenztheit nachgewiesen. Es darf angenommen werden, daß aufgrund der vorbestehenden Apriori-Kategorien sich eines Tages noch wesentlich mehr die Beschränktheit unserer Urteile aufzeigen läßt. Ein Beispiel:

Zu den urtümlichsten Anlagen a priori zählt ein Programm, das mit *Wahrscheinlichkeiten* operiert. Beim Würfeln beispielsweise läßt es uns das Auftreten der gewünschten Zahl umso eher erwarten, je länger diese nicht aufgetreten ist – obwohl jede Zahl für sich genommen von der anderen unabhängig ist und erst bei unendlich vielen Würfeln sich die Zahlen in ihrem Auftreten gleich verteilen (sofern der Würfel vollkommen gleichmäßig geformt ist, d.h. keinen systematischen Fehler besitzt).

Ein anderes Apriori besteht im Vergleichen, wenn wir das Ungleiche im Gleichen weglassen und damit *Begriffe* zu konstruieren imstande sind. (Darin spiegelt sich zwar die nicht beliebige Kombinierbarkeit der Merkmale in den Zuständen und Ereignissen in dieser Welt, unsere rationale Reflexion dagegen mißtraut dem Prinzip „Gesetz und seine Fälle" wie dem „hermeneutischen Zirkel". Die Geisteswissenschaft mißtraut der Szientistik, die Naturwissenschaft mißtraut der Hermeneutik.

Ein weiteres Apriori besteht darin, daß gleiche Dinge dieselbe *Ursache* haben. Darin spiegelt sich die nichtbeliebige Abfolge der meisten Zustände und Ereignisse dieser Welt. Unsere vereinfachende, faule *Vernunft* suggeriert uns jedoch Ur-Sachen-Zusammenhänge in Kettenform, so, als ob es erste Ursachen und letzte Wirkungen geben könnte (Als erste Ursache galt uns zunächst der „unbewegte Beweger" bzw. Gott. Heute steht an seiner Stelle der Urknall bzw. die Dynamik von Explosion und Implosion). Unter Anleitung dieses Apriori, d.h. mit derartigen Anschauungsformen, vermögen wir letzte Wirkungen weder zu verstehen noch zu steuern.

Für die naturwissenschaftlich orientierte Medizin ist es diesbezüglich von großer Bedeutung, die Möglichkeit komplexer Ursachen-Wirkungs-Gefüge ins Kalkül zu ziehen und zu sehen, daß hinter einfachen Ur-Sachen wiederum „Ursachen" stehen können und selbst diese von Einflüssen anderer Art (d.h. Wirkungen von Faktoren, die anderen dimensionalen Bereichen zuzuordnen sind) mitgesteuert sein können usw. Der häufigste Fehler besteht wohl darin, daß Faktoren als zusammenhängend interpretiert werden, die tatsächlich nichts miteinander zu tun haben (das ist der Fall, wenn statistisch festgestellte Korrelationen von zwei Variablen als kausale Verknüpfung verstanden wird).

Nach Aristoteles sollen wir für die vier Ursachen insgesamt 2 synthetische Anschauungsformen besitzen, für die beiden anderen jedoch nicht: Anschauungsformen bestehen für die *Causa materialis* und die *Causa formalis*. Die *Causa efficiens* wurde dagegen zum universellen Kraft-Begriff und regiert die exakten Naturwissenschaften. Die *Causa finalis* ist uns als vierte Anschauungsform a priori eingebaut – mit der einfachen Erwartung, daß gleiche Dinge demselben Zweck entsprechen werden. Wiederum ist diese Erwartung in uns in Kettenform vorgebildet. Folglich verlassen die letzten Zwecke unter jeder Weltanschauung den uns einsehbaren Kosmos, wie Riedl ausführt. Diese letzten Zwecke sind Grund der nie endenwollenden, unschlichtbaren und furchtbarsten Auseinandersetzungen in den Ideologien bzw. Religionen geblieben. Dabei müßte eigentlich einsehbar sein, daß das Ziel nicht aus der Zukunft definiert werden kann, sondern nur aus der Vergangenheit. Die Andichtung einer verkehrten Zielrichtung, so als ob die Kräfte nicht aus der Vergangenheit in die Zukunft, sondern vielmehr von der Zukunft in die Gegenwart wirken sollten, ist dafür verantwortlich.

Somit läßt sich schließen, daß der Umfang der Determination groß ist. Er ist das Produkt der ersten Phase der *Evolution*, deren *genetisches Gedächtnis* bis in den Bereich des frühen Menschen für die Entscheidung aller Lebens- und Überlebensprobleme die Verantwortung trug. Unsere Körper- und Sinnesstrukturen sind sämtlich ein Produkt der ersten Phase der Evolution und begrenzen logischerweise die Freiheit der zweiten. Die Handlungsweisen und die Hierarchien des Instinktverhaltens sind bis ins explorative Lernverhalten unter Einschluß aller erwähnten Apriori die „angeborenen Lehrmeister" (Lorenz) unserer bewußten Handlungen geblieben.

Popper meint, daß 99% allen Wissens wohl dem evolutiven Vorwissen zuzurechnen sein müßte. Noch entscheidender als quantitative Angaben ist allerdings, daß die gesamte selektive Adaptierung eine Anpassung an Probleme von gestern darstellt. Da aber die zweite Phase der Evolution derart rasant beschleunigt verläuft, sind die Entscheidungshilfen der „angeborenen Lehrmeister" völlig unzureichend. *Bewußtsein* und *sozialer Wissensspeicher* haben es den Menschen ermöglicht, sich für die ganze Biosphäre verantwortlich zu machen. Doch für die Lösung solcher Probleme sind die alten determinierten Anschauungsformen längst nicht mehr geeignet. Hier zeigt sich die

Grenze unserer Anschauungskraft, die Anpassungsmängel unserer Vernunft und die Notwendigkeit für eine Entwicklung, die Riedl als „Abklärung" bezeichnen möchte, um die Irrtümer eines weiterführenden Reduktionismus, die eingebauten und daher notgedrungen vorgegebenen Irrungen von Positivismus und Transzendentalphilosophie zu beschränken. Unsere Determinanten verstehen zu lernen, kann auch bedeuten, daß wir uns selbst als Produkt einer Umwelt, auf die wir zurückwirken, zu verstehen haben, und daß wir die immerwährende Aufgabe anzupacken haben, eine Welt nach dem Maß des vielfach vernetzten und umweltabhängigen Menschen zu schaffen.

Wie Popper aus der Wissenschaftstheorie und Lorenz aus der Verhaltenslehre versucht Riedl aus der *Evolutionstheorie* – welche auf Darwins fundamentaler Lehre von der Entstehung der Arten fußt – die Erfahrung herauszuschälen, daß sich unsere grundlegenden Anschauungsformen als angeboren erweisen und selbst die Kantischen Apriori jedes individuellen Denkens als Apostericri -Lernprodukte aus der ersten Evolutionsphase unserer Stammesentwicklung erweisen. Da sich solche Anschauungen a priori als rational unbelehrbar erweisen, zählen sie auch zu den Determinanten des Menschen, also der menschlichen „Vernunft". Diese evolutionsbiologische Einsicht enthält eine massive Warnung, sich auf die menschliche Vernunft zu verlassen. Sie könnte uns schnurstracks in die Irre führen. Auch und gerade das, was uns vernünftig erscheint, bedarf einer bewußten kritischen Kontrolle. (Die Methoden dafür stammen großteils wiederum aus dem Repertoire der Wissenschaft.)

Es gilt zu erkennen, daß der *Erfolg erblicher Anpassung* sich eben immer auf die Milieus von *gestern* bezieht. Da aber die kulturellen Lernprozesse den genetischen um Größenordnungen davonzulaufen drohen, erweisen sich unsere angeborenen Lehrmeister (also unsere im Laufe der Evolution erworbenen, angeborenen Erwartungen) vielfach als überfragt. Natürlich mag es nützlich sein, wenn wir a priori mit Kausalität rechnen, aber ohne Überprüfung derartiger Annahmen schlittern wir möglicherweise in Katastrophen, weil die Einfachheit dieser Erbanleitung den Lebensproblemen unseres technisierten Milieus nicht mehr gewachsen ist. Der unreflektierte Menschenverstand macht uns erwarten, daß Ursachen dort exekutiv in Kettenform verlaufen, wo sie in Wahrheit ein funktional vernetztes System bilden. Es schadet zwar erst einmal nicht, daß wir Raum und Zeit für zweierlei Größen halten und den Raum fälschlich nicht anders als euklidisch zu denken vermögen – denn bis in die Bogengänge im Ohr sind wir selbst euklidisch gebaut – daß sie aber den Zusammenhang von Ereignissen verlangen, wo es keine Gewißheit geben kann, daß wir Leib und Seele spalten (die Seele des Säugetieres, des Baumaffen, des Frühmenschen, des Zivilisationsmenschen und des Kulturmenschen), das darf, wie Riedl es formuliert, als das Dilemma des neuzeitlichen Menschen gelten.

Unsere „faule" *Vernunft* (vergessen wir nicht: Das Gehirn hat sich als fundamentales Organ für das Überleben herausgebildet und hatte evolutionär nie die Aufgabe, theoretische Spekulationen über Makro- und Mikrokosmos anzustellen!) verhält sich so, als ob Ursachen von einem einzigen Kettenglied ausgingen. Zwecke nur aus Vergleichbarem zu empfinden, bringt mit sich, daß wir gerade dort den Endzweck unseres Daseins suchen, wo gar nichts mehr gewußt werden kann; von dort leiten sich alle anderen Zwecke ab. Unsere Erwartung oder unser Wunsch, mit unserem Dasein irgendeinem Zweck zu entsprechen, konstruierte noch aus jeglicher Kultur eine hypothetische Zweckordnung samt Endzweck in kulturbestimmt verschiedener Weise. Da sich alle soziale Ordnung auf diese obersten Zwecke berufen muß, mußte die Wahrheit des Nichtwißbaren nachgewiesen werden – ein zum ewigen Scheitern verurteiltes Unterfangen jeder Religion, egal ob kirchlich oder weltlich (siehe Riedl 1990).

Mit Gerhard Vollmer läßt sich folgende Zusammenfassung der evolutionären Erkenntnistheorie geben:

Unser Erkenntnisapparat ist ein Ergebnis der Evolution. Die subjektiven Erkenntnisstrukturen passen auf diese Welt, weil sie sich im Laufe der Evolution in Anpassung an diese reale Welt herausgebildet haben. Und sie stimmen mit den realen Strukturen (teilweise) überein, weil nur eine solche Übereinstimmung das Überleben ermöglichte. Erst die evolutionäre Erkenntnistheorie vollzieht somit in der Philosophie eine echte kopernikanische Wende. Denn hier ist der Mensch nicht Mittelpunkt oder Gesetzgeber der Welt, sondern ein unbedeutender Beobachter kosmischen Geschehens, der seine Rolle meist weit überschätzt hat.

Somit zeigt sich, daß im Laufe von wenigen Jahrhunderten (a) die in der vorherrschenden Religion dogmatisierte Vorrangstellung der Erde im Weltall zugunsten des heliozentrischen Weltbildes aufgegeben werden mußte, und daß dieses im weiteren in einer stillen Revolution als unbedeutendes Staubkorn am Rande der Milchstraße im Kosmos verschwand. Die zweite Wende in unserem Weltbild bildete (b) die Erkenntnis von der Abstammung des Menschen aus dem Tierreich und von der Entstehung des Lebendigen aus dem Anorganischen, was gleichzeitig die religiöse Schöpfungslehre atomisierte und Gott „in Raumnot" versetzte. Und es ist anzunehmen, daß weitere Revolutionen unser Weltbild verändern werden.

Aber eines steht fest: Immer differenzierter wird der Hintergrund, vor welchem Evolutionstheorie, Psychologie und Sprachtheorie, Erkenntnistheorie und Wissenschaftstheorie den neuen Wandel einleiten. Die Entstehung der *Vernunft* ist die Voraussetzung dafür, daß die Operationen des Bewußtseins, des Ich-Bewußtseins, überhaupt sinnvoll sind und von der Selektion gefördert werden. Das Sichtbarwerden dieser Entwicklung haben Erkenntnisse von Schrödinger, wonach *Leben ein ordnender Prozeß* und von Konrad Lorenz, daß *Leben ein erkenntnisgewinnender Prozeß* sei, maßgebend gefördert. Die *Evolution des Lebendigen* erweist sich als ein *vernunftsähnlicher Prozeß*. Die Vernunft des Lebendigen wird über viele Schichten, über Strukturen, Reflexe, Auslöser, Triebe, einem ganzen Weltbildapparat vorbereitet. Sie hat das *Bewußtwerden* erst möglich gemacht und wurde durch dieses Bewußtsein selbst sichtbar. Nicht nur die Inhalte unseres Denkens, sondern auch seine Vorgangsweise ist ein Produkt der Selektion. Die Weise, wie sich das Lebendige als hypothetischer Realist verhält, wie es Gewißheit und Abstraktion erreicht, wie es in normativen und hierarchischen Mustern seine Daten verrechnet, wie es a priori die Vernunft und Urteilskraft vorwegnimmt und unser Denken lenkt, muß an der lehrenden Matrix einer entsprechend geordneten Welt gelernt worden sein (Riedl).

Klar geworden ist, daß sich unsere Vernunft aus sich allein nicht begründen kann. Die evolutionäre Erkenntnislehre vermag die Herkunft unserer Denkvoraussetzungen zu erklären und die Kantischen Apriori als Aposteriori-Lernergebnisse zu verstehen. Die Paßform auf die Naturordnung wird als Resultat der Anpassung sichtbar, und die Natur selbst kann dann als die Lernmatrix nicht weniger real sein als das Lernprodukt, nämlich unsere bewußte Vernunft, die wir als real erleben. *Vernunft* und *Rationalität* erscheinen damit als höchst natürliche und auf bestimmten Konstellationen der Lebensbedingungen begründete notwendige *Produkte der Evolution*. Nichts Übernatürliches haftet ihnen an. Und diese, über das materielle und triebhafte Sinnliche hinausreichende intelligente Seite des menschlichen Seins, die aus *Denken*, *Bewußtsein* und *Vernunft* besteht, wird als das erlebt, was wir *Geist* nennen.

Es geht somit um eine naturgeschichtliche Lösung des Problems jener Qualität oder jenes Dualismus dieser Welt, wie sie durch Philosophie und Religion immer wieder in Geist und Materie, Seele und Leib, Gott und die Welt zerlegt erschien. *Körper und Geist sind also nach denselben Evolutionsgesetzen zustandegekommen.* Der Mensch verdankt seine Herkunft den Anpassungen an die Natur. Mittels dieser Anpassung und seiner kulturellen Erfindungen betreibt der Mensch *Wissenschaft*; in der Wissenschaft spiegelt er die Natur. Was den Gesetzen der Physik genügt, nennen wir *Materie*. Aus der solcherart beschreibbaren Natur sind geschichtlich auch die menschlichen Subjekte hervorgegangen. Soweit sie von sich selbst objektivierbare Erfahrungen gewinnen können, sind sie also für sich selbst als Objekt der Physik, als Materie zu beschreiben. Dies macht sich die naturwissenschaftlich arbeitende Medizin zunutze. Allerdings hebt dieser Zugang zur materiellen Seite des Lebens keinen Augenblick das Wissen auf, daß der Mensch auch Subjekt und mit Bewußtsein ausgestattet ist. Das wiederum macht sich die psychologisch orientierte Medizin zu eigen und läßt damit das Denkmodell des „Menschen als komplexe Maschine" als unzutreffende Vereinfachung erkennen.

2. Das biopsychosoziale Krankheitsmodell und seine Bedeutung für die Medizin als Wissenschaft

Auf der Suche nach einem besseren Modell, als es die wissenschaftlich unfruchtbar gebliebene dichotome Betrachtungsweise von Leib (Materie) und Seele (Geist) mit ihrem nur im sprachlichen Begriff der *Psychosomatik* scheinbar aufgehobenen dualistischen Position war, war man sich weitgehend darüber einig, daß ein grenzüberschreitender Ansatz nicht ohne die Beteiligung der hier wesentlichen Wissenschaften gefunden werden wird. Als Rahmen für die gegenseitige Verständigung wurdee eine theoretische Ebene gesucht, welche für alle beteiligten Diskussionspartner brauchbar ist. Solche Metatheorien sind inzwischen tatsächlich in Form der allgemeinen Systemtheorie und der Semiotik vorhanden.

Als Grundlage für eine interdisziplinäre Zusammenarbeit in Forschung und Praxis wird auf ein *biopsychosoziales* Verständnis von Gesundheit und Krankheit zurückgegriffen: Jedes Verhalten steht danach in einem Netz oder Gefüge von Einflußgrößen, welche sich wechselseitig beeinflussen. Dieser komplexen Sicht wird naturgemäß am ehesten eine systembezogene Betrachtungsweise gerecht, wie sie als bio-psycho-soziales Modell von Engel (1977) oder Schwartz (1982, aber auch von Weiss und Weiner u.a., vgl. Egger 1993) vertreten wird. In diesem Verständnis läßt sich z.B. auch die Therapie als Problemlösen in komplexen Systemen verstehen.

Nach diesem bio-psycho-sozialen Modellverständnis von Krankheit läßt sich nicht weiter von *psychosomatischen* und *nicht-psychosomatischen* Krankheiten sprechen. Vielmehr ist an jedem krankhaften Prozeß prinzipiell auch jede Einflußebene für das jeweilige Gesamtergebnis ins Kalkül zu ziehen. Einfache Kausalmodelle für die Erklärung von Krankheiten haben damit ausgedient, die Sicht ist freigelegt für das komplexe Zusammenwirken unterschiedlicher Bedingungs- und Einflußfaktoren. Dazu müssen allerdings die Methoden und Ergebnisse der jeweils angrenzenden Disziplinen für eine zielführende multidimensionale Problemlösestrategie notwendigerweise integriert werden.

Auch für das aktuelle Selbstverständnis der psychologischen Therapien gilt, daß menschliches Leben in der Regel sehr komplex verläuft, sodaß auch jede Form von Therapie dieser Komplexität hinreichend Rechnung tragen muß. Hier hat sich mittlerweile die Erkenntnis durchgesetzt, daß Probleme und Leiden üblicherweise multikausal verursacht, d.h. multideterminiert sind.

Eine Stütze für diese Position kommt auch aus einer anderen Ecke der psychosomatischen Wissenschaften. Uexküll (1991) und Uexküll & Wesiack (1988) betonen, daß die adäquate Methode, lebende Systeme zu beschreiben, nicht die Kausalanalyse ist, sondern die Lehre der Zeichenprozesse (Semiotik), welche ihrer Meinung nach durch die Systemtheorie zu ergänzen ist, da diese die zwei Gesichtspunkte Emergenz und Integration zur Verfügung stellt. Unter semiotischen Gesichtspunkten betrachtet, wird klar, daß physikalische und chemische Kräfte im Organismus nicht lediglich Energie transportieren, sondern als Träger von Informationen oder Nachrichten dadurch ganz andere Funktionen haben. Schon vorher haben Foss und Rothenberg (1987) eindrucksvoll ausgeführt, daß die Medizin der Zukunft aus diesen Gründen eine Informations-Medizin sein wird. Dazu paßt die umfangreiche Arbeit von Herbert Weiner (z.B. 1989), der den Organismus als dynamisches System beschreibt, in dem eine Gruppe von Subsystemen durch rhythmischen Austausch von Signalen miteinander in Beziehung stehen, was er als ein neues integratives Konzept für die gesamte Medizin vorschlägt. In diesem Konzept stellen z.B. sowohl Sprache als auch emotionales Verhalten Kommunikationssignale dar, die analoge Funktionen erfüllen, genauso wie Hormone und Transmitter.

Im Kern der Überlegungen des biopsychosozialen Modells steht, daß die *Natur* auf einem Kontinuum von komplexeren, größeren Einheiten über den weniger komplexen, kleineren Einheiten *hierarchisch geordnet* ist. Das biopsychosoziale Modell beschreibt also die Natur als eine hierarchische Ordnung von Systemen. Jedes Niveau in dieser Hierarchie repräsentiert ein *organisiertes dynamisches System* (oder „Ganzheit"), und jedes System weist Qualitäten und Beziehungen auf, die für dieses Organisationsniveau typisch sind. Nichts existiert isoliert, jedes System ist durch die Konfiguration von Systemen, von dem es wiederum ein Teil ist, beeinflußt. Alle Ebenen der Organisation sind verbunden, sodaß eine Änderung auf einer Ebene auch eine Änderung in anderen Ebenen bewirkt.

Die *Person* – ihr Erleben und Verhalten – wird als ein *Ganzes* gesehen, sie ist aus Subsystemen zusammengesetzt und gleichzeitig dem Nervensystem und anderen Organsystemen übergeordnet. Bezüglich *geistiger* Phänomene einerseits und *körperlicher* Phänomene andererseits sagt diese Theorie, daß *mentale* Phänomene relativ zum Nervensystem emergent sind, d.h. sie sind bestimmt durch und erzeugt von physiologischen und physikochemischen Ereignissen, sind aber charakterisiert durch emergente Eigenschaften, die unterscheidbar von und nicht reduzierbar auf die Neurophysiologie sind. Damit ergibt sich die Möglichkeit, die vorgetäuschte Dichotomie zwischen *biologischer* (bzw. organischer) *Wirklichkeit* einerseits und *psychologischer* (bzw. funktioneller) *Wirklichkeit* auf der anderen Seite zu überwinden – Eine Dichotomie, die – wie Uexküll & Wesiack (1989) ausführen – primär auf Kategorienfehler im linguistischen bzw. konzeptuellen

Rahmen zuruckzuführen ist. Jedes Ereignis oder jeder Prozeß, der an der Ätiologie, der Pathogenese, der symptomatischen Manifestation und der Behandlung von Störungen beteiligt ist, ist folgerichtig *nicht entweder biologisch oder psychologisch,* sondern *sowohl biologisch als auch psychologisch.*

Das hier entscheidende Phänomen ist, daß eine noch so genaue Klärung der Konstituenten und ihrer Beziehungen untereinander auf einer Systemebene keine ausreichende Klärung der Phänomene auf der nächsthöheren Ebene der Systemhierarchie erbringt. Oder anders formuliert, die größten Anstrengungen auf nervöser oder biochemischer Ebene werden es nicht schaffen, die Erlebens- und Verhaltensphänomene aufzuklären und vice versa – und zwar aus prinzipiellen Gründen, da das jeweils höherliegende System Phänomene produziert, die auf der darunterliegenden Ebene noch gar nicht existieren.

Wissenschaftstheoretisch gibt es zwar Schwachstellen, wie sie etwa von Sperry, Goodman u.a. skizziert wurden, aber das biopsychosoziale Modell ist trotzdem ein Quantensprung in der Entwicklung der psychosomatischen Wissenschaften. Gegen das biopsychosoziale Modell spricht, daß es kein Begriffssystem ausweist, welches logisch und semantisch einerseits mit den mentalen Begriffen und andererseits mit den neurophysiologischen Begriffen Hand in Hand geht. D.h. wir haben nach wie vor zwei kaum miteinander verbundene Sprachen in der Heilkunde: die organmedizinische und die psychologische. Goodman (1991) kritisiert, daß die philosophische Position des biopsychosozialen Modells dem emergenten Materialismus entspricht und damit die Kernfrage des sog. Leib-Seele-Problems nicht klären kann, nämlich wie denn ein nichtmaterieller geistiger Vorgang – der ohne Ausdehnung von Raum und Zeit ist – Einfluß nehmen kann auf materielle Entitäten wie das Hirn, ohne dabei die fundamentalen physikalischen Grundgesetze von der Erhaltung der Masse und Energie außer Kraft zu setzen. Er schlägt daher vor, in das Modell von Engel den Ansatz von Spinoza zu integrieren, wonach beide Teile – also Geist und Hirn – zur gleichen Wirklichkeit gehören, die aus unterschiedlichen Betrachtungsebenen unterschiedliche Phänomene produzieren. Dazu gibt es ein ausformuliertes theoretisches Modell (organic unity theory oder body-mind-unity theory), welche wie folgt zusammengefaßt ist: Auf der linken Spalte ist die objektivistische Seite der Wirklichkeit – entsprechend dem systemtheoretischen Ordungsmodell von

Engel – und auf der rechten Seite die subjektivistische, verbunden durch das Konstrukt des reinen psychophysischen Ereignisses, also des Punktes, an dem Subjekt und Objekt zusammenfallen, wie dies Spinozas Theorie der Leib-Seele-Identität vorschlägt.

In der klassischen Psychosomatik ging es noch um die Frage, ob psychologische Faktoren körperliche Prozesse zu beeinflussen vermögen, und wenn ja, ob sie dies in einem klinisch-relevanten Ausmaß könnten. War dies der Fall, dann sprach man von psychogenen Erkrankungen. Unter Nutzung der systemtheoretischen Betrachtungsweise kann nun aus einer Kombination von allgemeinen Überlegungen und empirischen Belegen die Position abgeleitet werden, die quasi eine Umkehr der klassischen Fragestellung für das Leib-Seele-Problem bedeutet: Prinzipiell sind nämlich bei jeder Erkrankung des Menschen auch psycho-soziale Faktoren mitbeteiligt, weswegen es nur mehr um die Frage geht, an welchen Punkten des (individuellen) Ätiopathogenese- und Heilungsprozesses psychologische Faktoren einen wie bedeutsamen Einfluß haben, ob sie eventuell vernachlässigbar sind oder aber als steuernd gesehen werden müssen.

Natürlich macht es in der Forschung Sinn, Detailauflösungen zu suchen, z.B. im Sinne von Zusammenhängen zwischen spezifischen emotionalen Befindlichkeiten und definierbaren Immunreaktionen, wie dies z.B. in der Psychoimmunologie oder Psychoneuroendokrinologie geschieht, aber es ist doch zu reduktionistisch, diese Detailergebnisse als Mosaikbausteine nebeneinanderzustellen und zu hoffen, daß sie schon ein sinnvolles Gesamtbild ergeben werden. Es wäre m.E. zusätzlich die theoretische Arbeit – gleichsam top-down – zu leisten, also das biopsychosoziale Modell als metatheoretische Basis für derartige Synthese-Überlegungen zu nutzen. Für die Handhabung der Erkenntnisposition, daß wir auf jeder Systemebene mit typischen und nicht weiter reduzierbaren Phänomenen zu tun haben, scheint es sinnvoll, von einer parallelen Verschaltung der beteiligten Wissenschaften Gebrauch zu machen und zu sehen, ob und welche Bedeutung die beteiligten Faktoren einer Systemebene auf der jeweils anderen Wirklichkeitsebene haben.

Wie aber kann angesichts der bestehenden Komplexität auf jeder der beteiligten Systemebenen noch eine Zusammenschau der beteiligten Faktoren erreicht werden, ohne daß der Überblick und die jeweils eigene Kompetenz völlig verlorengeht?

Schon das wie ein Flußdiagramm zu verstehende Konzept von Hans Schäfer zur Ätiopathogenese der koronaren Herzkrankheit aus den Siebziger Jahren ließ etwas von dieser Schwierigkeit erahnen, wenngleich dieses Konzept nur einen groben Raster der damals bekannten Einflußgrößen integriert. Für die Frage der Zusammenhänge zwischen den einzelnen Systemebenen benötigen wir wohl aber eine weitere Form der Reduktion von Informationen (Datenreduktion), um eine *Simultandiagnostik* (P. Hahn) zu ermöglichen. Die Vernetzung innerhalb eines Systems ist zwar relativ ausgeteilt – d.h. psychologische Variablen sind auf der psychologischen Dimension mit jeweils möglicher Detailauflösung und mit ihrem korrelativen Muster erkannt; organbiologische Faktoren sind dies auf der somatischen Ebene und ökosoziale Faktoren innerhalb der hier angesiedelten wissenschaftlichen Disziplinen. Was oftmals fehlt, ist eine entsprechende Pragmatik für deren Vernetzung. Eines der ersten inhaltlichen Probleme dabei bildet die Erfassung und Bestimmung des „Problems". Schon in dieser prädiagnostischen Phase wäre also ein intensiver Austausch über die jeweiligen Beobachtungsausschnitte angezeigt. Noch bevor an eine Integration von verhaltensorientierten und biomedizinischen Daten gedacht werden kann, ist die Bestimmung der jeweils als relevant erkannten Variablen notwendig. Angesichts der zunehmenden Spezialisierung in allen Fachdisziplinen scheint mir diese Auseinandersetzung zunehmend wichtiger zu werden, um schneller und präziser tatsächlich integrierende Modelle für die Ätiopathogenese und Interventionsmöglichkeiten von Krankheiten zu erreichen.

Damit sich Vertreter unterschiedlicher Disziplinen untereinander verständigen können, scheint es besser zu sein, nicht die Sprache der Struktur, sondern die Sprache der Funktion zu verwenden, wie dies Weiner (z.B. 1990, 1991) wiederholt betont. In der Vergangenheit erschienen geistige und körperliche Aspekte deshalb so verschieden, weil die Funktion der *geistigen Phänomene* in *nicht-materiellen Ausdrücken* und die *Funktion des Körpers* in *materiellen Begriffen* beschrieben wurden. Solange die Medizin die Sprache der *Materie* und nicht die Sprache der *Funktion* benutzt, bleibt das Rätsel von Geist und Gehirn dualistisch und unlösbar. Erst der Begriff der *Funktion* stellt ein integriertes und dynamisches Konzept dar. Im lebenden Organismus wechselt jede Funktion nämlich beständig. Die Form und auch das Muster dieser Veränderungen sind erkennbar und stabil.

Der Organismus funktioniert in einer integrierten, schematischen Art und Weise. Die Muster von Physiologie und Verhalten sind niemals trennbar, sondern in einer parallelen Verschaltung vereinigt. Damit ergibt sich folgerichtig die Möglichkeit eines gleichzeitigen (parallelen) Zugriffs bzw. Eingriffs. Der Übergang von *Gesundheit* zu *Krankheit* liegt nicht in seiner *Struktur* begründet, sondern *in Änderungen in den dynamischen Funktionen* des Organismus. Damit kann *Krankheit und Leiden,* wie er meint, *einheitlich* begriffen werden. In bezug auf die *Funktion* führt er aus, daß Veränderungen derselben – also z. B. qualitative Veränderungen der Parameter wie Frequenz, Amplitude, Wellenform oder Muster – in der Dynamik eines Kommunikationssystems mehrere verschiedene Formen annehmen können: So können neue Periodizitäten und/oder parametrische Charakteristika in einem sich fortsetzenden rhythmischen Prozeß erscheinen, oder rhythmische Prozesse können verschwinden – beispielsweise Apnoe –, oder aber es können in einem System reguläre, normalerweise nicht charakteristische Oszillationen wie beispielsweise Muskelfibrillationen etc. auftreten. Nach Weiner wären diese drei Klassen von Änderungen der periodischen Funktion mit *dynamische Erkrankungen* zu bezeichnen.

Bei einer solcherart zusammenschauenden Bearbeitung von auf der jeweiligen Systemebene relevanten Bedingungen wächst nun im verstärktem Ausmaße die Möglichkeit, die Effekte der jeweils gesetzten Interventionen auf allen beobachteten Systemebenen zu studieren. Damit ergäben sich für den weiteren Verlauf dieser Zusammenarbeit Informationen darüber, welche Auswirkungen eine jeweilige Intervention auch auf einer anderen Systemebene hat. In der Folge ließen sich die entsprechenden Erwartungen und diagnostischen Kategorien vorbereiten, und die dem biopsychosozialen Modell zugrundeliegenden Annahmen könnten als real erfahren werden, nämlich daß z.B. eine psychologische Intervention organphysiologische Muster beeinflußt, oder eine physiko-chemische Intervention psychotherapeutischen Effekt auf ganz spezifischen oder generellen Bereichen des Erlebens und Verhaltens mit sich bringt. Dies könnte das Herstellen von konkreten Zusammenhängen zwischen Therapietheorien und diagnostischen Verfahren beschleunigen.

Aus der eigenen praktischen Erfahrung mit interdisziplinären, verhaltensmedizinischen Projekten ist mir die stark einengende reduktionistische Haltung der jeweils beteiligten Fachdisziplin geläufig und das Manko eines übergreifenden Verständnisses für die Störung schmerzlich bewußt. So mag es Sinn machen, bevor entsprechende Untersuchungsprogramme realisiert werden, sich über ein gemeinsames, die jeweilige Disziplin überschreitendes Verständnis der entsprechenden Störung wenigstens ansatzweise zu einigen. Im konkreten läuft dies darauf hinaus, die Grundüberlegungen des biopsychosozialen Krankheitsverständnisses zu diskutieren und als allgemeine

Tabelle 1. Zur Praxis des biopsychosozialen Krankheitsmodells

		öko-soziale PATIENTENWELT PATIENT psychisch / organbiologisch		
Simultan-Diagnostik	Organbiologische Daten	Erlebens- und Verhaltensdaten	öko-soziale Daten	multimodale Datenerfassung: Datenebenen Datenquellen funkt. Bereiche
		diagnostische Kooperation Datenintegration: Verhandlung über Verbindungen/Wechselwirkungen zwischen den Systemebenen, bekannte und vermutete Kommunikationswege zwischen den Systemen therapeutische Kooperation Koordination der Interventionen		
Simultantherapie	Eingriffe auf organbiologischer Ebene: Pharmakotherapeutisch, chirurgisch-technisch, physiotherapeutisch	Eingriffe auf psycholog. Ebene: kognitiv-emotional u. handlungsorientierte psycholog. Interventionen	Eingriffe auf öko-sozialer Ebene: familiär, beruflich, interindividuelles Netzwerk / Rückhalt, soziokulturelle Bedingungen	abgestimmte Interventionen, serielles oder paralleles Procedere
		psychisch / organbiologisch PATIENT PATIENTENWELT öko-soziale		

Leitlinie für theoretische Überlegungen bereitzuhalten. Die Notwendigkeit einer gemeinsamen Metatheorie zur Verständigung über die beteiligten Faktoren auf den unterschiedlichen Systemebenen scheint mir offenkundig zu sein. Das biopsychosoziale Krankheitsmodell sollte dabei nicht als Feigenblatt verwendet werden, sondern müßte in seiner inhaltlichen Bedeutung breitenwirksam bekanntgemacht und genützt werden (vgl. Tab. 1).

Innerhalb der psychosomatischen Wissenschaften sind diese Erkenntnisse von Engel, Weiner, Schwartz, Weiss zur Begründung des sog. *biopsychosozialen Modells* und seiner Erweiterung als *organic unity theory* durch Goodman (also das um die Leib-Seele-Identitätstheorie von Spinoza erweiterte systemtheoretische Modell von Engel) genützt worden (siehe Egger 1993). Dieser und verwandte Ansätze (siehe Uexküll & Wesiack 1988) können als Weiterentwicklung der insgesamt überholten psychoanalytischen Psychosomatik zu einer biopsychosozialen Krankheitslehre und als wissenschaftstheoretische Neuorientierung der Medizin gesehen werden (siehe Egger 1993). Leib und Seele sind ident, die beiden (karthesischen Substanzen) sind nur methodische Positionen. Sie sind Wirklichkeit – einmal als Subjekt und einmal als Objekt gesehen. (Spätestens die Quantentheorie lehrt uns, daß beide Positionen nur Näherungen bezeichnen.) Für die Medizin hat dieser erkenntnistheoretische Standpunkt eine fundamentale Bedeutung. Als Folge dieses Ansatzes könnte eine jahrhundertwährende Dichotomie in der wissenschaftlichen Medizin (wieder) aufgehoben werden: Es gibt keine „psychosomatischen Krankheiten" – genausowenig wie es „nicht-psychosomatische Krankheiten" geben kann. Vielmehr gibt es Prozesse, die wir als krankhaft erkennen bzw. benennen und an denen prinzipiell immer alle Einflußmöglichkeiten – allerdings in räumlich-zeitlich wechselnder Qualität und Quantität – am Werk sein können und von uns erkannt und gehandhabt werden müssen.

Literatur

Egger J (1992) Das Ende der Leib-Seele-Dichotomie? Neue Ansätze für eine Theorie der Psychosomatik. Psychologie in der Medizin. 3, 2: 3–9

Egger J (1993) Gibt es „psychosomatische" Krankheiten? In Egger J (Hrsg. 1993) Psychologie in der Medizin. Medizinische Psychologie, Psychotherapie, Psychosomatik. Wien: Wiener Universitätsverlag WUV, 106–123

Engel GL (1976) Psychisches Verhalten in Gesundheit und Krankheit. Bern: Huber

Ferstl R (1989) Psychoneuroimmunologie – Grundlagen und denkbare Aspekte ihrer klinischen Anwendung. In Wahl R & Hautzinger M (Hrsg) Verhaltensmedizin. Köln: Deutscher Ärzte-Verlag, 4–42

Foss L, Rothenberg K (1987) The Second Medical Revolution. From Biomedicine to Infomedicine. Shambala Boston London: New Science Library

Goodman A (1991) Organic unity theory. The mind-body problem revisited. American Journal of Psychiatry 148, 5: 553–563

Hautzinger M, Wahl R (1989) Verhaltensmedizin – eine Einführung. In Wahl R, Hautzinger M (Hrsg 1989). Verhaltensmedizin. Konzepte, Anwendungsgebiete, Perspektiven. Köln: Deutscher Ärzteverlag, 17 ff

Hofstadter DR (1985) Gödel, Escher, Bach – ein endlos geflochtenes Band. Stuttgart: Klett-Cotta

Irrgang B (1993) Lehrbuch der Evolutionären Erkenntnistheorie. München: Reinhardt

Kanfer FH, Reinecker H, Schmelzer D (1991). Selbstmanagement – Therapie. Berlin: Springer

L'Abate Lv (1983) Aspekte des Reduktionismus: lassen sich zirkuläre Modelle auf Linearität zurückführen? Zeitschrift für systemische Therapie 1983, 1, 2: 39–42

Riedl R (1987) Begriff und Welt. Biologische Grundlagen des Erkennens und Begreifens. Berlin

Riedl R (1990). Biologie der Erkenntnis. Berlin

Schipek G, Spörkel H (1993) Verhaltensmedizin als angewandte Systemwissenschaft. Verhaltensmodifikation und Verhaltensmedizin, 14, 1/2: 7–20

Seiffert H (1983) Einführung in die Wissenschaftstheorie. Band 1: Sprachanalyse, Deduktion, Induktion in den Natur- und Sozialwissenschaften. München: Beck

Seiffert H (1983) Einführung in die Wissenschaftstheorie. Band 2: Phänomenologie, Hermeneutik und historische Methode, Dialektik. München: Beck

Seiffert H (1985) Einführung in die Wissenschaftstheorie. Band 3: Handlungstheorie, Modallogik, Ethik, Systemtheorie. München: Beck

Speidel H (1993) Psychosomatik – Stiefkind der Psychoanalyse? Psychologie in der Medizin 4: 2–5

Uexküll Tv, Wesiack W (1988) Theorie der Humanmedizin. München: Urban & Schwarzenberg

Üexküll Tv (1991) Psychosomatik als Suche nach dem verlorenen lebenden Körper. Psychotherapie, Psychosomatik, Medizinische Psychologie 41: 482–488

Weiner H (1990) Auf dem Weg zu einem integrierten biomedizinischen Modell: Folgerungen für die Theorie der psychosomatischen Medizin. Psychotherapie, Psychosomatik, Medizinische Psychologie 40: 81–101

Weiner H (1991) Der Organismus als leib-seelische Funktionseinheit – Folgerungen für eine psychosomatische Medizin. Psychotherapie, Psychosomatik, Medizinische Psychologie 41: 465–481

Medizinkritik: Der Streit um den kranken Menschen

Gerhard Danzer

In dieser medizinkritischen Erzählung geht **Gerhard Danzer**, Dr. med. et phil., Dozent für Psychosomatik am Rudolf-Virchow-Univ.-Klinikum Berlin, zunächst der philosophischen Frage nach dem Wesen menschlicher Krankheit nach. Welche Krankheitstheorien, wurden unter welchen sozialen Bedingungen durch welche Personen zu Leitbildern der Medizin?
  Danzer spürt die Macht historischer Ideologien in der gegenwärtigen Medizin auf.
  An kurzen Rückblicken werden die eigenwilligen Wege bedeutender Mediziner skizziert und ihre provokanten Thesen reflektiert.
  Als Folgerung dieser Analyse steht das Plädoyer für eine umfassende Persönlichkeitsbildung des Arztes. Die wissenschaftlichen Grundlagen einer komplexen Methodologie bedürfen einer personalen Erfassung. Wissenschaftliche Methoden gelte es als Wege zur Erkenntnis zu achten; sie dürfen aber nicht das Weltbild des Arztes fixieren.

Das Phänomen der Krankheit und der Streit darum, wie denn Krankheit verstanden und eingeordnet werden kann, sind so alt wie die Menschheit selbst. Daß wir relativ gesund und stabil sein oder aber erkranken und hinfällig werden können, gehört wohl zu den bewegenden existentiellen Urerfahrungen unserer Gattung. In der Wertigkeit waren und sind diese Themen durchaus mit solchen wie Geburt, Sexualität oder Tod vergleichbar. Dementsprechend häufig treffen wir bereits in Ur- und Frühkulturen auf mehr oder minder ausführliche Modelle und Konzepte, was Krankheiten sind, wie sie entstehen und wie sie eventuell überwunden werden können.
  Für unsere Vorfahren brachen metaphysische Prinzipien – Götter, Geister, Gespenster oder auch das Numinose – andauernd in ihre natürliche Welt ein und sorgten für Sturm und Schnee, für Überschwemmung oder Dürre, für Tag und Nacht, für die Gezeiten und –

nicht weiter erstaunlich – auch für Gesundheit, Krankheit und den Tod. Krankheiten – egal, ob körperlicher oder seelischer Natur – galten als Eingriffe, Strafen, Verhexungen oder Prüfungen einer Gottheit oder einer anderen metaphysischen Institution. Den Medizinmännern, Schamanen und anderen Charismatikern fiel die Aufgabe zu, mittels magischer Handlungen und Rituale den jeweiligen „Fluch" zu dechiffrieren und wenn irgend möglich aufzuheben.

Verglichen mit den archaischen Modellen und Konzepten muten die Theorien der antiken griechischen Medizin zur Krankheitsentstehung und -überwindung nachgeradezu revolutionär modern an. Etwa ein halbes Jahrtausend vor unserer Zeit ging ein Ruck durch die griechische Kultur, der mit dem Schlagwort *Vom Mythos zum Logos* (Nestle) charakterisiert werden kann. Damals entstanden Vorformen von Wissenschaft und Philosophie, wie sie bis auf unsere heutigen Tage in ihrer Geisteshaltung und in ihrem Umgang mit der Wirklichkeit Bestand haben.

Auch die Medizin und damit die pathogenetischen Modelle wurden von dieser Ablösung des Mythos durch den „Logos" mächtig verändert. Nun war z.B. das Mischungsverhältnis der vier Säfte Blut, Schleim, gelbe und schwarze Galle für Gesundheit oder Krankheit verantwortlich. Ein harmonisches Mit- und Nebeneinander dieser vier Körpersäfte garantierte Gesundheit, eine Disharmonie brachte Krankheit hervor, konnte zur Diagnostik dieser Krankheit Verwendung finden und gab gleichzeitig therapeutische Leitlinien ab: Eine Rückführung der Disharmonie (durch Hygiene, Diät, Bewegung, klimatische Veränderungen, Chirurgie, Medikamente) zur ehemaligen Harmonie oder Homöostase bedeutete Heilung, Gesundung oder zumindest Besserung.

Einen analogen Gedanken verfolgte in der Romantik der Dichter Friedrich von Hardenberg, genannt Novalis, der in seinen *Fragmenten und Studien* (1799/1800) die Auffassung vertrat, Krankheit sei der Ausdruck einer Disharmonie, einer unterbrochenen Komposition oder eines nicht zu Ende geführten Lebensmotivs. Der Arzt müsse daher in der Lage sein, die ganz individuelle Melodie, das Metrum und den Rhythmus und die „poetische Gestalt" der Existenz seines Patienten zu begreifen, wenn er ihn verstehen und behandeln will.

Mit den humoralpathologischen Modellen, die durch manche empiriegeleitete Beobachtungen abgesichert wurden, war eine Basis geschaffen worden für eine die Materie, die Natur und die Biologie angemessen berücksichtigende Medizin. Erst in der Renaissance und im 19. und 20. Jahrhundert rückte die Biologie – und darüber hinaus auch die Physik und die Chemie – als Matrix für jegliche Krankheitsentstehung wieder ebensosehr in den Vordergrund wie zu den Hochzeiten der griechisch-antiken Medizin.

Uns allen bekannt ist die daraus abgeleitete und von Julien Offray de Lamettrie im 18. Jahrhundert in die Welt gesetzte Formel des „homme machine". Diesem „Homme machine" rücken wir mit den Fertigkeiten des Homo faber und dem Herrschaftswissen des Naturwissenschaftlers medizinisch erfolgreich und suffizient zu Leibe, und dieser Formel verdanken wir Ärzte weite Bereiche unserer erkenntnistheoretischen Basis.

Der überzeugende Siegeszug der naturwissenschaftlich und biologisch orientierten Medizin im 19. Jahrhundert veränderte auch entscheidend die Vorstellungen zur Pathogenese und zum Wesen seelischer und geistiger Störungen. Vor allem die Entdeckung der Spirochäten als Erreger der Syphilis und damit als pathogenetisches Prinzip der luetischen Wahnerkrankung schien ein Modell auch für alle anderen seelischen Störungen und „Geisteskrankheiten" abzugeben. Dementsprechend intensiv suchte und sucht man zum Teil immer noch z.B. nach dem „Schizokokkus".

Besonders prägnant brachte der Stuttgarter Psychiater Wilhelm Griesinger die neuen Krankheitsmodelle auf den Punkt, als er schon 1845 seine Theorie von der „Geisteskrankheit als Gehirnkrankheit" formulierte. Damit wurden einerseits psychiatrische Krankheitsbilder entkriminalisiert und entmystifiziert und die Betroffenen als Patienten, für die die Medizin sich zuständig erklärte, anerkannt. Andererseits setzte Griesinger mit dieser Formel einen neuen Mythos in die Welt, der die Krankheitskonzepte der somatischen und biologischen Psychiatrie fürderhin enorm prägte und beeinflußte.

Umso erstaunlicher imponiert daher die Leistung Sigmund Freuds, der als „gelernter Neuroanatom" den Mut und die wissenschaftliche Redlichkeit aufbrachte, trotz seiner biologistischen Grundauffassungen eine psychologische Krankheitstheorie entwickelt zu haben. Parallel zur Veränderung der Krankheitskonzepte wandelten sich bei ihm auch seine erkenntnistheoretischen Fundamente.

Zwar enthält z.B. Freuds Konzept des eventuell krankmachenden Triebschicksals und der davon ausgehenden Quanten an Libido und Destrudo immer noch einen stark materialistischen Kern, den der Begründer der Psychoanalyse jedoch mit vielen psychologischen Ideen und Konstrukten durchsetzte, so daß aus einem ursprünglich naturwissenschaftlich gedachten Ätiopathogenese-Modell ein regelrecht hermeneutisches Szenario erwuchs.

Freud nämlich gelang es, der blinden Materie und den diversen biologischen Zuständen unseres Körpers einen „geistigen" Sinn und eine psychosoziale Bedeutung zuzuschreiben. Sein Modell der Konversionsneurose etwa besagt, daß die somatischen Symptome einer Lähmung oder einer Sensibilitäts-Störung zwar einerseits das Resultat von „eingeklemmten und im Körperlichen steckengebliebenen Libido-Quanten" seien, andererseits aber auch eine seelische Konfliktlage des betreffenden Individuums „verkörperten", die verstanden und nicht nur verrechnet werden muß, wenn die Krankheits-Beschwerden erfolgreich therapiert werden sollen.

Das Konversions-Modell stand in den folgenden Jahren Pate für viele weitere Krankheits-Konzepte der Psychoanalyse. So konnte an körperlichen wie auch an seelischen Erkrankungen gezeigt werden, wie etwa das Nicht-Erinnern oder Vergessen der eigenen Geschichte und Biographie oder die Verdrängung und Verleugnung unangenehmer Teilbereiche der inneren oder äußeren Realität ganz wesentlich zur Entstehung von Krankheiten beitragen und oft genug dafür sorgen, daß diese chronifizieren. Der Arzt muß daher konsequenterweise die epistemologischen Qualitäten eines Historikers oder eines Biographen entwickeln, wenn er die Krankheiten seiner Patienten umfassend begreifen und verstehen will.

Freuds Konzepte eröffneten insbesondere der Psychosomatik großartige Möglichkeiten der Entfaltung. So hat z.B. der genialische Georg Groddeck, einer der Pioniere der Psychosomatik, die Zuschreibung von Sinn und Bedeutung an körperliche Symptome exzessiv geübt. Krankheit – vor allem auch körperliche Beschwerden – wurde für ihn zu einer Ansammlung von Metaphern und Symbolen, die beinahe immer auf das unbewußte Schalten und Walten der Sexualität eines Patienten verwiesen.

Die Begriffe von Metapher und Symbol werden vor allem in der Ästhetik und in den verschiedenen Künsten häufig gebraucht. Groddeck selbst war ein an den Künsten außerordentlich interessierter Mensch, dem es deshalb nicht sonderlich schwerfiel, gedankliche Figuren dieser Kultursphäre mit der Medizin und der Psychosomatik in Kontakt zu bringen. Krankheiten weisen für ihn viele Analogien zu Kunstwerken auf, entstehen ähnlich wie Kunstwerke (durch den omnipotenten Künstler „Es") und müssen deshalb ähnlich wie Kunstwerke gedeutet werden. Überflüssig zu erwähnen, daß Ärzte daher auch über die künstlerischen Qualitäten der Gestaltwahrnehmung, der Intuition oder – wie vorher bei Novalis erwähnt – des melodischen und poetischen Weltbezugs verfügen sollten, um umfassend diagnostisch wirken zu können. Oder anders ausgedrückt: Es wäre schön, wenn sie das Leben und die Erkrankung eines Patienten nicht nur *zählen*, sondern auch *erzählen* können.

Nicht zuletzt der Groddecksche Furor symbolicus hat der Psychosomatik einige Zeit lang den Vorwurf der wilden und teilweise grundfalschen Spekulationsfreudigkeit eingebracht und dazu beigetragen, daß Patienten eine „Schuld" und Verantwortung für die Entstehung und die Ausgestaltung ihrer Erkrankungen übernehmen sollten, die jenseits jeglicher Vernunft beheimatet waren. Die Biologie demonstriert bei vielen Krankheiten ihre Eigengesetzlichkeit, die einer psychischen, sozialen oder geistigen Beeinflußbarkeit nicht oder nur begrenzt unterliegt. Dies anzuerkennen, scheint für Ärzte wie Patienten gleichermaßen essentiell, selbst wenn es die Allmachtsphantasien und die Eitelkeit aller Beteiligten empfindlich kränkt.

Groddeck verstand eine jede Krankheit aber auch als „Leistung des Es", also der psychophysischen Totalität einer Person. Er erkannte schon zu Beginn unseres Jahrhunderts, daß Krankheiten oft in existentiellen Krisensituationen entstehen, dem Betroffenen einen „Ausweg aus seiner Misere" bieten oder ihn zumindest mit Macht auf den nicht weiter tolerablen Zustand seines Lebens hinweisen. Wenngleich der Preis bisweilen enorm hoch ist, den ein Patient in Form von Schwäche oder Schmerz, Angst und Erschütterung bei seiner jeweiligen Erkrankung zu bezahlen hat – immer sei nach Groddeck das Es (als „Krankheits-Verursacher") am Weiterbestehen des Gesamt-Organismus interessiert, selbst wenn dabei einzelne Organe geopfert oder Funktionseinbußen in Kauf genommen werden müssen.

Ähnlich argumentierte Viktor von Weizsäcker, ein weiterer bekannter Psychosomatiker. Nach Weizsäcker besteht für uns Menschen die

Möglichkeit, das „Schauspiel unseres Lebens" entweder auf der psychosozialen oder auf der somatischen Bühne zu spielen. Wenn das „Personal" auf der einen Bühne erschöpft ist, kann dasselbe Stück auf der anderen Bühne weitergespielt werden, ohne daß der Inhalt verändert werden muß; lediglich die Kostümierung weist Unterschiede auf. Um die verschiedenen Bühnenvarianten mit dem gleichbleibenden existentiellen Gehalt jedoch in Einklang zu bringen, muß der Arzt die Fähigkeit zum Perspektivwechsel ebenso wie die Kunst, in den wechselnden Phänomenen das gleichbleibende Lebensmotiv, den Basso continuo zu entdecken, aufweisen,

So kann z.B. ein Individuum mit einer problematischen Partnerschaft den allfälligen Streit und Hader lange Zeit mit Worten austragen. Wenn ihm die Argumente ausgehen und gleichzeitig eine somatische Disposition besteht, kann die Auseinandersetzung auf der Bühne der körperlichen Krankheit – etwa in Form einer Infektion – weitergeführt werden. Eine Chronifizierung befreit den Betreffenden von der Notwendigkeit, sich neue und bessere Argumente bereit- oder den Streit mit seinem Partner beizulegen, wohingegen ein Überwinden der körperlichen Krankheit (und somit ein Verlassen der somatischen Bühne) eine psychosoziale und damit auch existentielle Wandlung des Patienten erforderlich macht.

Wir erkranken demnach körperlich nicht allein an Bakterien, Viren, toxischen Substanzen und anderen Noxen, sondern ebenso an unserem gelebten (oder meist nicht gelebten!) Leben und an den existentiellen Krisen und Kalamitäten, denen wir auf der Bühne der seelischen und sozialen Verhältnisse nicht mehr erfolgreich Paroli bieten können. Wie durch eine Drehtüre verlassen wir den psychosozialen Raum und gelangen in den Raum der Somatik, wo uns oft genug Ärzte begegnen, die mit ihrem Krankheitsverständnis noch nie auf der „Bühne nebenan" verweilten und deshalb in ihren diagnostischen und therapeutischen Fähigkeiten auf die Somatik beschränkt sind.

Denselben Mechanismus hat der Psychoanalytiker Max Schur beschrieben, der diesbezüglich von „De- und Resomatisierung" sprach. Die Entwicklung eines Menschen verläuft normalerweise im Sinne der Desomatisierung, d.h. im Sinne einer „Beseelung" und „Vergeistigung" unserer biologischen Matrix. Insbesondere körperliche Krankheiten weisen nun eine entgegengesetzte Bewegung auf, die Schur als Resomatisierung bezeichnete. Dabei schiebt sich die Biologie (wieder) in den Vordergrund, und seelische und geistige Qualitäten eines Individuums sind eventuell nur noch reduziert vorhanden.

Dieses Zurückgreifen auf eine frühere, von der Biologie dominierte Entwicklungs-Stufe – das übrigens ein jeder von uns jeden Abend erlebt, sobald er einschläft – kann auch als eine Form der „Regression" bezeichnet werden. Charakteristisch für regressive Prozesse ist ein Verlust an Freiheitsgraden sowie eine Reduktion oder Auflösung des Form- und Gestaltniveaus; bei Krankheiten müssen wir immer eine derartige Reduktion konstatieren. Bei manchen Erkrankungen kommt es zu einer regelrechten Arretierung auf einem niedrigen Maß an Gestalt und Freiheit, was zu erheblichen Einbußen an Lebensqualität und Zufriedenheit führen kann. Eine völlige Fixierung und der Verlust freiheitlicher Beweglichkeit sowie der lytische Zerfall und die nekrotische Auflösung von Gestalten ist meist gleichbedeutend mit dem Tod des Individuums.

Erwin Straus und Viktor Emil von Gebsattel haben daneben auch gezeigt, daß bei manchen Erkrankungen – etwa bei diversen Süchten oder Perversionen – der Verlust von Form, Gestalt und Freiheit nicht nur die Folge, sondern ebenso die Voraussetzung für die Entstehung dieser Krankheiten bedeutet. Wer sich – etwa aufgrund einer falsch verstandenen Revolte gegen die bestehende Welt der Normen und Werte – nach einer Auflösung von Gestalt „sehnt" oder mit ihr liebäugelt, wird leichter als andere an einer Sucht oder Perversion erkranken. Die Preisgabe der personalen Freiheit und des individuellen Form-Niveaus steht oft am Beginn eines Krankheitsprozesses, der hinterher so aussieht, als habe er den Betreffenden „überwältigt", „befallen" und ihn seiner Freiheit beraubt. Auch die Wahrnehmung dieser diversen Freiheitsgrade gehört also zum ärztlich-diagnostischen Repertoire.

Alfred Adler, der Begründer der Individualpsychologie, hob in seiner Krankheitslehre besonders auf das Zusammenspiel „subjektiver" und „objektiver" Faktoren bei der Entstehung und Perpetuierung von Krankheit ab. Die körperlichen Symptome stellten für ihn die eine Seite der Münze dar, deren andere Seite von den Charaktereinstellungen und Affekten eines Individuums geprägt ist.

Jede Emotion, jede Stimmung, jedes Gefühl und jeder Affekt gehen Hand in Hand mit jeweils unterschiedlichen körperlichen Zuständen und werden von diesen weiter mitmoduliert; insbesondere von den Affekten – z.B. von Neid, Eifersucht, Wut, Angst, Ärger – oder den

Verstimmungen – z.B. von Resignation, Melancholie, Langeweile, Hoffnungslosigkeit – wissen wir, daß sie die Regel- und Funktionskreise unseres Körpers derart verändern, daß wir dann von „Störung" oder „Krankheit" sprechen.

Daher sollte nicht nur bei den sogenannten psychiatrischen Erkrankungen, sondern auch bei allen „Somatosen" oder „Psychosomatosen" nach möglichen krankmachenden Affekten, Verstimmungen oder pathogenen Charaktereinstellungen gefahndet werden, um sie im Therapieprozeß angemessen berücksichtigen zu können. Wer als Arzt und Therapeut bei der Diagnostik körperlicher Erkrankungen die Abklärung dieser psychosozialen Faktoren vernachlässigt, setzt seine Patienten der Gefahr aus, daß diese nach der erfolgreichen somatischen Therapie seiner Krankheit – aufgrund der weiter bestehenden Affekte und Verstimmungen – eine nächste Krankheit entwickeln – ein Phänomen, das als „Syndrom-Shift" bezeichnet wird und indirekt die These von der krankmachenden Potenz von Affekten, Verstimmungen und Charakterhaltungen stützt.

Für Adler stand des weiteren der Machtzuwachs, den das Individuum normalerweise über seine Krankheit realisieren kann, im Mittelpunkt seiner pathogenetischen Überlegungen. Wenn ein Mensch seinen Wert und seine Einflußsphäre (über sich wie auch über andere!) mit „normalen" Mittel nicht mehr sichern kann, greift er oftmals zu Erkrankungen, um das intendierte Ziel zu erreichen. Der „narzißtische Krankheitsgewinn" besteht dann z.B. darin, über die Pathologie so etwas wie Identität, Geschichte, Tiefe und Dramatik der eigenen Existenz zu erringen. Der Titel eines Buches des zeitgenössischen französischen Philosophen Pascal Bruckner spricht diesbezüglich Bände; er lautet: „Ich leide, also bin ich!"

Diesen Titel könnte man (nach Adler) auch umändern in: „Ich leide, also herrsche ich!" Nicht nur ein Zuwachs an Identität und Dramatik der eigenen Existenz, sondern auch an Einfluß und Dominanz über die Mitmenschen und über die Umwelt ganz generell läßt sich bei vielen Patienten beobachten. Es gehört mit zu den großen Leistungen Adlers, daß er bei ganz unterschiedlichen Krankheitsbildern die immer wiederkehrende Melodie der Macht herausgehört hat, auf die die (unbewußte) Intention eines Großteils der Kranken ausgerichtet ist und die nicht nur die Folge, sondern bisweilen auch die Ursache (im Sinne einer „causa finalis") von Krankheit darstellt. Das

Verhältnis von Herr und Knecht, das Hegel in seiner *Phänomenologie des Geistes* so feinsinnig untersucht hat, kann auch auf viele Kranke und ihre Umwelt übertragen werden, wobei die „gesunden Herren" ganz enorm von den „kranken Knechten" dominiert werden.

In unserer Kultur scheint der Wert der eigenen Person entweder durch eine „kontrapathische" Flucht in die ewige Jugend und Gesundheit oder aber durch die entgegengesetzte Bewegung ins ewige Leiden und Kränkeln gewährleistet zu sein. Wem die eine Variante nicht glückt, kann sich über Krankheit stabilisieren, und wer seine Mitmenschen, seinen Partner und seinen Beruf nicht mehr „lieben" kann, der manipuliert seine Umwelt über seine Beschwerden und „liebt" zuletzt – wie Freud dies schon beschrieb – seine Symptome, als ob sie sein Partner wären. Neben der Melodie der Macht erklingt in vielen Krankheiten also auch die Melodie einer „Liebe", die allerdings sehr narzißtisch dem eigenen Selbst zugewandt ist.

Das Versprechen, in Form einer Krankheit einfache und verwöhnende Lösungen für schwierige und komplexe Lebensprobleme zu erhalten, verführt nicht selten entmutigte und verängstigte Menschen dazu, ihr „Heil" un- oder halbbewußt im „Unheil" zu suchen. Auf diesen Gedanken hat auch schon Friedrich Nietzsche verwiesen, der in einem seiner Aphorismen einmal ausführte, daß wir uns bei jeder Erkrankung fragen sollten, wo wir es uns in unserem Leben „zu leicht" gemacht haben, so daß wir hinterher in Form der Krankheit „doppelt schwer" zu tragen hätten. Eine solche Frage zu Beginn einer ärztlichen Anamnese-Erhebung gestellt, würde so manchen Diagnose-Prozeß vom Kopf auf die Beine stellen und die „Kriegskosten" der Krankheit als „unbewußt wohlkalkulierte" Verluste demaskieren, denen an anderer Stelle enorme Gewinne an Verwöhnung, Macht, Einfluß und „Selbstwert" entgegenstehen.

Lange Zeit war es in der Psychiatrie üblich, bei diversen Krankheitsbildern von sogenannten „Geistes-Krankheiten" zu sprechen. Meist wollte und will man damit zum Ausdruck bringen, daß bei psychiatrischen Patienten oftmals bestimmte „geistige Funktionen" – etwa das Wahrnehmen, Denken, Fühlen oder Urteilen – im Rahmen ihrer Erkrankungen in Mitleidenschaft gezogen sind.

Was aber soll in unserem Zusammenhang unter „Geist" verstanden werden? Wir können an dieser Stelle nur wenige Hinweise geben, die sich vorrangig auf Gedanken des Philosophen Nicolai Hartmann beziehen. Hartmann unterscheidet zwischen personalem, objektivem und objektiviertem Geist, wobei ersterer die geistigen Fähigkeiten des einzelnen Individuums umfaßt. Dazu zählen – wie oben angedeutet – das Denken, Urteilen und Wollen, aber auch das Ausgerichtetsein auf und das Wahrnehmen von Werten.

Personaler Geist entsteht und wächst in der assimilierenden Auseinandersetzung mit dem „objektiven Geist", also mit der Kultur einer Epoche, mit Sitten und Bräuchen, mit der Sprache und dem „Zeitgeist" eines Volkes, sowie mit dem „objektivierten Geist", also mit den wissenschaftlichen und philosophischen Erkenntnissen sowie den künstlerischen Interpretationen der Geistes- und Kulturgeschichte.

Die Entwicklung des personalen Geistes durch die verstehende Teilhabe am objektiven und objektivierten Geist und damit an der Kultur wird z.B. in der Philosophie Martin Heideggers auch als ein wesentliches Kriterium der sogenannten „Weltoffenheit" bezeichnet. Der Daseinsanalytiker Medard Boss, der seine Konzepte von Krankheit und Gesundheit sehr an die Philosophie Heideggers anlehnte, hat gezeigt, wie ein reduzierter personaler Geist und eine eingeschränkte Personalität – in seiner Terminologie die „Verschlossenheit", die „Verstimmung" oder auch das „Verfallensein" eines Menschen – ganz zentral zur Entstehung und zur Perpetuierung von Krankheiten beitragen können.

So stehen z.B. am Beginn einer depressiven Entwicklung nicht nur ein bestimmtes Trieb- und Beziehungsschicksal oder eine „erlernte Hilflosigkeit" (Seligman), sondern ebenso eine umfassende emotionale und intellektuelle Verschlossenheit, die es dem Betreffenden erst „ermöglicht", sich in seinen düsteren und tristen Gedankengebäuden „häuslich einzurichten". Wer je lange und intensiv depressive Patienten diagnostiziert und therapiert hat, wird zugeben, daß dieser verschließende Rückzug bei fast allen Erkrankten als wesentlicher krankmachender Faktor in Betracht kommt.

Alle diese Faktoren können jedoch nur dann wahrgenommen und diagnostisch gewinnbringend eingeordnet werden, wenn der Arzt selbst über genügend Weltoffenheit und helle Gestimmtheit verfügt und sich dem Sog des Verfallenseins an das „Man" zu widersetzen vermag. Wer selber nur ein karges personales Fundament sein eigen nennt, hat Mühe, die personalen Umrisse des Gegenübers richtig einzuschätzen oder sie gar im Therapieprozeß zu erweitern und anzuheben.

Weiter oben wurde schon darauf hingewiesen, daß auch die Sprache ein eminent wichtiger Bestandteil der Kultur, des objektiven und des objektivierten Geistes ist. Nur über das Medium der Sprache wachsen wir in die „zweite Natur" des Menschen, nämlich in die Kultur hinein, und nur die Sprache ermöglicht die Fundierung und die Entwicklung unseres personalen Geistes. Der Philosoph Ludwig Wittgenstein meinte einmal sogar, daß die Grenzen unserer Sprache auch die Grenzen unserer Welt markieren.

Sehr viele Menschen werden im Erlernen ihrer Sprache und in ihrem differenzierten Einsatz jedoch nur ungenügend und nachlässig geschult. Für weite Bereiche ihrer Existenz und ihres Erlebens fehlen ihnen daher die passenden Begriffe, um mit sich selbst und mit ihren Mitmenschen auf eine subtile, sprach- und gefühlsmächtige Art und Weise zu kommunizieren.

Nun läßt sich bei sehr vielen Patienten nachweisen, daß sie und wie sie ihre jeweiligen Krankheiten, Symptome und Beschwerden dazu benutzen, um mit ihrer Hilfe eine recht effektive Form der Kommunikation zuwegezubringen. Zwar beinhaltet diese Kommunikation wenig explizit verbalisierte Information, weist dafür jedoch umso mehr appellative und expressive Qualitäten (Bühler) auf, die die „Gesprächspartner" zu genau denjenigen Reaktionen zwingen oder verführen, die der Betreffende – meist unbewußt – intendiert. Der amerikanische Psychiater Thomas Szasz plädierte deshalb dafür, viele Krankheiten unter solchen sprachanalytischen Aspekten zu beurteilen und sie auch dementsprechend „Sprach-therapeutisch" zu behandeln.

Krankheiten, vor allem auch solche mit körperlichen Symptomen, bieten sich nicht nur an, in eine defizitäre Kommunikationsstruktur eingebaut zu werden; oft genug entstehen sie auch vor dem Hintergrund von Sprach- und damit auch von Gefühlsarmut. In Abwandlung einer Strophe aus den *Marienbader Elegien* nämlich müssen viele Patienten bekennen: „Und wenn der Mensch in seiner Qual verstummt, gab mir ein Gott *Symptome*, zu sagen, was ich leide." Ganz folgerichtig gehört es dann zu den wesentlichen Aufgaben eines Arztes, aus den Beschwerden seiner Patienten die existentielle Not herauszuhören, die in ihnen zum Ausdruck kommt, und sie nach und nach in Sprache und Beziehung umzuwandeln.

Noch ein weiterer „geistiger" Aspekt muß bezüglich der Krankheitsgenese und -perpetuierung bedacht werden, auf den z.B. schon Sigmund Freud abgehoben hat. So hat der Begründer der Psychoanalyse betont, daß nicht nur ein individuelles Trieb- und Beziehungsschicksal oder eine Familienatmosphäre, sondern darüber hinaus auch die kulturellen Gegebenheiten und das geistige Milieu einer Epoche – also der „objektive Geist" im Sinne Nicolai Hartmanns – pathogen wirken und den einzelnen erkranken lassen können. Als eindrückliches Beispiel untersuchte Freud die religiöse Weltanschauung, an der er zeigte, inwiefern sie eine kollektive „Zwangsneurose" mit stark illusionären Zügen darstellt, die den individuellen Gläubigen in den Zustand einer sexuellen, autoritären und religiösen Denkhemmung hineinsozialisiert. Wer aber wollte leugnen, daß auf dem Boden solcher Denkhemmungen nicht eine erkleckliche Anzahl von Krankheiten erwachsen, begonnen bei der ekklesiogenen Neurose bis hin zu Sexualstörungen und Perversionen aller Art, von der vernachlässigten Sorge um den eigenen Leib bis hin zu handfesten depressiven Verstimmungen, von der Askese bis hin zu chronischen Schmerzzuständen als Ausdruck einer masochistischen Lebenseinstellung.

Der Ideologiekritiker Freud hat damit ein Modell abgegeben für eine Theorie der Krankheit, wie sie auch am Ende unseres Jahrhunderts aktuell erscheint. Wenn wir uns anschicken, pathogene Faktoren für diverse Erkrankungen unserer Patienten zu benennen, dürfen und müssen wir ebenfalls den „objektiven Geist" bemühen, um umfassend zu verstehen, an welchen „Noxen" eine Person erkrankt. Zu diesen Noxen zählen etwa das Patriarchat, der Militarismus, die Xenophobie, die „neue" Religion des Geldes und des Kapitals, aber auch die Beliebigkeit von Wert und Unwert, Vorurteile, Dummheit, Aberglauben, autoritäre Strukturen, Denkhemmungen, historische Traditionen u.a.m.

Mit diesen Themen berühren wir Kulturbereiche, vor denen die Medizin und Pathologie der vergangenen Zeiten sich meist zurückgehalten hat. Wenn wir am Ende eines Jahrhunderts jedoch, das von derartigen Krankheiten außerordentlich gekennzeichnet war – man denke nur an den braunen und roten Faschismus, an zwei Weltkriege oder den Holocaust –, über Krankheitskonzepte und damit natürlich auch über die Rolle des Arztes in Diagnostik und Therapie nachdenken, fühlen wir uns bemüßigt, neben den „kleinen" Seuchen und

Plagen der Individuen auch die „großen" Epidemien der Völker, Staaten und Nationen auf ihre Entstehung und ihre Dynamik hin zu untersuchen und auf ihre krankmachenden Effekte hinzuweisen.

Damit schreiben wir dem ärztlichen und psychologischen Diagnostiker und Therapeuten Aufgaben zu, die weit über eine bloße „Methodologie" hinausgehen. Wir zielen mit den Qualitäten der Sprach- und Gefühlsmächtigkeit, der kulturkritischen Urteilskraft, des weiten und wohlwollenden Verstehens des Fremdseelischen, der künstlerischen Rekonstruktion von Biographie und Existenz der Patienten, dem takt- und würdevollen Begreifen eines Individuums und seiner Erkrankung auf Fähigkeiten ab, die man gemeinhin nur einem Menschen attestiert, der *Person* geworden ist. Diese personalen Qualitäten der Wahrnehmung und Erkenntnis hat der Philosoph Nicolai Hartmann auch mit dem Begriff des „liebenden Blickes" umschrieben; Immanuel Kant hat mit seiner Idee, die Mitmenschen als Zwekke an sich zu betrachten, wohl etwas Ähnliches gemeint. Wenn wir aber alle diese personalen Fähigkeiten als „methodologisches Fundament" des Arztes begreifen, dann berufen wir uns u.a. auf keinen Geringeren als Sigmund Freud, der von einem Psychoanalytiker und Arzt idealiter forderte, er solle ein „Erzieher, Aufklärer und Künder einer freieren Weltanschauung" sein.

Literatur

Adler A (1907) Studie über Minderwertigkeit von Organen, Frankfurt am Main: Fischer 1977 ders., (1933) Der Sinn des Lebens. Frankfurt am Main: Fischer 1987

Alexander F (1951) Psychosomatische Medizin. Berlin New York: De Gruyter 1985

Bateson G (1981) Ökologie des Geistes. Frankfurt am Main

Danzer G (1992) Der wilde Analytiker – Georg Groddeck und die Entdeckung der Psychosomatik. München

Dilthey W (1900) Die Entstehung der Hermeneutik. Gesammelte Schriften V. Bd. Stuttgart: Teubner 1990

Hartmann N (1933) Das Problem des geistigen Seins. Berlin 1962

Hartmann N (1949) Der Aufbau der realen Welt. Grundriß der allgemeinen Kategorien-Lehre. Berlin 1964

Merleau-Ponty M (1942) Die Struktur des Verhaltens. Berlin New York: De Gruyter 1976

Merleau-Ponty M (1945) Phänomenologie der Wahrnehmung. Berlin: De Gruyter 1966

Die Medizin im Spannungsfeld von Pragmatismus, Ideologie und Wissenschaft

Wolfgang Wesiack

Der Internist und Professor für Medizinische Psychologie und Psychotherapie an der Universität Innsbruck, **Wolfgang Wesiack**, hat bedeutende wissenschaftstheoretische Abhandlungen zur Medizin verfaßt. Das Buch „Theorie der Humanmedizin", mit Thure von Uexküll herausgegeben, ist zu einem Standardwerk geworden.

Hier greift er unter anderem das Problem empirisch-analytischer Forschung in der Medizin auf. Indem empirische Forschung Teile des Ganzen immer exakter zu erfassen hilft, verführt sie dazu, Theorien zu Ideologien werden zu lassen. Die Geschichte der Medizin spiegelt dieses Dilemma: Die Entwicklung gelang meist nur über Prozesse, die einem Glaubenskrieg unterschiedlicher Ideologien glichen.

Im Konzept des Funktions- bzw. Situationskreises von J. und Th. Uexküll erkennt Wesiack die Chance einer wissenschaftlichen Bewältigung dieses Ideologienstreites.

Sein Konzept einer wissenschaftlichen Wissensbildung innerhalb der Medizin entspricht aus der Sicht der Herausgeber dem Methodenkreis von Hahn.

Dieser spiegelt sich, in anderen Begriffen, bei Wesiack in der Stufenfolge „Wahrnehmung", „Deuten" und „Realitätsprüfung". „Wahrnehmung" steht für phänomenologische Erkenntnis, „Deuten" für den hermeneutischen Vorgang, und „Realitätsprüfung" für den empirisch-analytischen und dialektischen Erkenntnisprozeß.

Das Anliegen der Heilkunde, kranken und verletzten Menschen zu helfen, sie nach Möglichkeit zu heilen oder zumindest ihren Zustand zu bessern und ihr Leiden zu lindern, ist in den Jahrtausenden der Menschheitsgeschichte unverändert geblieben. Die Mittel und Wege, um dieses Ziel zu erreichen sowie die Krankheitsbegriffe haben sich jedoch nicht nur in der Vergangenheit stets verändert, was uns die Geschichte der Medizin lehrt, sondern sind auch in der Gegenwart einem steten Wandel unterworfen.

Ständig werden neue diagnostische und therapeutische Verfahren ausgearbeitet, publiziert und zur Diskussion gestellt, und neue Hypothesen werden kreiert. Lassen sich die neuen diagnostischen und therapeutischen Verfahren ohne besondere Schwierigkeiten in das herrschende Theoriensystem integrieren, d. h. sind sie mit ihm kompatibel, dann werden diese Verfahren nach eingehender empirischer Überprüfung – und gelegentlich auch ohne eine solche – in den Bestand der sogenannten Schulmedizin, also der herrschenden Lehre aufgenommen.

Sind sie jedoch mit dem herrschenden Theoriensystem nicht kompatibel oder widersprechen sie diesem gar, dann entsteht ein Konflikt zwischen der herrschenden Lehrmeinung und den neuen Ideen, zwischen Schul- und Alternativmedizin. Dieser Konflikt kann durchaus konstruktiv und kreativ sein, denn ohne ihn würde alles in Dogmatismus erstarren und es gäbe keinen Fortschritt in neuen Bahnen.

Da Menschen jedoch nur ungern ihre liebgewordenen Vorstellungen, an die sie sich gewöhnt haben, in Frage stellen lassen und noch weniger gern ändern, wird aus diesen Konflikten oft ein Kampf um Rechthaberei, der nicht selten Züge eines Glaubenskrieges annehmen kann. Unter dem Vorwand, im Besitz einer imaginären Wahrheit zu sein, werden die Vertreter der anderen Position bekämpft, nicht selten verunglimpft und wenn möglich auch unterdrückt.

Weil jedoch von vornherein keineswegs feststeht, ob das Neue wirklich besser als das Alte ist, und das Alte sich stets der Kritik stellen sollte, um nicht zu erstarren, erscheint es, um die ursprüngliche kreative Spannung zwischen dem Neuen und dem Alten wiederzugewinnen, zweckmäßig und notwendig zu sein, einige wissenschaftstheoretische Überlegungen anzustellen.

Der Biologe Jakob von Uexküll und sein Sohn, der Psychosomatiker Thure von Uexküll, haben neben vielen anderen Gesichtspunkten, auf die ich hier nicht eingehen kann, u. a. in ihren Konzepten des Funktions- bzw. des Situationskreises zwei wesentliche Unterschiede zwischen Tier und Mensch herausgearbeitet:

Nach Jakob v. Uexküll bildet das Tier mit seinen Merk- und Wirkorganen einen geschlossenen Funktionskreis und schneidet so aus der es umgebenden Welt seine spezifische Umwelt heraus. Was von den tierischen Merk- und Wirkorganen nicht erfaßt werden kann, existiert für das Tier nicht. Es ist somit der Prototyp des reinen „Empirikers".

Anders der Mensch, den Thure v. Uexküll in seinem Situationskreiskonzept beschreibt. Auch für uns Menschen sind unsere Merk-(Wahrnehmungs-) und Wirk(motorischen)organe, die durch die Technik noch sehr stark perfektioniert wurden und immer noch werden, konstitutiv für die Konstruktion unserer spezifischen menschlichen Umwelt. Im Gegensatz zum geschlossenen tierischen Funktionskreis ist unser menschlicher Situationskreis jedoch zwischen unseren Merk- und Wirkorganen offen. Wir entwickeln Phantasien und Vorstellungen bzw. anders ausgedrückt Annahmen, Glaubensvorstellungen, Hypothesen und Theorien darüber, was jenseits unserer empirisch erfaßbaren Merk- und Wirkwelt liegt. So entsteht eine neue imaginäre Welt des Geistes, der Kultur, der Kunst und Wissenschaft, die Popper in seiner Drei-Welten-Theorie die Welt-Drei genannt hat. Diese Welt-Drei beeinflußt aber auf das entscheidendste und nachhaltigste unsere empirische Merk- und Wirkwelt und formt das, was wir unser Wissen nennen.

Wissen kann auf zweierlei Art erworben werden: zum einen durch eigene handelnde Erfahrung, zum anderen durch Übernehmen und Aneignen des tradierten Wissens, das heißt der Erfahrungen, die andere Menschen, manchmal ganze Generationen, vor uns gemacht haben. Da wir immer nur einen begrenzten Ausschnitt von Erfahrungen selbst machen können, sind wir, insbesondere in der Wissenschaft, aber auch sonst, auf das tradierte Wissen angewiesen.

Wissen entsteht also durch handelnde Erfahrung und hilft uns, Programme zu entwickeln, mit deren Hilfe wir unsere Lebensaufgaben mehr oder weniger gut bewältigen können. Sowohl die vorwissenschaftliche als auch die systematisch und methodisch herbeigeführte wissenschaftliche Wissensbildung verläuft immer über die folgenden drei Stufen:

a) Wahrnehmung (= Datensammlung),
b) Deuten (= Interpretieren) des Wahrgenommenen als etwas Bestimmtes (als ein Objekt unseres „Interesses"), das uns Handlungsanweisungen für unser weiteres Verhalten und Vorgehen gibt, und
c) Realitätsprüfung. Wir überprüfen, ob sich unsere Annahmen d.h. Interpretationen in der Realität bewähren.

Dies sind die Schritte des Wissenserwerbs schlechthin, die wir sowohl im Alltag als auch im Bereich der Forschung nachweisen können. Der

Unterschied besteht jedoch darin, daß das Alltagswissen unreflektiert nach erlernten Konventionen erworben wird. Im Unterschied dazu versucht wissenschaftliche Forschung systematisch und kritisch die empirische Basis zu erweitern und bildet – und dies scheint mir das wichtigste Unterscheidungskriterium zu sein – Theorien, das heißt der Forscher konstruiert Modellvorstellungen zur Erklärung der Phänomene und Vorgänge.

Die Datensammlung und die Interpretation sind Schwachstellen jedes Wissenserwerbs und auch jeder Wissenschaftstheorie. Sie lassen sich prinzipiell nicht eliminieren und öffnen jedweder Meinung und Ideologie Tür und Tor. Erst bei der Realitätsprüfung zeigt sich, ob die auf Deutungen beruhenden Annahmen (= Modellvorstellungen, Hypothesen und Theorien) zur Bewältigung der gestellten Aufgaben geeignet sind oder nicht. Dabei dürfen wir nicht vergessen, daß bereits die Datensammlung nicht einfach Realität abbildet, sondern bereits eine Vorselektion vornimmt, weil unsere Sinnesorgane nur gewisse Daten aufnehmen können. Wir sehen und hören z. B. nur innerhalb gewisser Wellenlängen. Außerhalb dieser Bereiche können wir im Gegensatz zu manchen Tieren weder sehen noch hören).

Darüber hinaus ist der Wahrnehmungsprozeß kein passives Registrieren, sondern ein aktives Selektieren und Konstruieren. Wir nehmen nur auf, was im weitesten Sinne unserem Interesse entspricht und mit unseren Vor-Erwartungen, bzw. Vor-Urteilen in etwa übereinstimmt. Einstein hat das einmal so ausgedrückt: Wir können nur sehen und beschreiben, was unseren Theorien entspricht. Hier zeigt sich deutlich der formende Einfluß der Welt-Drei auf unseren Erkenntnisprozeß.

Die Feststellung Einsteins gewinnt noch mehr Gewicht, wenn wir uns der zweiten Schwachstelle des Erkenntnisprozesses, nämlich der Deutung (= Interpretation) des Wahrgenommenen zuwenden. Wir können gar nicht anders als alles Wahrgenommene zu Zeichen zu kodieren und mit Hilfe unserer Modellvorstellungen, im wissenschaftlichen Bereich also mit Hilfe unserer Hypothesen und Theorien, zu interpretieren. Es ist daher gut verständlich, daß wir ganz allgemein, und dies keineswegs nur im Bereich der Wissenschaft, dazu neigen, an gewohnten und bewährten Modellvorstellungen festzuhalten. Erst wenn sich herausstellt, daß übernommene Modellvorstellungen bei der Interpretation und vor allem in bezug auf die daraus sich ableitenden Handlungsanweisungen versagen, sind Menschen bereit, wenn auch schweren Herzens, ihre Interpretationsmodelle, d. h. Theorien zu modifizieren oder sie gar ganz aufzugeben und durch andere zu ersetzen. Wenn es sich um fundamentale Änderungen handelt, nennt man diesen Vorgang seit der wichtigen Publikation von Thomas Kuhn (1973) einen Paradigmawechsel, wobei wir von Syntagmawechsel sprechen, wenn dadurch nicht nur eine theoretische Sichtweise, sondern die Struktur einer ganzen Wissenschaft verändert wird.

In der mehrtausendjährigen Geschichte der Medizin wurden viele Paradigmenwechsel vollzogen. Die beiden bedeutendsten und folgenschwersten Syntagmawechsel haben im 6. Jahrhundert v. Chr. und im letzten Jahrhundert stattgefunden. Beide lassen sich durch markante Aussprüche recht gut terminisieren. In der hippokratischen Schrift „Über die heilige Krankheit" finden wir die wichtige Feststellung, daß die sogenannte heilige Krankheit (worunter man Anfallskrankheiten verstand) keineswegs göttlichen, sondern natürlichen Ursprungs sei, wie andere Krankheiten auch. Damit war der entscheidende Schritt von der magischen zur naturalistischen Heilkunde vollzogen. Der Interpretation von Krankheitszuständen wurde nicht mehr die Modellvorstellung von Göttern und Dämonen, sondern die der Physis zugrundegelegt, die nicht nur die noch ungeschiedene psychophysische Natur des Menschen umfaßte, sondern diese auch als Teil, heute würden wir sagen als Subsystem, der Gesamtnatur und des Kosmos auffaßte.

Dies war der Schritt zur hippokratischen empirisch-wissenschaftlichen, wenn auch natürlich nicht naturwissenschaftlichen Medizin im heutigen Sinne.

Der zweite große Paradigmawechsel vollzog sich dann im letzten Drittel des 19. Jahrhunderts als die führenden medizinischen Forscher zur Überzeugung kamen, daß Medizin angewandte Naturwissenschaft sein müsse. Dieser Paradigmawechsel läßt sich wieder gut terminieren. Bernhard von Naunyn hat 1873 seine Antrittsvorlesung an der Universität Dorpat unter den folgenden Leitsatz gestellt: Die Medizin der Zukunft wird Wissenschaft sein oder sie wird nicht sein! Da man damals unter Wissenschaft nur Naturwissenschaft verstand, wurde von Naunyn in der Folgezeit stets falsch, wie folgt, zitiert: Die Medizin wird Naturwissenschaft sein oder sie wird nicht sein! Dieser Satz wurde nun zum Leitspruch einer ganzen medizinischen Epoche und damit zur Schulmedizin des auslaufenden 19. und der ersten Hälfte des 20. Jahrhunderts.

Dieser Syntagmawechsel, die Medizin als angewandte Naturwissenschaft aufzufassen und entsprechend zu behandeln, hat uns ungeheure, bis dahin unvorstellbare Fortschritte gebracht. Viele früher absolut unheilbare und unweigerlich zum Tode führende Erkrankungen wurden einer sinnvollen Therapie zugänglich, konnten geheilt oder zumindest in ein chronisches Stadium überführt werden und den Patienten noch ein längeres lebenswertes Leben ermöglicht werden.

Das Paradigma dieser medizinischen Epoche war und ist das biotechnische Modell des gesunden und kranken Menschen: Der Mensch als hochkomplexe Maschine. Dieses Modell bot und bietet alle Voraussetzungen für manipulative technische Veränderungen. Dadurch ist es auch so erfolgreich. Es ist jedoch wie jedes Modell zwangsläufig reduktionistisch und klammert die so wesentliche psychosoziale Dimension des Menschen völlig aus. Dies führte zu einer merkwürdigen Paradoxie der modernen Medizin, nämlich zur unbezweifelbaren Feststellung, daß Medizin noch niemals in ihrer mehrtausendjährigen Geschichte so erfolgreich war wie in der Gegenwart, daß aber im Gegensatz dazu die Unzufriedenheit mit dieser hochtechnisierten Medizin auch ein bisher nicht gekanntes Ausmaß erreicht hat, das sich überall störend bemerkbar macht und uns zum Nach- und Umdenken zwingt.

Als Reaktion auf dieses einerseits so erfolgreiche, andererseits aber doch sehr reduktionistische biotechnische Modell der modernen (Schul)Medizin entwickelten sich Gegenströmungen. Zunächst einmal wurde der Versuch unternommen, die psychologische und soziale Dimensionen des Menschen, die vom biotechnischen Modell nicht erfaßt werden konnten, durch die Schaffung neuer Disziplinen, nämlich der medizinischen Psychologie und der medizinischen Soziologie, zu erforschen.

Die Folge dieser Entwicklungen war zunächst eine Spaltung der Heilkunde in eine überspitzt ausgedrückt – Medizin für Körper ohne Seelen und eine Heilkunde für Seelen ohne Körper. Diese beiden Subsysteme der modernen Medizin sind natürlich alles andere als gleichwertig, denn der mächtigen naturwissenschaftlichen Klinik steht ein relativ schwaches, aber stets wachsendes Pflänzchen der psychologischen und sozialen Medizin gegenüber.

Diese Spaltung der Medizin ist natürlich auf die Dauer unbefriedigend und unhaltbar und muß auf längere Sicht gesehen m. E. durch einen erneuten Paradigma- bzw. Syntagmawechsel hin zu einer integrierten bio-psycho-sozialen Medizin überwunden werden. Wenn nicht alles täuscht, befinden wir uns bereits mitten im Prozeß eines erneuten Paradigma- bzw. Syntagmawechsels, wovon unter anderem die Bücher von Foss und Rothenberg (1987) und von Uexküll und Wesiack (1998) ein Zeugnis ablegen.

Die Realität der Heilkunde der Gegenwart wäre jedoch nicht zureichend beschrieben, wenn wir nur diese beiden Subkulturen der modernen Medizin, nämlich die mächtige naturwissenschaftlich-technische (Schul-) Medizin und die noch schwache und um ihre Daseinsberechtigung ringende psychologische Medizin erwähnen würden. Beide werden heute im regulären Medizinstudium gelehrt und gehören somit zur sogenannten etablierten Schulmedizin, wobei die psychologische Medizin erst seit relativ kurzer Zeit aus der Rolle der Außenseiterposition in die einer anerkannten und etablierten Disziplin aufgerückt ist.

Neben diesen beiden schulmedizinischen Richtungen der biotechnischen und der psychologischen Medizin gibt es noch einen weiteren faktisch sehr umfangreichen Bereich, nämlich den der sogenannten Alternativmedizin.

Dieser Bereich der Alternativmedizin ist sehr heterogen. Die einzige Gemeinsamkeit ist ein negatives Kennzeichen: Alle alternativen diagnostischen und therapeutischen Methoden stehen außerhalb der Schulmedizin und werden – je nach Temperament des die Methode Anwendenden – entweder in Ergänzung oder aber im Gegensatz zur Schulmedizin eingesetzt. Wir finden unter den Alternativmedizinern zunächst viele sensible und kreative Persönlichkeiten, denen das Korsett und der Reduktionismus der Schulmedizin einfach zu eng ist und die daher nach neuen Wegen suchen. Sie sind die Schöpfer neuer Ideen, die dafür sorgen, daß die sogenannte Schulmedizin nicht in Dogmatismus erstarrt und sklerosiert. Ihre Ideen werden, wenn sie sich bewährt und durchgesetzt haben, früher oder später in die Schulmedizin aufgenommen und verändern dann diese mehr oder weniger stark. Erinnern möchte ich in diesem Zusammenhang daran, daß so gut wie alle Pioniere der psychologischen Medizin zunächst als Außenseiter, man könnte auch sagen als Alternativmediziner begonnen haben, ehe sie nach langem Ringen akzeptiert und anerkannt wurden.

Die zweite große Gruppe von Alternativmedizinern erwächst aus einer Enttäuschungsreaktion heraus. Sie erleiden als sensible Persönlichkeiten im besonderem Ausmaß den sogenannten Praxisschock. Sie haben die Erfahrung gemacht, daß sie die an der Universität und in der Klinik erlernten diagnostischen und therapeutischen Methoden nur bei einem relativ kleinen Prozentsatz ihrer Patienten mit Erfolg anwenden können. Die meisten ihrer Patienten stellen Erwartungen und Forderungen an sie, auf die sie überhaupt nicht vorbereitet sind. Hier müssen wir ein Versagen unseres Ausbildungssystems diagnostizieren. Ist es ein Wunder, daß diese von der Schulmedizin Enttäuschten sich alternativen Methoden zuwenden?

Hier zeigt sich die dringende Notwendigkeit, die Ausbildung zum Arzt von Grund auf zu überdenken und zu reformieren.

Ich möchte aber noch eine dritte Gruppe von Alternativmedizinern nicht unerwähnt lassen. Die Heilkunde hat nicht nur ihren historischen Ursprung neben der einfachen Erfahrung in der Magie, im Heilzauber. Reste dieses prähistorischen magischen Weltbildes stecken in jedem von uns. „Das Wunder ist des Glaubens liebstes Kind" sagt schon der Dichter. Es ist daher keineswegs erstaunlich, daß viele Menschen, unter denen sich natürlich auch Ärzte befinden, bei denen der Rest des magischen Weltbildes besonders stark ausgebildet ist, zu ungeprüften magischen Heilmethoden tendieren.

Die eben entwickelte Typologie verschiedener Alternativmediziner mag unvollständig sein. Sie könnte aber als grobes Ordnungsschema durchaus einen Sinn haben, wobei ich nicht verkenne, daß es natürlich Übergänge zwischen diesen drei typischen Persönlichkeiten gibt.

Nach diesem historischen und typologischen Exkurs möchte ich zum Thema meines Vortrags zurückkehren, zur Spannung, die in der Medizin zwischen Empirie, Ideologie und Wissenschaft herrscht.

Wenn Sie sich an meine Ausführungen zu Beginn meines Beitrages über das Entstehen von Erfahrung und Wissen und die beiden Schwachstellen des Wissenserwerbs, nämlich die Datensammlung und die Interpretation, erinnern, dann müssen wir feststellen, daß das, was wir Erfahrung und Wissen nennen, uns nirgends unverfälscht und direkt gegeben ist. Selbst eine so unmittelbare Erfahrung wie die, daß auf den Tag die Nacht und umgekehrt auf die Nacht der Tag folgt, oder die Erfahrung, daß alle Lebewesen die geboren werden, auch sterben müssen, ist bereits mit Interpretationen kontaminiert, sobald wir die Fragen „Wieso", „Warum", „Wozu" stellen. Diese im Prozeß des Wissenserwerbs immanente Lücke wird nun zwangsläufig durch Mutmaßungen (= Hypothesen), Ansichten (= Theorien) und Glaubenssätze (= Ideologien) gefüllt.

Wenn, wie ich bereits am Anfang ausgeführt habe, die Datensammlung und die Interpretation Schwachstellen auch des methodisch-wissenschaftlichen Wissenserwerbs sind, dann besteht die Aufgabe der Wissenschaft darin, diese beiden Schwachstellen kritisch zu reflektieren und darüber hinaus den Schwerpunkt der Bemühungen auf den dritten Schritt des Wissenserwerbs, nämlich die Realitätsprüfung, zu richten. Unter Bezugnahme auf diese Feststellungen können wir Wissenschaft wie folgt definieren:

Unter Wissenschaft wollen wir die methodisch-systematische Erweiterung unseres Wissens im Zusammenhang mit einer Verbreiterung der empirischen Basis und der Ausarbeitung einer Theorie verstehen. Die Theorie ist ein sich nicht widersprechendes System von Aussagen, das die empirischen Daten (die Basissätze) in Modellvorstellungen ordnet und uns ermöglicht, über unsere Erfahrungen nachzudenken und zu sprechen.

Alle Methoden, die diesen Kriterien genügen, sollten wir als wissenschaftliche bezeichnen. Sie haben das Recht, in die wissenschaftliche Diskussion einbezogen zu werden. Konkret heißt das alle, sowohl schulmedizinische, als auch die sogenannte alternativmedizinischen Methoden, müssen, falls sie den Anspruch erheben, als wissenschaftlich anerkannt zu werden, folgende Bedingungen erfüllen, bzw. sich ernsthaft bemühen, diese zu erfüllen:

1. Sie müssen unter kritischer Reflexion des eigenen Tuns nach der methodisch-systematischen Erweiterung der Erfahrung (= der Basisdaten) streben. Hier ist noch sehr viel, auch in der etablierten medizinischen Wissenschaft, nachzuholen, denn weitverbreitete und anerkannte Grundpositionen und die darauf sich stützenden Forschungsmethoden werden meist unkritisch übernommen und angewendet.
2. Da die Daten immer interpretiert werden müssen, dürfen diese Interpretationen niemals als „Wahrheiten" verkündet, sondern als

Denkmodelle charakterisiert werden, die, wenn sie sich bewähren, weiterverwendet, wenn sie sich nicht bewähren, durch adäquatere Modelle ersetzt werden müssen. Da Interpretationen stets einen mehr oder weniger großen Unsicherheitsfaktor enthalten, müssen die dahinterstehende Theorie, das heißt, die Annahmen und Ideologien deutlich herausgearbeitet werden.

3. Empirie ohne Theorie kann nicht als wissenschaftlich anerkannt werden. Eine unkritische, sich ausschließlich auf Erfahrung berufende Heilkunde kann nicht als wissenschaftlich akzeptiert werden. Die Feststellung, daß auf A häufig B folgt, ist zwar die Voraussetzung einer weiteren wissenschaftlichen Erhellung der Phänomene. Sie ist aber allein für sich genommen ebensowenig Wissenschaft wie die schlichte Feststellung, daß auf den Tag die Nacht und auf die Nacht der Tag folgt. Erst das Konstrukt einer Modellvorstellung, also einer Theorie, die sich bewähren und kritisierbar sein muß, macht Empirie zur Wissenschaft.
Bei der Theorienbildung sollte darauf geachtet werden, daß man einen möglichst einfachen Weg der Erklärung sucht und daß man ihre Annahmen – also ihren Ideologiegehalt – möglichst klar deklariert und sich bemüht, diesen besonders klein zu halten, wohl wissend, daß er nie ganz eliminiert werden kann, weil er konstitutiv zum Situationskreis des Menschen gehört.

4. Im besonders wichtigen Schritt der Realitätsprüfung muß kritisch überprüft werden, wie sehr sich die Methode und die zu ihr gehörende Theorie bewährt haben. Hier sollte nach wie vor der Satz gelten: Das Bessere ist des Guten Feind! Im Gegensatz zu Popper bin ich allerdings der Meinung, daß nicht alle Theorien, die nicht falsifizierbar sind, als unwissenschaftlich verworfen werden müssen, sofern sie sich bewährt haben und grundsätzlich kritisierbar sind.

An Hand der hier entwickelten Kriterien und Postulate können wir sehr wohl die Bestrebungen einer wissenschaftlichen Medizin von jenen einer unwissenschaftlichen Heilkunde unterscheiden.

Dies gilt natürlich auch für die Psychotherapie. Nur wenige psychotherapeutische Richtungen können als ausreichend wissenschaftlich fundiert bezeichnet werden. Die meisten stützen sich fast ausschließlich auf die Empirie und auf ideologisch spekulative Positionen und befinden sich somit noch in einem vorwissenschaftlichen Stadium.

Wenn wir die derzeitige Situation der Heilkunde möglichst vorurteilsfrei betrachten, dann können wir folgendes feststellen:

Auch in der sogenannten Schul- oder besser gesagt etablierten Medizin ist vieles ungeklärt. Ihre Theorien sind keineswegs über jede Kritik erhaben, denn sie enthalten zwangsläufig Annahmen, die letztlich nur mehr oder weniger wahrscheinlich gemacht werden können. Wird an Theorien wie an unverrückbaren Glaubenssätzen festgehalten, dann ist auch in der sogenannten Schulmedizin die Grenze von der Wissenschaft zur Ideologie überschritten. Das immer noch weit verbreitete Postulat: „Die Medizin müsse Naturwissenschaft sein und in der medizinischen Forschung können nur naturwissenschaftliche Methoden als wissenschaftlich anerkannt werden", ist Ideologie reinster Prägung!

Abschließend möchte ich folgendes feststellen: Da unsere Vorurteile, d.h. unsere Theorien und Ideologien, die prinzipiell nicht völlig eliminiert werden können, unsere Erkenntnisse und Handlungen entscheidend beeinflussen, ist es wichtig. auch in der empirischen Forschung klar zu deklarieren, von welchen Vorannahmen, also Theorien und spekulativen Ideologien, der Untersucher ausgegangen ist.

Nur wenn diese Vorannahmen benannt und dadurch in ihrer Relativität und Vorläufigkeit klar erkannt und einer Kritik unterzogen werden können, wird es möglich sein, in der Medizin den Anteil der spekulativen Ideologien zugunsten der wissenschaftlichen Durchdringung zurückzudrängen.

Literatur

Foss L, K Rothenberg (1987) The Second Medical Revolution. From Biomedicine to Infomedicine. Shambala Boston NewYork London: New Science Library

Kuhn Th (1973) Die Struktur wissenschaftlicher Revolutionen. Frankfurt am Main: Suhrkamp

Uexküll Thv, W Wesiack (1998) Theorie der Humanmedizin. 3. Aufl., München Wien: Urban & Schwarzenberg

Mitarbeiterverzeichnis

Acham Karl: Dr. phil., Univ. Prof., Institut für Soziologie, Karl-Franzens-Universität Graz, Heinrichstraße 106, A-8010 Graz

Bauer Axel: Dr. med., Univ. Prof. f. Geschichte der Medizin, Ruprecht-Karls-Universität Heidelberg, Im Neuenheimer Feld 368, D-69129 Heidelberg

Danzer Gerhard: Dr. med. et phil., Univ. Doz., Psychosomatische Medizin und Psychotherapie, Virchow Klinik, Humboldt-Univ. Berlin, Augustenburger Platz 1, D-13353 Berlin

Ebner Franz: Dr. med., Univ. Prof. f. Radiologie, Karl-Franzens-Universität Auenbruggerplatz 8, A-8036 Graz

Egger W. Josef: Dr. phil., Univ. Prof. f. Medizinische Psychologie, Abteilung für Verhaltensmedizin, Gesundheitspsychologie und Empirische Psychosomatik, Karl-Franzens-Universität, Auenbruggerplatz 39, 8036 Graz

Fazekas Christian: Dr. med., Ass. Univ.-Klinik f. Medizinische Psychologie und Psychotherapie, Auenbruggerplatz 39, 8036 Graz

Galli Giuseppe: Dr. med., Univ. Prof. Facolta di lettere e Filosofia, Universita di Macerata, Via Garibaldi, 20, I-62100 Macerata

Hahn Peter: Dr. med., em. Univ. Prof. f. Innere und Psychosomatische Medizin, Ruprecht-Karls-Universität Heidelberg, Bergheimerstraße 58, D-69115 Heidelberg

Kamitz Reinhard: Dr. phil., Univ. Prof. für Philosophie, Karl-Franzens-Universität, Heinrichstraße 26, A-8010 Graz

Pelzl Bernhard: Dr. phil., Wissenschaftlicher Direktor der Forschungsgesellschaft Research Joanneum, Steyrergasse 17, A-8010 Graz

Pieringer Walter: Dr. med., Univ. Prof. Med. f. Psychologie und Psychotherapie, Karl-Franzens-Universität, Auenbruggerplatz 39, A-8036 Graz

Wesiack Wolfgang: Dr. med., em. Univ. Prof. f. Med. Psychologie und Psychotherapie, Universität Innsbruck, Sonnenburgstraße 9, A-6020 Innsbruck

Sachverzeichnis

A

Allgemeine Systemtheorie 68
Allgemeinmedizin 8
Alternativmedizin 211
Angewandte Forschung 139, 148
Animismus 64
Anthropologische Medizin 27
Antithese 45
Antiwissenschaftlich 50
Appellfunktion 169
Applikation 44
Apriorismus 57
Arbeitshaltung 106
Ärztliche Propädeutik 35
Ärztliches Gespräch 99
Ästhetik VI, 87, 100
Ätiologie 7
Axiome der Medizin 15

B

Behaviorismus 63
Bewußtsein 180
Bio-psycho-soziales Krankheitsmodell 6, 38
Biokybernetik 43
biomedical sciences 10
body-mind-unity theory 183

C

Causa efficiens 176
Causa finalis 176
Chaos 119
Chaostheorie 66, 69
Charismatiker 192

D

Deduktiver Prozeß 42
Defekt/Reparaturmodell 77
Denkstile 15
Depolarisation 103
Depressionen 92
Dialektische Methoden 39
Doppelblindstudien 83
Dualistische Leib-Seele-Theorien 64

E

Ehrfurcht 165
Eidetische Reduktion 40
Eliminativer Materialismus 63
Emanation 78
Emergentistischer Materialismus 63
Empirisch-analytische Methoden 39
Empirisches Subjekt 93
Empirismus 57
Erbprogramme 174
Erkenntnismethoden 15
Erlernte Hilflosigkeit 200
Erotik 87, 101
Ethik VI, 11, 87, 100
Evidence-based-Medicine 42
Evolution 174
Evolutionäre Erkenntnistheorie 66, 71, 173
Existentielle Erkrankungen 100
Existenz 78
Existenzerhellung 78

F

Fortschrittsaspekt 136
Funktion 83

Funktionelle Erkrankungen 101
Funktioneller Tremor 109
Funktionskreis 206

G

Genetische Phänomenologie 65
Gestalttheorie 66, 67

H

Haltung der Ehrfurcht 165
Hermeneutik 26
Hermeneutische Methoden 39
Hirnaktivität 63
Homöopathie 81
Humanwissenschaften 9
Humoralpathologie 81
Hypothesen 208
Hypothesengewinnung 160
Hypothesenüberprüfung 160
Hysterische Erkrankungen 92

I

Ich-Bewußtsein 179
Idealismus 174
Identität 28
Infektionskrankheiten 115
Infektionstheorien 115
Informationstheorie 43
Intentionalität 28
Interpretation 44
Interpretationsmodelle 209
Intersubjektivität 149
Isomorphie 71

K

Kathartisches Modell 169
Klage, Übersetzung der 99
Klinische Phänomenologie 78
Konstitution 82
Konstitutionelle Erkrankungen 101
Konstruktivismus 66, 151
Konversions-Modell 194
Konversionsneurose 194
Konzepte der Medizin 15
Kosmos 147

Krankheit als pathische Kreation 64
Krankheit als Selbstheilung 79
Krankheits/Gesundheitstheorien 55
Kritischer Rationalismus 42
Kundenerwartung 149
Kundenzufriedenheit 140
Kybernetik 43

L

Lebensrhythmus 103
Leib-Seele-Problem 29, 183
Leib-Seele-Theorien 62
Libido 194
Logos 192

M

Machbarkeitsaspekt 136
Malerei 155
Marktkategorie 149
Marxismus 146
Materialismus 12
Medizin 11
Medizinische Ethik 8
Mensch-Umwelt-Verhältnis 130
Menschenbild 1
Merk- und Wirkorgane 206
Methoden- bzw. Gestaltkreis 15
Methodenkreis 46
Mikrobentheorie 115
Monopolare Leib-Seele-Theorien 62

N

Narzißtisches Thema 102
Naturphilosophie 81
Naturwissenschaft 9
Naturwissenschaften 174
Neutraler Monismus 64
Nondualistische Leib-Seele-
   Theorien 64

O

Objektivität 41
Ökonomie 87, 101
Oral-aggressive Thematik 104
organic unity theory 183

Sachverzeichnis

P

Paradigmawechsel 209
Pathische Emergenz 101
Pathische Innovation 104
Pathische Produktivität 106
Pathogenese 7
Pathologie 95
Phänomenologische Methoden 39
Philosophie V
Philosophikum V, 5
Phobisch-anankastische Krankheiten 92
Physikalischer Materialismus 63
Physikum VI
Placeboeffekt 84
Positivismus 177
Pragmatik 70
Primäre Erkenntnismethoden 15
Prinzip der Ehrfurcht 165
Psychoanalyse 27, 104, 194
Psychoimmunologie 184
Psychophysischer Interaktionismus 64
Psychophysischer Parallelismus 64
Psychosomatik 8, 194
Psychosomatiker 28
Psychotherapie 8

R

Rationalität 179
Realitätsprüfung 208
Reduktionismus 177
Rehabilitation 8
Reliabilität 41
Religion 155
Rollenspiel 108

S

Schamanen 192
Schizophrenien 92
Schulmedizin 9
Science Citation Index 10
Scientific Community 25
Selbstoffenbarung 164
Selbstreferentielle Systeme 68
Semiotik 43, 70
Sicherheitsaspekt 136
Simultandiagnostik 185
Sinnfindung 92
Sozialer Aspekt 136
Sozialpathologie 125
Sprachspiele 152
Sprachtheorie 179
Struktur 80
Strukturalismus 56, 72
Strukturell-funktionale Theorie 68
Strukturelle Erkrankungen 100
Subjekthaftigkeit 28
Subjektive Strukturen 68
Subsumptionsforderung 129
Suchtkrankheiten 92
Symbolfähigkeit 28
Synästhetische Erfahrung 103
Syntagmatik 70
Syntagmawechsel 211
Synthese 45
Systemtheorie 66, 68, 181

T

Temperamentenlehre 86
Theoretische Pathologie 93
Theorien der Medizin 1
Tiefenhermeneutik 43
Tod 63, 65, 130
Transzendentalphilosophie 177

U

Unbewußtheit 28
Unwissenschaftlich 49

V

Validität 41
Verdacht 165
Verifikation 42
Vernunft 180
Vorwissenschaftlich 49

W

Wahrscheinlichkeiten 175
Weltanschauungskritik VI
Weltoffenheit 200

Werdenshemmung 77
Wertprädikate 155
Werttheorie VI
Widerspruchsfreiheit 149
Wirtschaftsaspekt 136
Wissenschaftsbegriff 1, 56
Wissenschaftstheorie 66

Z

Zeichenlehre 66
Zeichenprozesse 181
Zeichentheorie 70
Zukunftsorientierung 28

SpringerMedizin

Erich H. Loewy

Ethische Fragen in der Medizin

1995. XIV, 201 Seiten. 4 Abbildungen.
Broschiert DM 69,–, öS 485,–
ISBN 3-211-82618-1

„... Dieses Buch gewährt trotz seiner Kürze einen gründlichen Einblick ins Grundsätzliche, das weit über die Begriffe Wiederbelebung, Lebensverlängerung, künstliche Ernährung, vorgeburtliche Diagnostik, schwergeschädigte Neugeborene, Schwangerschaftsabbruch, Sterbehilfe, Selbstmord und Beihilfe dazu hinausgeht. Ökonomie, Medizin und Gemeinschaft unter dem Aspekt schrumpfender materieller und ideeller Ressourcen unterliegen ebenso diesen ethischen Grundlagen. Der Autor weist mit einfacher Sprache gangbare Wege. Angehörige sozialer Berufe sind bevorzugt angesprochen".
Zeitschrift für Fürsorgewesen

„... ‚Ethische Fragen in der Medizin' hat Erich H. Loewy in einer schmalen, aber überaus gewichtigen Publikation vorgelegt ..."
Salzburger Nachrichten

„... Erich Loewys Ethik sollte in keiner medizinischen Hand- oder Klinikbibliothek fehlen und ist sogar imstande, den medizinischen Laien an der ethischen Fachdiskussion teilhaben zu lassen".
Ethik in der Medizin

„Erich H. Loewy ist ein ausgewiesener Medizinethiker, der alle Themenkomplexe, mit denen man in diesem Job konfrontiert ist, kennt und nach allen Richtungen diskutiert hat ...".
Ethica Wissenschaft und Verantwortung

„... Verf. präsentiert, und das könnte er auch nicht, keine Patentrezepte, sondern er problematisiert die einzelnen Fragestellungen unter den verschiedensten Aspekten und hilft dadurch, eigene Lösungen für einen konkreten Fall zu finden ..."
Zentralblatt Neurologie Psychiatrie

SpringerWienNewYork

A-1201 Wien, Sachsenplatz 4–6, P.O.Box 89, Fax +43.1.330 24 26, e-mail: books@springer.at, www.springer.at
D-69126 Heidelberg, Haberstraße 7, Fax +49.6221.345-229, e-mail: orders@springer.de
USA, Secaucus, NJ 07096-2485, P.O. Box 2485, Fax +1.201.348-4505, e-mail: orders@springer-ny.com
EBS, Japan, Tokyo 113, 3–13, Hongo 3-chome, Bunkyo-ku, Fax +81.3.38 18 08 64, e-mail: orders@svt-ebs.co.jp

SpringerMedizin

Bartholomäus Böhm

Wissenschaft und Medizin

Über die Grundlagen der Wissenschaft

1998. IX, 261 Seiten. 8 Abbildungen.
Broschiert DM 49,–, öS 345,–
ISBN 3-211-83119-3

In einer Welt, die von Rationalität, Wissenschaft und Technik beherrscht wird, werden medizinische Behandlungen im allgemeinen nur danach bewertet, inwieweit sie wissenschaftlich überprüft wurden. Die Relativität der Grundlagen der Wissenschaft zu erkennen und sie als Herausforderung zu begreifen, ist das Anliegen des Autors. Wenn der Mensch versteht, daß er mit seiner wissenschaftlichen Tätigkeit Tatsachen schafft, dann ist der Weg offen für mehr Weitsicht, mehr Umsicht und mehr Toleranz.

„... als Basis für eine konstruktive Diskussion über den ‚wissenschaftlichen' Charakter und die Bedeutung verschiedener Behandlungsmehoden zu empfehlen ..."
Garred

„... Insgesamt eine sehr lesenswerte Einführung in die Probleme der Wissenschaftstheorie, eine lebendige Anregung zum Nachdenken über die Grundlagen der Wissenschaften ..."
Ethik in der Medizin

„... eine – vor allem für Mediziner – ergiebige Lektüre, die die Medizin in den Kontext des wissenschaftlichen Diskurses stellt."
Neue Zürcher Zeitung

„In 14 Kapiteln führt Böhm an uralte und neuere Denkmethoden heran, um Akademikern ‚jeder Fachrichtung Einblicke in die wissenschaftlichen Grundlagen ihres Tuns' zu vermitteln. Auf weite Strecken ist so geradezu ein Grundkurs ‚Propädeutik der Wissenschafts-Philosophie' entstanden ..."
Psychomed, Zeitschrift für Psychologie und Medizin

SpringerWienNewYork

A-1201 Wien, Sachsenplatz 4–6, P.O.Box 89, Fax +43.1.330 24 26, e-mail: books@springer.at **www.springer.at**
D-69126 Heidelberg, Haberstraße 7, Fax +49.6221.345-229, e-mail: orders@springer.de
USA, Secaucus, NJ 07096-2485, P.O. Box 2485, Fax +1.201.348-4505, e-mail orders@springer-ny.com
EBS, Japan, Tokyo 113, 3–13, Hongo 3-chome, Bunkyo-ku, Fax +81.3.38 18 08 64, e-mail: orders@svt-ebs.cc.jp

SpringerMedizin

O. Frischenschlager, M. Hexel,
W. Kantner-Rumplmair, M. Ringler,
W. Söllner, U. V. Wisiak (Hrsg.)

Lehrbuch der Psychosozialen Medizin

Grundlagen der Medizinischen Psychologie, Psychosomatik, Psychotherapie und Medizinischen Soziologie

1995. XIV, 960 Seiten. 34 Abbildungen.
Broschiert DM 98,–, öS 686,–
ISBN 3-211-82653-X

Das Lehrbuch der Psychosozialen Medizin bietet eine Einführung in jene psychologischen Fachgebiete, die für Medizinstudenten und Ärzte von vordringlichem Interesse sind.
Vor allem richtet es sich an Studierende der Gebiete Medizin, Psychotherapie, Psychologie, Soziologie, Krankenpflege und Sozialarbeit. Es ist in neun Abschnitte gegliedert, wobei zu jedem Kapitel Lehrziele, Prüfungsfragen und weiterführende Literatur und – wann immer möglich – Fallbeispiele aus der Praxis diskutiert werden, um das Selbststudium zu erleichtern. Ein Glossar am Ende des Buches erläutert die wichtigsten Fachbegriffe.

„... Es ist ein umfassendes Viel-Autoren-Werk geworden, das einerseits den Studenten die Grundlagen aller psychosozialen Fächer in der Medizin vorstellen, andererseits auch ein disziplinenübergreifendes Lehrbuch sein will."

Krankenhauspsychiatrie

Inhalt
Gesundheit und Krankheit • Psyche-Körper, Grundlagen der Psychosomatik • Psychologische Modelle der menschlichen Entwicklung • Die Interaktion zwischen Arzt und Patient • Erleben von Krankheit • Angewandte Medizinpsychologie • Prävention und psychosoziale Interventionsformen in der Medizin • Grundlagen der Psychotherapie • Grundlagen der Medizinsoziologie

SpringerWienNewYork

A-1201 Wien, Sachsenplatz 4–6, P.O.Box 89, Fax +43.1.330 24 26, e-mail: books@springer.at, www.springer.at
D-69126 Heidelberg, Haberstraße 7, Fax +49.6221.345-229, e-mail: orders@springer.de
USA, Secaucus, NJ 07096-2485, P.O. Box 2485, Fax +1.201.348-4505, e-mail: orders@springer-ny.com
EBS, Japan, Tokyo 113, 3–13, Hongo 3-chome, Bunkyo-ku, Fax +81.3.38 18 08 64, e-mail: orders@svt-ebs.co.jp

Springer-Verlag und Umwelt

ALS INTERNATIONALER WISSENSCHAFTLICHER VERLAG sind wir uns unserer besonderen Verpflichtung der Umwelt gegenüber bewußt und beziehen umweltorientierte Grundsätze in Unternehmensentscheidungen mit ein.

VON UNSEREN GESCHÄFTSPARTNERN (DRUCKEREIEN, Papierfabriken, Verpackungsherstellern usw.) verlangen wir, daß sie sowohl beim Herstellungsprozeß selbst als auch beim Einsatz der zur Verwendung kommenden Materialien ökologische Gesichtspunkte berücksichtigen.

DAS FÜR DIESES BUCH VERWENDETE PAPIER IST AUS chlorfrei hergestelltem Zellstoff gefertigt und im pH-Wert neutral.